Природа - мудрая целительница

АНГЕЛИНА ЛИТВИНОВА

Природа - мудрая целительница

By АНГЕЛИНА ЛИТВИНОВА

English Title Translation:
Nature - The Wise Healer
by
Angelina Litvinova

Signalman Publishing   2011
www.signalmanpublishing.com
email: info@signalmanpublishing.com
Kissimmee, Florida

НАПЕЧАТАНО В США
PRINTED IN THE UNITED STATES OF AMERICA

ISBN-13: 978-1463646547

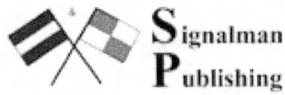

ГЛАВА 1

Природа человеческого организма

Каждому, кто задумывается о здоровье, необходимо знать как сотворён наш организм. Коротко хотелось бы рассказать об этом читателю. Наш организм чрезвычайно сложная система, содержащая более 40 химических элементов. При среднем весе организм со - держит 7 кг. водорода; 45кг. кислорода; 1кг. кальция; 700гр. фосфора; 2гр. цинка и меди; следы кобальта, свинца, молибдена, селения. Недостаток или избыток этих элементов часто сопровождается различными нарушениями в организме. Кожа содержит 8 литров воды, клетки кожи обновляются каждые 12 дней. Волос головы живет 2-6 лет. Ежедневно выпадает 100-300 волос, растут в среднем 1 см. в месяц. На коже головы около ста тысяч волосяных луковиц, из которых в сумме в течение года вырастает 12 км. волос. У блондинок луковиц больше,чем у брюнеток. Организм состоит из клеток (около 100 триллионов), которые сос тоят из ядер, протоплазмы и оболочки. В протоплазме находятся метахондрии – энергетическая структура, перерабатывающая за сутки 400 литров кислорода и при этом в организме образуется около 0,5 литра супероксидов (гидроксильные радикалы), нейтрализовать разрушительное действие которых могут природные антиоксиданты, в том числе растительного происхождения, о которых будем говорить дальше. Ядра клеток содержат ДНК (дезоксирибонукле иновая кислота), содержащую всю информацию о нашем организме и РНК (рибонуклеиновая кислота) – код строительства ДНК. Интересно, что приём большого количества витамина С (20гр.) подавляет ДНК, а умеренное (физиологическое) количество его (2гр) стимулирует. Восточная медицина использует точки стимуляции ДНК и РНК. Для ДНК точка ДАДУ, расположенная на большом пальце ноги, снаружи между 1 и 2 фалангами. Для РНК точка ИНЬБАЙ на внутренней поверхности большого пальца между 1 2 фалангами. Основная структура организма **БЕЛОК**.   И около 8 процентов его находится в крови. Белок человека формируется из 22 аминокислот, 9 из которых не образует организм и должны поступать с пищей (т. н. НЕЗАМЕНИМЫЕ аминокислоты). Принимая по 2 из 14 ЗАМЕНИМЫХ с пищей можно получить незаменимую. Такими их восполняющими парами, например, могут быть рис с кунжутом; пшеница и соя; пшеница и бобовые; арахис и подсолнуха семена; арахис с соей; кукуруза и бобовые. Аминокислоты триптофан и сератонин являются белковыми гормонами хорошего настроения и содержатся во многих продуктах (бананы, картофель, сыр). Норма приема белка, необходимого организму составляет 0,7 – 2гр. На 1 кг. веса тела. При повышенной кислотности желудка белок хорошо усваивается, но чем больше поступает белка, тем больше будет закисление организма, в том числе и желудочного сока. Белки бобовых хуже усваиваются из-за содержания в бобовых веществ, блокирующих усвоение их. В растительных белках обычно мало или нет совсем лизина, в молоке мало метионина, цистина и триптофана недостаток надо восполнять другими продуктами. Монобелковые диеты не оправдывают обещаний полного здоровья.

УГЛЕВОДЫ (карбогидраты), поступающие с пищей распадаются на моносахара. Процесс начинается в ротовой полости, продолжается в желудочно- кишечном тракте. Поступившая с пищей целлюлоза, не расщепляясь, выводится из организма. Часть поступивших простых сахаров используется организмом как энергетический материал, часть откладывается в печени, мышцах, жировых клетках в виде гликогена (жировой крахмал) и когда требуется энергия организму, может быть изъят. Инсулин контролирует уровень глюкозы в крови. Гормон поджелудочной железы глюкоген, а так же эпинефрин, кортикостероиды надпочечников при низком уровне глюкозы в крови, стимулируют перевод её из запасов организма. При «закислении» организма уровень глюкозы в крови труднее снижать. При снижении функции инсулина необходимо «ощелачивать» организм приёмом овощей, минеральных вод, трав.

ЖИРЫ животные представлены 3 группами: триглицериды (споствуют накоплению жира в организме), фосфолипиды, формирующие клеточную оболочку) стероиды и холестерин. Это основные источники энергии организма. Грамм жира дает 9 ккал, а 1 гр. углеводов только 4. По структуре делятся на 2 группы: НАСЫЩЕННЫЕ (водородом), сатурированные, являются источником формирования холестерина низкой плотности (плохого –ЛДЛЗ), содержащиеся в мясе, молочных

Продуктах, яйцах, икре. НЕНАСЫЩЕННЫЕ (водородом) жиры моно и полисатурированные (в рыбе, овощах) источники формирования высокоплотного (хорошего) холестерина необходим организму для формировании гормонов, желчи, нервной ткани, помогает организму удерживать воду. В формировании склеротических бляшек он выполняет функцию скорой помощи, «латая» поражения в сосудах, причиняемые другими факторами. Попадаемые в организм углеводы, жиры, белки перерабатываются в вещества , удобные для усвоения клетками органов, под действием ЭНЗИМОВ, которые являются катализаторами. Измерение уровня некоторых энзимов применяют для диагностики, например, при миопатиях, инфаркте миокарда. Некоторые растения могут быть стимуляторами или депрессорами усвоения по аналогии с энзимами.

ГОРМОНОЫ их насчитывается более 150. Это стратеги и регуля-торы жизнедеятельности клеток и взаимодействия целых органов. В надпочечниках образуется 5 гормонов, в почках -3 (ренин, эритропоэтин, вит. Д), образуют гормоны мозг, все эндокринные железы. Гормональный спектр предопределён генетически, но стиль жизни влияет на уровень гормонов. Так при избыточном весе усиливается выработка эстрогенов. С возрастом, при стрессах повышается уровень кортизола (есть мнение, что он виновник больших животов в недетородном возрасте и у мужчин). У детей в 8 летнем возраста гипоталямус мозга вырабатывает много гормонов и девочки становятся не уравновешанными, а мальчики агрессивными. Считается окситоцин гормоном смирения, послушания, семейного счастья. Тестостерон – гормон успеха, с возрастом снижается. В природе есть много растений, которые обладают гормоноподобным действиемили, стимулируют образование их в организме.

Больше всего в организме **ВОДЫ** более 70 процентов. При массе тела 65 кг. содержится 40 литров воды, у её детей больше. За сутки выделяется около 2 литров жидкости, рекомендуется восполнять это количество. Часто пожилые люди не хотят пить воду. Иногда это связано со склерозом, затрагивающим поясную извилину в лобной части мозга, регулирующую чувство жажды. Вода оказывает огромное влияние на организм. Римский архитектор и строитель отмечал 2000 лет назад, что там, где видел цветущих, здоровых физически и нравственно людей, там была доброкачественная вода. На земле воды много, но пригодной для употребления только 2% , а 40 % составляют подземные воды, наиболее энергетически активные и насыщенные. Древние люди селились там, где росли мощные деревья, питающиеся подземной водой. Использование подземной воды для орошения хлопчатников, увеличивало урожайность на 30 %. Вода, кипячёная в самоваре и выпитая из блюдечка, считается « живой», усиливающей энергетику . Дело всё в длине полимерных цепочек воды, при остывании удлиняются, вода теряет свою «живую» силу. Вода не должна сильно кипеть, а нагреваться постепенно с постоянной силой, как в самоваре. Некоторые считают полезной талую воду, другие возражают, т.к. она имеет длинные цепочки и не проходит через капилляры и мембраны. Профессор Имато Масару (Япония) провел опыты с водой, замораживая и воздействуя музыкой, сравнивая с чистой горной водой. Горная имела четкую структуру снежинок, после замораживания это было нагромождение ячеек без чёткой структуры. Под воздействием музыки,слов также менялась структура, влияли даже надписи на колбах. Он опубликовал книгу изменений структур под влиянием музыки и слов. Когда пьёте чай, едите фрукты, мыслите, говорите с положительным настроем для здоровья. Коротков Л.И. изобрел аппарат для получения «живой» воды и лечил аденому, ожоги, раны. В приёме воды важно не только количество, но и качество, энергетическая её ценность.Желательно учитывать особенности нашего организма при приёме воды. Так например, утром организм защелачивается и следует подкислять воду. При онкологии правило подкисления уменьшает боли , как и подщелачивание к вечеру, так как организм к вечеру закисляется. Подщелачивает овощная пища, карбонатные минеральные воды или содовая. Однако, содовая в большом количестве вымывает кальций из костей, поэтому умеренность- золотое правило. При сильном потении следует пить не воду в виде слабого раствора смеси соли, сахара и соды. Японские учёные советуют периодически проводить дни водного голодания, это стимулирует разрушение старых клеток, но в эти дни, после них насыщать организм минералами.

ПРАВИЛА ПОЛЕЗНОГО ПИТАНИЯ. Существует множество рекомендаций, диет и правил. Некоторые,проверены опытом жизни и практикой врача, заслуживают внимания тех, кто заботится о своём здоровье. Эти рекомендации помогут сохранить здоровье, избежать болезней, быстрого старения,депрессии и утомляемости для здоровых. Больным существуют медицинские рекомендации. Так при сердечной недостаточности приём пищи 5 -6 раз не большими порциями вполне оправдан. Для здоровых есть выбор. Мудрец сказал : «1 раз в день едят йоги, 2 раза – гурманы, 3 больные». Поскольку большинство человеческой популяции больные, то едят, как правило,3-4 раза в день. Разнообразие приводит к пищевой наркомании, тоже болезни, по сути приводящей к столь модному сейчас в диагнозах «симптому усталости». В таком развращённом пищей теле, конечно, не обитает здоровый дух.

Потребление САХАРА приняло астрономические размеры, что приводит к диабету, подавляется иммунная система, развиваются ра ковых заболевания. Так сахара повреждают компонент иммунной системы макрофаги, которые поглощают бактерии и раковые клетки. Ложка сахара подавляет их на 6 часов. Кроме того, сахара подавляют такой важный микроэлемент как селений, с недостатком которого связывают развитие некоторых злокачественных опухолей. Компенсироровать потери селения помогают чеснок и рыба. В газированых водах много жжёного сахара, который плохо реагирует на инсулин, подобно диабету, приводит к поражению сосудов сердца, мозга, к ожирению. Масло, сыр, молоко нужны толстому кишечнику. Резкое ограничение их приёма приводит также к снижению иммунитета, изменениям в нервных тканях. Молоко без проблем употребляют носители 3 группы крови, тогда как носители других групп крови должны исключать , ограничивать потребление его. Следует, придерживаться количественных норм потребления масла животного, сыра. Варёная пища для усвоения требует больше кислорода, после её надо гулять или принять контрастный душ. Исследования показали, что умеренное ограничение калорийности продляет жизнь, способствует сохранению здоровья. Чарльз Можа из университета Гора Синай в Нью–Йорке показал, что снижение калорийности до 1500 ккал. в сутки полезно, но важно соблюдать баланс в содержании белка, углеводов, жиров с пище. Ограничение того или иного компонента отрицательно сказывается на здоровье. Чисто белковые диеты с исключением углеводов не благоприятны, однако, снижение количества углеводов до нужного уровня повышает выработку СРВЕ белка регулятора активности генов , запускающих процесс восстановления клеток. Чрезмерное употребление углеводов приводит к ожирению и развитию диабета.

Борьба с лишним весом приняла в человеческой популяции форму войны без победы. Обменные нарушения, недостаток сна, стресс, курение, алкоголь, переедание враги, победить их не всем удаётся. При недостатке сна образуется гормон гоелин,ответственный за чувство голода. Алкоголь добавляет количество каллорий. Сотни диет приносят доход авторам, но не пользу последователям. Но вот что советует человек, давший интервью в 103летнем возрасте. Академик Ф. Углов, который в этом возрасте продолжал консультационную работу. В течение 10 дней он проводит такой режим питания утром чашка кофе, варёное яйцо,6-8 чернослив, в 2 часа отварное мясо с овощами, апельсин, в 5 вечера сыр, яблоки, в 8 вечера кефир йогурт. Софи Лорен просто ограничивает калорийность пищи , перед едой съедает грейпфрут. Вместо голодания можно проводить дынные или виноградные дни, съедая дыню или 1-1,5кг. винограда с достаточным количеством воды. Дыня содержит много полезных веществ, виноград укрепляет мышцу сердца. Есть рекомендации по питанию в зависимости от группы крови и с некоторыми хочется согласиться. Автор этих рекомендаций Питер Д. Адамо считает, что не случайно разделение по группам крови и это отражает историческое формирование принципов питания человека. Люди с группой крови О (не содержат антигенов А,В в эритроцитах) – мясоеды, нуждаются в витаминах В, К, кальции, йоде. При группе крови А(антиген А) вегетарианцы, нуждающиеся в витаминах В12, С,Е, фолиевой кислоте. При группе крови В (антиген В) могут употреблять молочные продукты, ограничивая мясо, нуждается в магнии. АВ группа питание смешанное, в умеренных количествах, вит. С.

Кое что о **ФИЗКУЛЬТУРЕ**. В здоровом теле – здоровый дух. При движении иногда «работает 500 сердец», физкультура помогает организму доставлять питательные вещества ко всем клеткам. Мышцы используют энергетический материал гликоген и жир из крови при их активной работе усиливается быстро утилизация ускоряется выделение свободных радикалов. Ответом на это является активизация симпатической нервной и органов, инервируемых ею, в частности, дыхания. Также динамические нагрузки стимулируют сердечнососудистую систему, а статические повышают артериальное давление (Хоч и др. 2002 г). Но умеренное и постепенное нарастание нагрузок важны в оздоровлении. Исследования показали, что значительные нагрузки вызывают даже у тренированных снижение иммунитета. Клеточная инфильтрация (т.н. наращивание мышц) вызывает усиление фагоцитоза, но супрессию(снижение)натураль-ных киллеров (важного компонента иммунитета) и А-глобулина крови. Также наблюдается активация цитокенинов и их рецепторов, снижение уровня цитоплазменного глютамина, необходимого для питания иммунных клеток. Шепат и Чек 1996 г. в своей книге «Столкновение физической активности и иммунитета»,   Американская ассоциация здоровья рекомендуют занятия физкультурой 30 ми нут ,3 раза в неделю. При выполнении упражнений частота пульса не должна превышать 220 в минуту, но показатель этот колеблется в зависимости от возраста : для 70 –летних не должен превышать 150. При расслаблении после нагрузки лучшая позиция сидение под углом не 90,а 135 градусов. Доктор Глонарган (Уэльский университет) показал,что выполнение упражнения в один подход лучше, чем в 3. Перерывы между подходами наиболее физиологичны в 160 сек. (2,5 мин.), а не 40 секунд. Физкультура должна приносить пользу. Петр Адамо советует применять её в соответствии с группой крови, маркера генетических особенностей человека. Так для группы 0 уместны интенсивные физические нагрузки, тогда как для группы А необходима умеренность нагрузок, обеспечивающих спокойствие и сосредоточенность (тай-чи). При группе крови В – сочетание умеренных нагрузок с спокойной ментальной балансировкой (меди тация, плавание, прогулки).Для группы крови АВ –физиологичны успокаивающие, монотонно умеренные нагрузки.

МЕДИТАЦИЯ приносит определённую пользу. Так если принять за доказанное др. Массару (Япония) влияние слов, музыки,мыслей и да же надписей на воду, а мы на 7090 % из воды, становится логичным, что настрой, мысленные разговоры со своим телом оказывают лечебное действие, если мы радостно проводим медитацию. И может навредить злобливость, зависть и другие проявления человечесого мышления. Воображая здоровое состояние своего организма, восстанавливаем структуру воды в нём и это оздоравливает.

ДЫХАНИЕ и жизнь понятия равнозначные. Как и чем дышит человек, определяет то как он живёт. Организм получает при дыхании жизненно необходимый кислород. Вырабатываемый в организме углекислый газ успевает выполнить много функций и затем выводится при дыхании. Искуственное ограничение кислорода или задержка углекислого газа при дыхании при йоге или по методу Бутейко,увеличивают потенциал CO_2, что влияет на распределение ионов натрия в клеточном дыхании, на состояние мембран, активируются ферменты, гормоны,на связывание кальция, железа, на выработку соляной кислоты желудка, переваривание пищи. Углекислый газ осно вной компонент поддержания кислотно-щелочного равновесия в рганизме, в образовании белка, в расщеплении и усвоении принятого белка. Углекислота определяет внутренние условия клеток орток оганизма,в них содержится 6-8% углекислого газа и только 2% кислорода. Йоги считают, что 150 болезней связаны с недостатком углекислоты. Не описывая подробно приёмы оздоровления по системе йоги, т.к. много литературы по этому вопросу,тем не менее, хотелось бы напомнить вам о простоте и полезности звуковой йоги, выполнять которую можно в любом возрасте, при любой занятости. Это сочетание оздоровительного дыхания с вибрациями, которые положительно влияют на жидкости того или иного органа. Выполнять её надо натощак и перед сном, для селезёнки после еды. Звуковая асана для **СЕРДЦА** исполняется в представлении оранжевого цвета. Поднимая руки, наклоняясь влево, с вдохом 15 раз произносим звук ХА, с выдохом выводим своё нетерпение спешку и раздражение. Для **ЛЁГКИХ** делая вдохи, произнося 12-13 раз звук С, скользя ладонями по бокам грудной клетки вниз, представляем заполнение лёгких белым светом любви Бога. Для **ПЕЧЕН**И на вдохе, руки над головой,наклоняясь вправо произносим 10-12 раз звук ИЕ, с выдохом выводим гнев и страх. Опустив руки и выпрямив спину, пропускаем через печень ярко зелёный цвет. Для **СЕЛЕЗЁНКИ**, представляя окутанным ярко-жёлтым светом,положить руки на живот, большие пальцы под рёбрами вдохнуть, надавливая всеми пальцами наклоняемся вперёд, произнося 10-12 раз звук ХУ. Выдыхая мысленно выводим влагу, сырость, беспокойство, сожаление. Выпрямившись,вдохнуть ярко-жёлтый цвет через селезёнку вместе с честью и музыкальностью. Периодически проводите чистку селезёнки, исполняя эту асану после еды ежедневно по 30 раз. Для **МОЧЕПОЛОВОЙ** системы, Для **МОЗГА И КИШЕЧНИКА** асана выполняется в представлении солнечного света, по телу от шеи до низа живота прокатить звук «ХИ», выдавливая негатив. Выпрямившись, вдохнув яркий свет, почувствовать лёгкость и приятное сияние всего тела. При большой усталости выполнять это упражнение,представляя мыс ленно только почки и лёгкие.

РИТМ- универсальный фактор природы, обеспечивающий постоянство изменений. Наш организм не исключение. Смена энергии органов, ритм деления клеток, ритм дыхания, ритм сердца, ритм... ритм, ритм. За многие века существования человечество при обрело ритм планеты и ритм смены дня и ночи. Активность органов меняется в течение суток,сезонов,лет.И не только мозг меняет ритм, заставляя нас засыпать ночью, но не видимый нами ритм работы органов от активности к покою тоже существует, а изменения по годам видим мы отлично. Органы человека отличаются по своему молекулярному и клеточному составу,не одинаковы в своем ритме смены активности и покоя. В период активности эффективнее лечение, профилактическое оздоровление . Так ТОНКИЙ КИШЕЧНИК становится активнее весной (8 мая - 18 июня) и зимой (25 декабря-1 января). СЕЛЕЗЁНКА и ПОДЖЕЛУДОЧНАЯ железа - зимой (26 января – 6 февраля) и весной (20 апреля - 1 мая). ПЕЧЕНЬ и желчные протоки с 7 февраля по 9 апреля. ЛЁГКИЕ летом и осенью (6 августа - 16 октября). ПОЧКИ весной (18 мая – 18 июня). В течение суток меня РН крови с сдвигом в щелочную реакцию к утру и закислением к вечеру. Ещё Аурведа отмечает, что к рассвету меняется состав организма и древние врачи использовали этот факт в лечении, прописывая утром кислое, к вечеру щелочное. При исследовании в наше время это подтвердилось и широко используется для уменьшения болевых ощущений в онкологии. В течение суток меняется активность симпатической (инь) и парасимпатической (янь) систем и систем и ритм активности органов, ими иннервируемых. Так утром активнее легкие с 3 до 7 часов, желудок с 7 до 9 часов, печень с 1 до 3 часов и часто просыпание в это время свидетельствует о неблагополучии в желчегонных органах. Вечером активнее парасимпатические органы : ободочный и толстый кишечник с 9 до 11 часов, почки с 3 до 7 часов, половые железы с 7 до 9 часов, бронхи наибоее активны с 3 до 5 часов. Это должно определять приём лекарств в зависимости от состояния активности органа. Рядом исследований показана целесообразность и эффективность такого приёма. В схеме ритмов имеется важная составляющая жизни СОН, его продолжительность и глубину, как показал профссор Колумбийско го университета США Иин Хуфи, определяет состояние гена ДВСЧ поэтому некоторые люди спят мало без заметного влияния на их здоровье, другие испытывают потребность в длительном сне. Человечество под влиянием ритмов планеты обитания выработало генетическую потребность в сне, составляющем примерно четверть суток земли, но химический состав и физиологическое состояние могут приводить к временным изменениям в количестве и качестве сна. Например, содержание гормона мелатонина с возрастом уменьшается и старые люди часто плохо спят. Оказывает влияние на сон количество сахара в крови, наличие кофеина.

ПРИСМОТРИМСЯ К СВОЕМУ ОРГАНИЗМУ.
Справедлива библейская фраза – создатель, как мудро ты нас сотворил,писал псалмописец.Организм часто подскажет вам диагноз начальных проявлений болезни или предрасположенность к ним. Человечество имеет опыт древних лекарей. В Китае диагноз ставили

по состоянию глаз, кожи, волос, языка, не раздевая человека, согласно обычаям.

ГЛАЗА говорят не только о чувствах, но и о болезнях. Печень –госпожа зрения, глаза свидетель лёгких. Большие глаза говорят об активной, хорошей печени. Близорукость связана с состоянием печени. Древние лечили близорукость белым цветом. Вокруг глаз коричневый оттенок у белокожих – проблема печени, синеватый –почек. Склеры с желтоватым оттенком болезнь селезёнки или воспаление желчных протоков и печени, с голубоватым – проблема печени, с жемчужным блеском -лёгких, с красноватым – сердца. Сосуд в склерах сверху широкие и суживаются книзу – болезни мочевого пузыря, а суживаются кверху – нарушение в меридиане желудка и болезни органов с ним связанных.Больше сосудов в наружных углах склер – желчный пузырь. Зуд склер при отсутствии воспаления часто связан с авитаминозом В2 и А.

ЯЗЫК небольшой, но очень важный орган – тоже библейская фраза. На самом деле, можно диагностировать немало болезни по языку. Тело человека проектируется на языке от кончика (голова) до корня (но ги). Складка, расщелина на середине его искривление или остеохондрозе позвоночника. Болезненность на середине языка о лёгочной патологии. Трещины на языке анемия, эндокринологические проблемы. Отёчность справа-проблемы печени, слева – селезёнки. Отпечат ки зубов-дисбактериоз кишечника или зашлакованность . Цвет языка коричневый – патология лёгочная или системное заболевание, белый -запоры, молочница, дизбактериоз кишечника; белый у корня языка-энтероколит, по краям в середине –легочная патология, в задней трети – почечная или болезнь крови. Тёмно-красный язык сердечнососудистая патология или крови. Жжение языка – анемия или недостаток цинка и железа или шейный остеохондроз.

КОЖА огромный человеческий орган, многофункциональный, многоговорящий о состоянии человеческого организма. Сухость кожи недостаток жирорастворимых витаминов (А, Е) снижение функции щитовидной железы. Потливость кожи головы наблюдается при проблемах щитовидной железы, надпочечников или при системных заболеваниях, где как правило затронуты эти органы. Трещины кожи на пятках – авитаминоз А, биотина и фолиевой кислоты. Складки кожи между бровями(морщины) говорят о предрасположенности к проблемам печени, вертикальные морщины на лбу предрасположенность и болезнь желудка. Отёки в области скул – проблема с лимфатической системой или желудочно-кишечные болезни или употребление большого количества лука и чеснока. Тёмные точки на носу проблема печени. Кожа на скулах бледно-жёлтая говорит о воспалении печени, голубоватая о снижении её функции, жёлтая при проблемах селезёнки, чёрная- почек, красная – сердца. Синяки на коже – авитаминоз С и Р, нарушение свёртывания крови или проблемы печени. Угри на коже бороды– проблема яичников и надпочечников, на кончике бороды –щитовидной железы, на висках – желчного пузыря, на лопатках – лимфатической системы, на носу и на лбу - кишечника.

СЛУХ его снижение часто связано с проблемой в внутреннем ухе или в почках или воздействием антибиотиков, часто связано с остеохондрозом позвоночника.

ЗУБЫ подвержены кариезу при авитаминозе Д. Кровоточат дёсна при недостатке витаминов С,В9,К,Р. Жжение дёсен – недостаток витамина РР, болезнью надпочечников и при терапии кортикостероидами и другими гормонами.

КОСТИ их хрупкость, предрасположенность к переломам связана с высокой кислотностью желудка, авитаминозом Д, вымыванием кальция при гормональной терапии.

НОС отражает состояние гипофиза. Частые кровотечения при недостатке калия, вит. РР, при некоторых пороках сердца, высоком артериальном давлении. Улучшает его функцию постоянное промывание солевым раствором пополам с отваром дуба. Несколько общих признаков :

«Мурашки по телу» авитаминоз В12.

Плохое заживление ран –авитаминоз С или диабет.

Запоры – авитаминоз группы В или атония кишечника.

Частые простуды переизбыток железа, недостаток цинка, вит.С.

Зуд на коже внутреннего угла большого пальца ноги – цирроз печени.

Кашель только в положении лёжа – грыжа желудка, пищевода.

Сиплость голоса не на фоне простуды – сердечные проблемы.

Комок в горле и откашливание – проблемы желчного пузыря.

Нарушение восприятия запахов -гайморит, болезнь сердца.

Запах изо рта – гайморит, синусит, атония кишечника, обезвоживание, болезнь лёгких.

Потемнение волос головы проблема печени, щитовидной железы,надпочечников.

Часто организм сам подсказывает хозяину в чём он нуждается для коррекции начинающегося нарушения. Замечено, что если «ТЯНЕТ» на сладкое, то принимай антиоксиданты; кислое - смотри снижение иммунитета, интоксикация; горькое…предвестник ОРЗ, болезнь дыхательной системы, хочется лимона ….проблема желудочного сока, капусты….проблемы в кишечнике, маслины… проблемы щитовидной железы, сыр и орехи …дефицит витаминов группы В, мандарины и апельсины мало витамина С, яблоки…высокий холестерин, сливочное масло авитаминоз Д, яйца…белковая недостаточность, стресс, авитаминоз В.

Психотерапия нужна каждому, пусть это не смущает читателя. Психотерапевтом должны быть мы сами, получая обобщённый опыт человечества. Внушение состояния удовлетворённости жизнью, положительный настрой это не мода современников, этого требовал и устав древних – Библия, которая говорит: « Настроенные не доброжелательно находятся в ловушке дьявола, ведущей к гибели» (2Тимофея 2: 26). Или «Поражённый дух искушает кости» (Притчи 17:22). И ещё много стихов, говорящих, что уныние это зло для человека и в глазах Бога. Хороший настрой, благодарная любовь к жизни, полученной от Создателя продляют хорошее состояние и жизнь. Сейчас и статистика подтверждает этот факт: среди истинно верующих и соблюдающих эти древние предписания, значительно больше людей, остающихся долго в состоянии активности и относительного здоровья. К сожалению многие не считают, что вера в силу Бога благодейственна. Но в Библии множество жизненно необходимых советов, кроме общего настроя: как строить и поддерживать правильные семейные отношения, как не наживать врагов – а значит не получать стресса, как относиться к другим людям и даже как относиться к власти. Следования этим советам вызовут только положительный настрой. Интересно высказывание известного общественного деятеля не христианина, но осазнающего истину Махатма Ганди: « Если наши братья сойдутся а основании нагорной проповеди Христа, то мы решили все человеческие проблемы и … нет ничего плохого в христианстве, дело в называющих себя христианами,и не знающих заповеди Христа. Не сочтите за труд перечитать нагорную проповедь Христа, а мне хотелось бы сказать о некоторых его советах людям. Всякий кто не то что убъёт,а скажет, что кто-то глупее,может оказаться в огненной гиене. Кто со страстью смотрит на чужую женщину – прелюбодействует. Прощай людям как прощается тебе многое Богом. Поступай с другими так, как хочешь чтобы поступали с тобой. Не накапливай сокровища не земле, а накапливай их на небе (духовные). Не много заботься о завтрашнем дне, хватит для каждого дня своего зла.О своей милости и честности не труби, пусть левая рука не знает добра, которое сделала правая. Когда постишься не напускай на себя печаль, как лицемеры. Не судите, каким судом судите, таким и будете судимы. Ну кто захочет сказать, что в этих призывах Христа нет заботы здоровье, духовном благополучии человека. Вместе с тем,исполнять эти законы не трудно. Христос сказал«возьмите моё ярмо, оно лёгкое». Вот одно из главных лекарств природы..... И хорошо когда платье берегут снову, (духов ность) и честь смолоду, зная эти принципы здорового образа жизни. Но и тем, кому не пришлось в период запретов на христианские законы в СССР,не поздно восстановить утраченное, приобретя духовный рай в познании истины. Многие заботы и причины стресса исчезнут. Я раньше думала, что безбожники не столько простые люди, сколько образованные и известные. Но сделав однажды обзор литературы, удивилась обоснованную, крепкую веру в творца имели почти все значимые учёные. Например, Энштейн говорил о разуме проявляющимся во времени, Дарвин о силах жизни, вложенными творцом. И многие другие ученые и исследователи проявляли искреннюю веру в Бога. «Бог есть любовь» , приносящая только здоровье. (Бытие 1:21, Иакова 3:9, 1 Иоанна 4:8).

СТАРЕНИЕ столь уж неизбежно? Задумывается человек над этим и принимет массу усилий, чтобы замедлить его. Короток век человека и последнюю треть его проживает в немощи и недомогание. Да, у жизни нет сослагательного наклонения, но людей есть разум, данный им всевышним,чтобы сохранять подвижность, активность,до послед- них дней. Мне 72 года, конечно задумываюсь о скоротечности жизни, причинах старения чаще, чем в молодости. Не курила,не упот- ребляла алкоголь, но ни каких диет не придерживаясь, сохраняла вес стабильно, однако, есть проблемы, казалось бы без причинные, но связанные со старением организм. Как же оно происходит. Интересную теорию предложил российский учёный А.Оловников в 1971 году и подтвердили в экспериментах Блекберн, Эритвер, Шостак в 2009 году (за что получили Нобелевскую премию), что процесс старения запрограммирован в организме и связан с теломерами. Клетка делится за жизнь в среднем 50 раз, передавая дочерним все свои качества, за что ответственны ДНК и читающая эту информацию РНК, которая, как по рельсам ,скользя по ДНК, не доходит чуточку до конца рельсового пути и не считывает чуточку информации, оставляя не распознанным этот теломер (остаток). В результате через 50 делений клетка не несёт многих характеристик своей молодости. Нобелевские лауреаты считают, что с помощью теломеразы фермента можно задержать этот процесс отсечения. Но это уже может не моего будущего. Процессы старения касаются всех органов и, конечно, мозга. В.В.Безруков (1980) считает, что к процессу старения всего более причастен гипоталамус мозга. Там из-за такого укорочения ДНК и образования колечек появляются торсионные токи и переводчик – РНК «сходит с ума», вызывая дисбаланс в организме, синтез одних из веществ парадоксально увеличивается, других значительно снижается. Это отражается на гормональной функции организма, и прежде всего, гипоталямуса главного регулятора жизненных процессов. Процесс захватывает все органы. Почки «устают», так как мозг «глупеет». Например, уменьшается выработка мелатонина, гормона образующегося в мозге. Но он необходим для работы гипофизарной системы, ответственной за старение.

Люди делятся на определённые группы по характеру антигенов в эритроцитах их крови и употребление некоторых продуктов приводит к дисфункции красных кровяных телец, что держит организм в состоянии постоянной борьбы за здоровье и в результате к стрессу, снижению иммунитета и преждевременному старению. Подробно можете прочесть в книге Питера Адамо американского потомственного врача, издана в 1996 году и переведёна на русский язык. Название книги «4группы крови 4 пути к здоровью».

Академик Владимир Скулачёв (МГУ Москва) считает, что в цикл старения включается основной враг – «гипероксидазы» продукты отработки метахондрий клеток. В эксперименте он вводил в метахондрии клеток антиоксиданты и значительно продлял жизнь животных. Это оправдывает применение антиоксидантов в улучшении качества жизни. В.В. Безруков находит, что в период старения снижается количество рецепторов на оболочках клеток и они перестают узнавать необходимые для их жизни вещества, принимать их. Например, при изобилии железа в организме у старых часто имеет место железодефицитная анемия. Избежать старости пока невозможно. Но духовность, щедрость, любовь – это атрибуты духовного рая в котором можно прожить дольше в состоянии активности. Помошники в этом – физиологичная гимнастика ума и тела, антиоксиданты, коррекция сна, но главное здоровый чистый дух. Всё это, например имел мой муж Фред Хансен, который прожил 102 года и умер, кажется, решив сам. Умер без мук, тихо, быстро.

ГЛАВА 2

Овощи, фрукты и другие продукты...

То что создала нам природа, чаще всего приносят большую пользу, составляя наш рацион питания, а порой и лечат.

АВОКАДО   Родом из Мексики. Насчитывает около 400 сортов Содержит около 30% растительного жира, белки, кальций, калий, негемное железо, Витамины Е, В12, Д . Имеющееся в нем вещество, подобное серотонину (гормону удовольствия),положительно влияет на нашу нервную систему и улучшает память. Обладает антиоксидантным действием, рекомендуется при некоторых онколо-гических заболеваниях, в частности при локализации опухоли в полости рта.

АНАНАС   Относится к кислым продуктам и не рекомендуется при высокой кислотности желудочного сока. Содержит около 15% сахара, витамины А, В, С, а также магний, хлор, железо. В организме человека ананас расщепляет жиры за счёт содержания в нем бромерлина и поэтому не только рекомендуется при ожирении, но и используется для приготовлении наружных средств лечения целлюлита. При использовании в косметике, хорошо очищает и увлажняет кожу. Принятый до еды, ананас помогает быстрому расщеплению белков, их усвоению, рекомендуется использовать с мясными блюдами. содержащийся в нём йод улучшает функцию щитовидной железы. Бромейлин ананаса при местном использовании фрукта также рассасывает гематомы (синяки). При лечении рака кожи снижает интенсивность роста клеток на 65%,блокирует метастазы. Ананас часто вызывает сенсибилизацию (аллергию).

АПЕЛЬСИН   Содержит много витамина С (в 150 граммах 80 гр. вита мина С, т. е. суточная потребность организма человека в нем). Апельсин содержит 5 фруктовых кислот, 14 витаминов , 3 минерала. Содержит ацетилсалициловую кислоту, снижает температуру при воспалительных процессах, уменьшает агрегацию (слипчивость) тромбоцитов, предупреждая тромбозы. При гастритах с низкой кислотностью рекомендуется пить свежевыжатый сок по 100 гр. 3 раза в день. Принятые вечером 2 апельсина, часто избавляют от запоров. Нормализует обмен веществ, но не показан при диабете. Желательно использовать апельсины при синдроме хронической усталости и авитаминозе С. Противопоказан при аллергии на цитрусовые и высокой кислотности желудочного сока.

АБРИКОС Содержит растительный белок. Открытое 70х годах прошлого века австралийское племя питалось только абрикосами, отличалось хорошим здоровьем, они не имели болезней сердца и сосудов. Содержащиеся в абрикосах пектины — являются антиоксидантами, радиопротекторами и антиаллергическими. Абрикосы также способствуют рассасыванию тромбозов. Калия в них больше, чем натрия и поэтому особенно полезны для сердечнососудистой системы. Курага- это концентрированные минералы абрикоса. В семенах абрикоса содержится амигдолин, ядовит и поэтому варить абрикосы и консервировать с ядрами нельзя.

АРАЛИЯ Относится к адаптогенам и способствует улучшению физического самочувствия, помогает в реабилитации.Обладает кардиотоническими и антистрессовами свойствами, стимулирует обмен веществ, улучшает аппетит и работособность. Лекарство из него — сапорал обладает женьшенеподобными свойствами. Аралия снижает сахар крови, но повышает артериальное давление, также может вызвать бессонницу. Потому растение и препараты принимать лучше утром.

АРОНИЯ Черноплодная рябина, выведенная Мичуриным И.В. Содержит витамины С-до170%, Р 5мг.%, микроэлементы 40мг%, рутин, кварцетин, йода больше чем в красной рябине. Стимулирует щитовидную железу, надпочечники. Обладает радиозащитными свойствами. Возбуждает аппетит, уменьшает количество холестерина. При местном применении соцветия и плоды проявляют венотонизирующее действие при варикозах. Не рекомендуется принимать аронию при гипертонии, повышенной свёртываемости крови, язве желудка.

БАНАНЫ это щелочной продукт и при низкой кислотности желудка мешает перевариванию принятой с ним или сразу после него пищи. Считается,что ни один фрукт не заряжает так энергией как банан. Содержит очень много полезных минералов: фосфор,необходимый мозгу и костям, много калия, улучшающего работу сердца, цинк —

стимулятор иммунитета, кремний, необходимый для многих органов, в частности, для кожи, волос. Катэхоламины банана защищают слизистую рта, желудочно –кишечного тракта даже при дизентерии. В бананах есть гормоны радости и хорошего настроения это сератонин и триптофан. У кормящих матерей улучшает качество молока.

БАКЛАЖАН   Богат минералами. Калий,натрий полезен при лечении сердечных заболеваний. Содержит магний и железо, необходимые для лечения анемий, фосфор, кальций для регенерации костей. Снижает холестерин. Используют порошок высушенных чашечек для лечения зубной боли и пародонтоза. Для чего его смешивают с морской солью и высушенной морской травой. Отвар баклажан хорошо принимать при язве желудка и проблемах поджелудочной. Как все фиолетовые овощи считаются противораковыми. Баклажан относится к семейству паслёновых, которые содержат ядовитые вещества в сыром виде, потому нельзя употреблять сырыми. Но наружно сок из баклажан применяют для заживления ран, лечения экзем, угрей. Порошок высушенной кожуры плода используют при лечении артрозов, ожирения, запоров.

БАРБАРИС (ягода)   Ассирийцы использовали ягоды барбариса для очищения крови. Ягоды содержат витамин Е –антиоксидант, каротин (провитамин А),витамин С до 150 мг%.,около 15% растительных масел алкалоиды, составляющие основу препарата барберин, больше содержится в листьях ,но есть и в ягодах. Барбарис используется как гепатопротектор при воспалении печени и желчного пузыря. Ягоды также улушают аппетит, сок обладает мягким слабительным свойством . В Чехии барбарисовое вино употребляют при запорах, для лечения дифтерии. Солянокислую соль барберина используют при лечении язв лешманиоза. И.В.Мичурин вывел бессемянный сорт барбариса.В России произрастает более 40 видов барбариса и могут значительно отличаться по своему составу и воздействию на организм.

БРУСНИКА   В переводе это означает виноградная лоза с горы Ида. Ягода содержит бензойную и салициловую кислоты, что обеспечивает её хорошую сохранность,а также жаропонижающие, противовоспалительные свойства при ряде заболеваний, например при нефритах, ОРЗ, бронхитах и других. Ягоды также обладают глистогонным и мочегонным свойствами. Относятся к общеукрепляющим средствам, как витаминсодержащие (20 мг.% вит. С), каротин,пектины (обладающие радиопротекторным свойством). Содержит марганец, глюкози ды (вакцинин и арбутин). Снижает тонус кишечника при колидифицитной диарее. Принимают сок брусники при низкой кислотности желудка, при уратурии и камнеобразовании в почках. Ягоды и листья улучшают лимфоток, уменьшают побочные эффекты лечения бета-блокаторами. Мочегонный эффект увеличивается в 2 раза при сочетании брусничного и тыквенного соков. Применяется в масках для лица, так как суживает поры, хорошо при жирной коже лица.

ВИНОГРАД   Древнейший продукт питания человека. В России начали культивировать на Дону по указанию Петра 1. Насчитывают около 8 тысяч сортов винограда. По химическому составу несколько схож с женским молоком. Некоторые сорта имеют специфику по их действию их на организм человека и бактерии. Например, мускатные сорта угнетают кишечную палочку и холерный вибрион. Тёмные сорта содержат вещество верофарин, укрепляющее стенки сосудов. При ОРЗ и бронхитах принимают сорта тайфи – розовый, а тасла (жёлто-зелёный) и мадлен, при нарушении обмена жиров. Чауш (конический, зелёный) и каталон для нормализации желудочного сока. Разработана сечас целая система лечения виноградом называемая АМПЕТЕРАПИЯ. Проводится лечение курсами приема винограда за 30-40 минут до еды по 200-300 грамм ягод 2-3 раза в день. Виноградные соки выводят камни почек, снижают холестерин, снижают проницаемость сосудистой стенки и используется для лечния гипертонической болезни, в частности, проведение виноградных дней.Отмечено антидотное действие винограда при отравлении мышьяком, морфием, стрихнином. Из винограда готовят препарат «натуроза», применяемый при острых кровопотерях, он нормализует артериальное давление, уменьшает проницаемость сосудов, улучшает усвоение сахара сердечной мышцей. В семенах винограда антиоксиданта витамина Е содержится в 20 раз больше, чем в ягодах, а витамина С в 50 раз. В винограде много магния, необходимого для работы сер дца, сосудов головы, для усвоения кальция мышечной и костной тканями. Настойка из листа винограда применяется при маточных кровотечениях. Лечение виноградом не показано при диабете.

ВИШНЯ Родиной считается Корсун на Чёрном море. Первые сведения о вишне относятся к 4 веку до нашей эры. Описал сал её греческий ботаник Теофраст. Ещё Юрий Долгорукий заложил под Москвой вишнёвые сады. Насчитывается 600 сортов вишни. Ягоды содержат витамины, много меди. Железа в вишне больше, чем в яблоках. В косточках содержится амагдалин, который используется в производстве препаратов для лечения сосудистых заболеваний и желудка, но консервировать и варить вишню с косточками нельзя, так как амагдалин ядовит. Ягоды содержат вещества снижающие артериальное давление. Сок вишни хорошее отхаркивающее средство и обладает ещё и антисептическими свойствами. Доктор Деглан Сомноли из университета Вермонта (США) установил, что вишнёвый сок оказывает защитное действие на скелетные мышцы, снижает их болезненность после физических нагрузок. Отвары плодоножек и веток вишни используют как мочегонное и жаропонижающее средство при простудах, а так же как вяжущее средство при желудочно- кишечных проблемах, поносах. В листьях вишни находится кумарин, действующий на свёртываемость крови разжижающий). Настойки из листа применяются при желтухе. Отвар корней применяется для лечения язвенной болезни желудка.

ГОЛУБИКА Голубика плодоносить начинает с 13-18 летнего возраста и живёт 90 — 100 лет, как человек. Содержит витамины С, В 1 и 2, РР , сахара, дубильные вещества. 100 грамм ягод удовлетворяют суточную потребность человека в витамине С. Это хорошее противовоспалительное и жаропонижающее средство. Отвар листа голубики снижает сахар крови и стимулирует работу поджелудочной железы, также оказывая антиацидозное (аникислотное) действие. Усиливая кинетику желчного пузыря, улучшает отток желчи из него.

ГРАНАТ　С древних времён используется для лечения малокровия. Способствует выведению камней желчного пузыря. Дубильное действие при поносах проявляет отвар коры дерева. Но употребление граната и соков из него при язвенной болезни желудка и кишечника не показано. Гранат разрушает эмаль зубов из-за его высокой кислотности, после приёма сока следует полоскать рот водой. Гранат уменьшает всасывание некоторых лекарств.

ГРЕЙПФРУТ　Содержит органические кислоты и переваривается сразу в желудке, при низкой кислотности не разрушает слизистую желудка в отличии от апельсина. При высокой кислотности желудка не рекомендуется, он также, как все кислые продукты, разрушает эмаль зубов, после его приема следует полоскать водой рот. Содержит эфирные масла, глюкозиды, биофлавины, укрепляющие стенку сосудов, улучшающие её эластичность. Снижает уровень холестерина в организме и способствует быстрому сжиганию жиров. Две дольки грейпфрута «съедают» половину жировых калорий пищи. Витаминный комплекс в основном представлен вит.С. Фуранокумарин грейпфрута замедляет в организме систему цито хромов , принятые вместе с ним лекарства дольше циркулируют в крови, могут накапливаться. Но при этом грейпфрут ускоряет всвасасывание некоторых лекарств.

ГРЕЧИХА   Плоды (крупа) содержит 20% растительного, хорошо усвояемого белка. Пектины гречки образуют с тяжёлыми металлами образуют нерастворимые комплексы, и выводят из организма организма. Тормозя всасывание пищевого холестерина, она снижает содержание его в крови, улучшает липидную картину, способствует снижению сердечнососудистых проблем. Содержит также магний, не менее важный компонент в работе этой системы. Лист гречихи содержит вещества с выраженными Р- витамин. свойствами, приём отваров, настоек листа гречихи значительно улучшает состояние сосудистой стенки. Гречневая каша источник многих минералов. Но гречиха не рекомендуется людям с группой крови 3 из-за отрица- тельного действия на эритроциты.   Шелуху гречихи исползуют для наполнения подушек и отмечаются её антисептические свой- ства, не вызывает аллергии, часто появляющейся при использо- вании перовых падушек

ГРИБЫ   Все съедобные грибы являются источником белка в питании человека, но некоторые грибы обладают заметной целительной способностью. Так грибы ишитаки и рейши использовали для лечения восточные шаманы. Эти грибы получили сейчас широкую известность и в западном мире. Проведенные исследования показали, что ИШИТАКИ содержит полисахарид пентамин, стимулирующий иммунную систему организма, на его основе готовят перепарат LFM, применение которого при гепатите В и вирусоносительстве давало заметные положительные результаты. Участие ишитаки в стимуляции иммунитета проявляется в активации натуральных киллеров иммунитета, которые убивают раковые клетки в организме человека. Цинк в грибах стимулирует макрофаги. Грибы подавляют и непосредственно опухоли и её распространение в организме (метастазы). РЕЙШИ на Востоке зовут грибом бессмертия, содердержит все незаменимые аминокислоты и ненасыщенные (полезные) жиры, что важно в питании. Фитостерин гриба этнонин блокирует накопление вредных пероксидов, ускоряющих старение. Рейши, стимулируя макрофаги и Т-лимфоциты, повышает местный и клеточный иммунитет.

ГРУША   Содержит от 6% до 16 % сахаров, для усвоения которых не требуется инсулин,поэтому это фрукт больных диабе- том. Хороший источник негемного (не животного) железа, груша используется при малокровии,снижая его симптомы чувствительность к холоду, «заеды» в углах рта, утомляемость и сердцебиение Большое содержание калия улучшает работу сердца. Поэтому при больших физических нагрузках желательно включать грушу в рацион питания.Органические кислоты в груше блокируют гнилостные процессы в кишечнике, но содержащийся в груше танин иногда вызывает атонию и запоры.При гиперактивности кишечника можно использовать для успокоения кишечника. Груша содержит 10% суточной дозы аскорбиновой кислоты и 20% суточной дозы клетчатки. Восточная медицина говорит: « утром яблоко сердцу радость, груша –яд». Содержит много витамина Р – укрепляющего стенки кровеносных судов. В груше мало натрия и хлора,что хорошо для тех, кто должен придерживаться бессолевой диеты. Компоты, отвары из груши не отягощают желудок и сохраняют все свойства сырых плодов. Издавна грушевыми компотами лечили простату мужчин. Содержащийся в ней антибиотик арбутин помогает при нефритах и воспалениях мочевого пузыря, данного антибиотика больше в «дичке».

ДЫНЯ   Это щелочной продукт и хорошо использовать её при ацидозе и при аксалатурии, уратурии, где необходимо ощелачивание мочи. В дыне много полезных веществ, но, принятая с мясом в пище, задерживает его переваривание. Ткань дыни содержит много плесневых продуктов, может быть причиной аллергии и плесневого дисбактериоза.

ЕЖЕВИКА Из сушёных плодов раньше готовили фиолетовые красители. Плоды ежевики хорошее слабительное, средство, сушёные - закрепляющее средства. В них содержится до 5% сахаров, 2% пектинов (радиопротекторы и антиаллергические вещества), флованоиды (до 30 мг%). Витамины С, В1,2, Е, РР, К. Железо, медь,кобальт в ежевике в таких соотношениях, которые благоприятны для кроветворения в организме. Углеводы представлены в основном фруктозой, не требующей инсулина, ежевику можно применять при диабете..Отвар листьев снижает уровень глюкозы в крови. В плодах много семечек и рекомендуется использовать сок ежевики,для исключения неблагоприятного действия на кишечник. Из листа ежевики готовят чай – собранный лист хранят в сосудах, пока почернеет, затем сушат на воздухе. Применяют чай при энтероколитах, ангинах, кровохаркании, желудочных кровотечениях. Отвар корней используют при неврозах,одышке, как мочегонное средство при отёках. Врач древности Дискориот применял примочки измельчённого свежего листа ежевики, отвары корня при язвах кожи,поносах, болезни дёсен.

ЗЕМЛЯНИКА   крупноплодная (клубника). Используется давно в питании древней Греции и Рима. Как лекарственное средство описана ещё в 13 веке. В 1712 году французы из Чили привезли кусты крупной земляники, но во Франции она давала очень мелкие плоды. Позднее скрестили с видом сладкой клубники из северной Америки и это то, что сейчас выращивается повсеместно. Ягоды содержит до 15% сахара, вит. С и Р — чем темнее ягода, тем больше в ней витамина Р. Отличие от лесной в основном в содержании кумаринов (в лесной ягоде больше). Содержащийся в ягоде кобальт необходим для кроветворения и лечения анемий, снижения отёков. Со держит также фитозин,необходимый для лечения и профилактики болезни Альцгеймера. Водные настойки губительно действуют на патогенные бактерии желудка, оказывают потогонное и слабое послабляющее действие на желудок. Земляника и помидор маска для лица при жирной коже. Настойки цветков применяют при болезни сердца. Отвар листьев и цветков при миоме матки.

ЗОЛОТО   Родной для человека металл. Используя золотые иглы в иглотерапии преследуют его возбуждающее действие на точки концентрации энергии. Рекомендуется курсами пить золотую воду. Приготовление воды простое: положить золотое изделие в воду и выпарить кипячением до половины. Затем в течение дня порциями выпить. Сейчас для нанотехники выделяют золо то из чайного листа. Питьё чая длительное в течение жизни пополняет золотые запасы организма.

ИМБИРЬ (джинжер)   Применяют при желудочных расстройствах, при утренних головокружениях и тошноте, улучшает пищеварение Как и чеснок уменьшает «слипчивость» тромбоцитов крови, а потому улучшает циркуляцию крови в капиллярах. Повышает активность других травяных средств может быть включён с этой целью в различные сборы трав.

ИНЖИР (смоковница, фига) Библейский плод. На Цейлоне есть дерево, которому около 2000 лет. Плоды содержат 23% сахара, 5% пектинов, 3% крахмала, 6% белков, 3% жиров, витамины С, РР, В 1,2,6, каротин, пантотеновую, фолиевую кислоты, много калия и других микроэлементов. Фермент сока плодов фицин используется в производстве сыров. Сок плодов улучшает работу сердца, используется при малокровии , усталости. Сварёные в молоке плоды, хорошо применять для лечения воспаления верхних дыхательных путей, так как разжижают мокроту и проявляют жаропонижающее, потогонное действие. Отмечено, что инжир повышает чувствиительность раковых клеток к облучению. Так же проявляет очищающее действие, способствуя выведению хлора, фтора и ртути.Сок плодов обладает ранозаживляющим действием, лечит угревую сыпи. В детской практике сок используется как лёгкое слабительное. Немецкий препарат из плодов инжира регулекс и российский аналог коферол улучшают перистальтику кишечника у пожилых. Из листьев инжира «псоберин», который содержит фурокумарины, усиливающие пигментообразование при витилиго. Из-за большого содержания сахаров не рекомендуется приём его при диабете, ожирении а из-за большого количества клетчатки при острых заболеваниях желудка, из-за щавелевой кислоты при подагре и нефролитиазе (оксалатных или уратных камнях в почках).

ИРГА ягода, в народе её зовут коринкой. Содержит витамины группы В и С, флованоиды, стерины, много дубильных. Произрастает в Крыму и на Кавказе. В народной медицине применяют для лечения сердечных заболеваний. Содержит антогонисты холестерина и рекомендуется для профилактики атеросклероза. Это хорошее поливитаминное средство и рекомендуется в период реконвалесценции при многих заболеваниях. Имеющиеся дубильные вещества в ягодах и листьях можно использовать в лечении желудка, стоматитов.

КАРТОФЕЛЬ Содержит сбалансированное количество аминокислот, необходимых организму человека. Регулирует жировой обмен в организме, пектины картофеля улучшают работу желудка. В картофеле много калия, необходимого для работы мышц и сердца. Хлореновая кислота в картофеле, как показали исследования, способствует улучшению памяти. Кокоамины картофеля регулируют тонус сосудов при гипертонии. Сок клубней картофеля вместе с соком моркови, капусты рекомендуются при лечении атеросклероза (проводятся 2-3 курса в год по 2-3 недели ежедневного приёма 100 мл.) Используется сок сырого картофеля при лечении язв в12перстной кишке. Клубни картофеля содержат гормон сератонин, обеспечивающий успокаивающий эффект, при варке не разрушается.При отеках ног помогают аппликации сырого картофеля.

КАПУСТА   В капусте много витаминов группы В, РР и У, который сейчас найден и в других овощах, благотворно влияет на процесс заживления при гастритах и язвах желудочно-кишечном тракте, лучше для этих целей сок свежей капусты. При желтухе применяется сок квашеной капусты. Бегулин капусты снижает сахар крови, улучшает всасывание белков. В ЦВЕНОЙ КАПУСТЕ витаминов в 2 раза больше. В САВОЙСКОЙ КАПУСТЕ больше, чем в других растиельного белка .В КРАСНОКОЧАННОЙ КАПУСТЕ есть цинид, который обладает бактерицидным действием даже на туберкулёзные бактерии, улучшает работу сердца. Больше чем в других сортах каротина, провитамина А. КОЛЬРАБИ снижает гипертензию. БРАККОЛИ повышает активность гена, регулирующего защиту клеток от токсического повреждения (у курильщиков, на вредных производствах и т.д), предотвращает обструктивные процессы в лёгких. Компонент брокколи, взаимодействуя с белками, дает антиоксидантный эффект в организме. При варке это вещество разрушается,лучше готовить брокколи на водяной бане. Антиоксидантные свойства брокколи используют также в лечении рака кожи, а способность её стимулировать в организме защитные свойства от ультрафиолета в целях профилактики рака. Брокколи стимулирует выработку гормонов щитовидной железы, является кардиотоником, улучшает трофику мышцы сердца. В одной порции брокколи можно получить суточную дозу витамина К, укрепляющего сосуды и структуру кости. Капуста подкисляет организм и поэтому не рекомендуется при оксалатных и уратных камнях в почках, тогда как при фосфатных камнях приносит пользу.

КЛЮКВА   По содержанию витаминов сравнима с лимоном. Включает витамины С, В1, В2, РР, каротин., дубильные вещества, карбоновые кислоты, магний, фосфор, железо, кальций. Действует губительно на кокковые бактерии. Урсоловая кислота определяет её противораковые свойства при онкологических заболеваниях женских органов и при Адиссновой болезни (болезнь над-почечников). Ягоды так же усиливают действие желудочного, панкреатического соков, что используется при патологии с по-ниженной кислотностью. Клюква проявляет противовоспалительные свойства при лечении гинекологических заболеваниях, туберкулёзе. Предупреждает образование камней в почках фосфатного сос-тава. Содержащийся в ней витамин К, проявляет крове-останавливающие свойства при маточных, носовых кровотечениях. Лист клюквы содержит вещества близкие по природе к тестостерону и прогестерону (половые гормоны),находит применение при их дефиците. Также в листьях содержатся флованоиды кварцетин, лирицетин ,гиперин ,главная их особенность — щелочная реакция, важная в лечении и профилактике образования камней кислой природы в почках (оксалаты и ураты) и в профилактики рака.

КОНОПЛЯ   Горстка каши из сваренных семечек содержит дневную порцию белка для человека, его качество выше, чем в сое, но по количеству в равном объёме белка больше в сое. В древности использовали для лечения многих болезней всё растение. Семена содержат более 60 минералов. При лечении аденомы предстательной железы, при нефритах, задержке мочи украинские врачи используют очищенные семечки тыквы и семена конопли. Сначала эти семечки высушивают, растирают, постепенно добавляя кипяток, получают «молоко» и употребляют вместе с гречневой кашей или мякотью тыквы (Носаль М.А. 1993).

КОРИЦА   Ежедневный прием (с чаем, кофе, печеньем и т.д.) нормализует сахар крови. Содержит эвгенол коричневый альдегид, который усиливает выделение желудочного сока и аппетит. Содержит кумарины, уменьшающий свёртываемость крови и не рекомендуется при кумаринотерапии. Дозы корицы должны быть не более 1 мг. на 1 кг. веса тела в сутки. Корица обладает бактерицидными свойствами, что со времён Алексадра Македонского использовалась при лечении ран.

КОФЕ   Яблоко многолетнего раздора между исследователями в вопросе его влияния на гипертоническую болезнь. Ряд последних данных свидетельствуют о том, что чашка кофе поднимает систолическое давления на 0,2%.Содержит кофеин (триметилксантин) алкалоид группы пуринов психостимулирующим средством. По структуре пуриновые алкалоиды кофе сходны с органическим и основаниями ДНК И РНК. Они оказывают стимулирующее действие на слизистуюзистую желудка, повышая кислотность сока.Холодный кофе меньше проявляет эти свойства. Кофе также уменьшает уровень свободных жирных кислот и аполипопротеидов В, белков связанных с плохим холестерином. В кофе содержатся также азотистые вещества, калий и другие минералы, кофеатоновая кислота, обладающая слабым антисептическими свойством. В почках кофе стимулирует продукцию мочевой кислоты и уринов,но не раздражает почечную капсулу. Кофе является антидотом при отравлении наркотиками, алкоголем.

КУКУРУЗА   Кукуруза содержит растительные белки в сбалансированном для человека составе. Но включает вещества, ослабляющие действие инсулина, что не благоприятно при диабете и, замедляя обмен веществ , приводит к ожирению при частом и длительном её употреблении. Содержит каротин и фосфор, необходимые для развития и функции мозговой ткани, поэтому желательно использовать кукурузу в рационе детей. Эти вещества также необходимы для нормализации кислотно-щелочного баланса тканей организма, для профилактики остеохондроза.

КУРИНЫЙ БУЛЬОН Учёные Сингапура нашли в нём особый белок, улучшающий функцию сердца, также способствует разжижению и отхождению мокроты при бронхитах. Иногда называют его пенициллином за свойства улучшать состояние больных.

ЛИМОН   В сочетании с мёдом содержит все жизненно необходимые для человека витамины. Его антитоксин цитрон действует при токсикозах разного происхождения, выравнивая кислотнощелочные реакции в тканях организма. Лимон усиливает усвоение витамина С и сам является также его источником. Это кислый продукт улучшает также усвоение кальция, растворению фосфатных камней в почках. При ангинах создаёт кислую среду в полости рта, что ухудшает условия для развития микробов. Как все кислые продукты не показан при высокой кислотности желудка и язвенной болезни. Корочка лимона на мозоль растворит её в течение суток. От комаров смазывать лицо и руки лимонной водой и капать сок на свечку.

ЛУК   Содержит кварцетин – мощный антираковый элемент. Много калия улучшающего состояние сосудов и сердечной мышцы. Содержит вит. С,В,РР, белок.В течение года желательно употреблять около 10 кг. лука. Свежий лук содержит фитонциды, антивирусные вещества. При отитах запекают луковицу, обмазав растительным маслом, завернув в марлечку, прикладывают к уху. В луке –порее больше каротина (провитамина А) и при хранении количество его увеличивается и не разрушается при пассировке. В батуте в 2 раза больше витамина С и железа. Кашицу из шелухи используют для снятия отеков, болей при разрывах связок. Запечёным луком лечат фурункулы.

МАКАРОНЫ   Перевод с греческого – «изделия из муки». В Росссии первая фабрика открыта была в Одессе в 19 веке. Обычно белок составляет 10-12%,углеводы75%, жиры 3%,зола1%,клетчатка 0,10,6%. 100 грамм содержат 300 ккаллорий. В зависимости от состава могут содержать разное количество незаменимых аминокислот, но содержат все 8 незаменимых аминокислот. Как правило, мало аминокислот триптофана и лизина, при длительной варке количество снижается. Поэтому применяют принцип замещения другими продуктами, содержащими эти аминокислоты. Содержат суточную дозу витаминов В 1, В 2,3, фоливую кислоту. Гипогликемический индекс (степень повышения сахара в крови вскоре после приёма пищи) не высокий (2040%). Употребление тёмных сортов без жира в количестве 60гр. сухих изделий не приводит к увеличению веса.

МАЛИНА В ягоде около 9% сахара, но выведены сорта с содержанием сахара до 18% и содержат до 5% клетчатки, выводящей шлаки и холестерин. Около 1% пектинов ягод хорошо связывают тяжелые металлы в организме, проявляя токсические и антирадиационное действие. Много в малине аскорбиновой кислоты(вит.С) до 30 мг%, хорошо усваеваемого организмом человека железа для лечения анемии. Медь в ягодах, предохраняет от последствий стрессов, улучшает иммунитет, усиливает действие антибиотиков. Дубильные вещества ягод уплотняют слизистую рта, способствуют заживлению при ангинах и стоматитах. При ожирении, малокалорийна (100 грамм ягод продуцируют 40 ккал), кроме того, ускоряя обмен веществ, приводит к снижению веса. Обладает мочегонным действием. Всё растение (лист, стебли, ягоды) - природный аспирин, не провоцирующий язвенные поражения желудка,жаропонижающее и предупреждающее образование тромбов в сосудах крови.

МАНГО Родина дерева Индия. Известно, что в пищу употребляли более 4000 лет назад. В Европу завез Александр Македонский. Содержит 30%суточной дозы необходимого калия и поэтому важен при лечении и профилактике сердечнососудистых болезней, снижает артериальное давление, рекомендуется для профилактики инсультов. Содержит криптоксантин – ловушка вредных радикалов, что снижает риск злокачественных опухолей. Много витамина В9, который нивелирует последствия стрессов. Смесь манго,банан,йогурт избавляет от бессонницы. В манго много витамина А, замедляющего старение кожи, улучшающего зрение. Содержит магниферин- антивирусное вещество, обладает жаропонижающим свойством , так что в период эпидемий при отсутствии антивирусных препаратов запасы манго не помешают. Манго способствует снижению веса и уровня плохого холестерина. Для волос и кожи хорошо маски с манго. Отвар и свежий лист отбеливают зубы.

МЁД Содержит 40% глюкозы ,35% фруктозы.3% сахарозы, витамины В1,2,6,Е,К, С, каротин, фолиевую кислоту, алюминий, железо, йод, бериллий, калий, кальций, никель ,марганец, литий, цинк, фосфор. Килограмм его дает 3000 калорий. Не разрушает зубную эмаль, как другие сладости. При воспалении дыхательных путей держать во рту мёд до растворения 4-% раз в день, это также и потогонное средство. Содержащийся в мёде литий улучшает психоэмоциональные процессы. При бессоннице в воде растворить чайную ложку мёда и уксуса, выпить перед отходом ко сну. При гипертонической болезни принимают в составах с свеклой, хреном и лимоном. При миокардитох принимать чайную ложку мёда размешанного в молоке (подогретом) за 30 минут до еды 2-3 раза в день. Хорошо залечивает ожоги слабой и средней степени.

МИКРОЭЛЕМЕНТЫ НАТРИЙ И ХЛОР – это жизнь или «соль жизни». Основной компонент крови – солевой раствор, так называемый «физиологический» это 0,9% раствор соли.Желудочный сок содержит хлор, слёзы – тоже соль. Натрий – это жизнь клеток, работа мышцы сердца (калий-натриевый насос обеспечивает клеточные процессы в них). Это процессы возбуждения и расслабления мышц и нервных тканей. В костях до 30% натрия, в клетках до 40%. Потребность в нем 4-5 гр. в сутки. При повышении его уровня появляется жажда.

КАЛЬЦИЙ регулирует свертываемость крови, работу сердца, состояние сосудов и костей. В организме 1 кг кальция. В костях 96 % кальция. Его недостаток нестройная фигура, тусклые глаза. Кофе, алкоголь, курение,стесс, противосудорожные, гормональные перпараты снижают его уровень в организме.

КАЛИЙ это элемент мышечной ткани, в том числе и сердца. Его недостаток проявляется в слабости, головокружении, сердцебиении, потребность 3-4 мг. в день. МАГНИЙ -это антиоксидант, ответственный за обмен веществ. При недостатке его плохо усваивается кальций, чаще наблюдаются инсульты, мышечные подергивания, судороги. МЕДЬ связывает микробные токсины, усиливает действие антибиотиков, улучшает углеводный обмен. Содержат её брусника, капуста, картофель, морковь. МАРГАНЕЦ усиливает гипогликемическое действие инсулина. Способствует утилизации жиров, предотвращает жировое перерождение печени. Содержат марганец горох,ржаной хлеб, картофель, помидоры,свекла. НИКЕЛЬ участвует в усвоении вит.С, снижает сахар крови. Концентрируется в паращитовидной, поджелудочной железах. СЕРА – элемент чистоты организма. Наличие пятен, высыпаний ,шелушений на коже, состояние волос определяет сера. Гомеопатический термин серная конституция- это неопрятные люди, с засалеными волосами. ФОСФОР элемент энергиии и ума. Важен в формировании функции мозга и костей. Очень связан с кальцием, недостаток одного приводит к недостатку другого. ЦИНК элемент иммунной системы, входит во все клетки, участвует в кроветворении, обмене углеводов, жиров и белков. Содержится в болшинстве овощей и фруктов. ЙОД – властелин щитовидной железы и её работы,содержится в морской капусте, моркови, спарже, хурме, траве дурнишника, ревене. СЕЛЕНИЙ важный антиоксидант, подобно витамину Е.защищает оболочки клеток от свободных радикалов. Минимизирует риск кардиоваскулярных поражений. Содержится в пшенице, бразильском орехе, луке, брокколи и других.

МАСЛА РАСТИТЕЛЬНЫЕ Подсолнечное масло содержит вит. F (полинасыщеные жирные кислоты). Это активный участник иммунитета синтеза гормонов, построения клеток. Укрепляют сосуды, улучшают состав холестерина. В оливковом масле значительно меньше витамина , но в отличие от других масел, хорошо переносится при проблемах желчного пузыря, даже рекомендуется принимать его натощак при этих проблемах. Его олиховые кислоты положительно влияют на функцию мозга, улучшают память. Отмечено, что блокируют раковые клетки. Соевое масло хорошо для детей, улучшает формирование мозга, особенно зрительного нерва. Жирные кислоты схожи с таковыми в рыбе.

ОГУРЦЫ содержат много воды. Но вода в них «живая», в ней сбалансирован спектр микроэлементов. Калий и натрий огурцов нормализуют АД, предупреждает образование камней почек,содержат в хорошей форме йод.Ферменты огурца активируют вит.С , способитвуют усвоению витамина В12.Щелочная реакция огурца способствует усвоению белка и жира. Горечь огурцов связана с наличием сапонина (ку курбитоцина), но это антираковый элемент.

ОРЕХИ Грецкий орех содержит Омега 3,который не разрушается при запекании, кобальт для кроветворения. Хранение в тепле опасно,т.к. масло его становится токсичны. Арахис содержи белок и жир(30 и 60%). Принимать раздельно от пищи,т.к.тормозит её усвоение. Два бразильский орешка содержат суточную дозу кальция, много в них Омега3, селения, антиракового и снижающего сахар крови. В кедровом орехе,больше чем в других,фосфора и вит. Е, аргинин его улучшает функцию мозга,содержит йод. Кокосовые содержат много белка, жира. Кожура и нити не перевариваются и шлакуют желудок. Лещина(фундук) больше чем в других орехах фолиевой кислоты, нужной для кроветворения и печени. Он очищает организм. Миндаль хорошо при диабете 2,аргинин его поддерживает сердце, кожу в хорошем состоянии. Применяют при пиелонефритах, малокровии, бессоннице. Пекан (хикори) содержит больше чем грецкий витаминов, Омега 3, больше дубильных веществ и калорийности.

ПАПАЯ – антикоагулянт, для лечения катаракты, гастритов. Семена высушенные являются глистогонным средством. При приеме с пищей фрукт ускоряет всасывание белка, углеводов, жиров, удаляет их не расщеплённые остатки. Отбеливает кожу в масках.

ПЕРСИК – содержит много растворимой клетчатки, вит А и С, калий, Его пектины снижают гнилостные процессы в кишечнике. Рекомендуются при анемии и гастритах.

ПЕРЕЦ хороший источник витамина С (сладкие сорта) И содержит витамин А ,В 1,2,6. В жгучем алкалоид капсадин, стимулирующий работу желудка и поджелудочной железы. Содержит кремний для кожи и волос, и необходимого при аденоме простаты. Жгучий перец замедляет рост раковых клеток.

ПЕТРУШКА чистит капилляры, хорошее мочегонное. Улучшает зрение, помогает при циститах, так как не менее толокнянки бактерицидна.

ПОМИДОР по количеству аскорбиновой кислоты равен апельсину. Его ликопен – антиоксидант важен при лечении и предупреждении рака, при тепловой обработке его количество увеличивается.Снижает свёртываемость крови на 70%.Содержит серотонин, гормон хорошего настроения и послушания.

ПИХТОВОЕ МАСЛО   содержит камфару, борноцитат, терпиноиды, лимонную кислоту. Обладает бактерицидными свойствами. Применяется при псориазе, диатезе, в лечении ран.

ПИЯВКИ в прошлом были широко известны и применялись для лечения высокого давления, головных болей. Позднее выделили их действующее вещество геррудин, на его основе готовят препараты.

ПРОПОЛИС – это адаптоген. Содержит более 200 веществ, много микроэлементов особенно цинка и марганца. Применяется и как бактерицидное средство, например, при герпесе. Так же применяют при стенокардии, общей слабости, снижении иммунитета. При нагревании его лечебные свойства не уменьшаются.

РЕДИС   содержит пантотеновую кислоту (вит.В5) и витамин В 15, также хром. Обладает детоксическими и десенсибилизирующими свойствами. Регулирует функцию нервной системы.

РЕДЬКА в народной медицине используется для лечения опухолей мочевого пузыря. Лучше принимать в конце еды с оливковым маслом (с лечебными целями) или через 2 часа после еды. Стимулирует местный иммунитет (лизоцим) и используется для лечения ОРЗ и бронхита.

РЕПА до появления картофеля на Руси (до 17 века) была основным продуктом питания. Содержит белок и углеводы в отношении 1:8, много калия, натрия, фолиевой кислоты, витамина С.

РИС Белый и тёмный различаются по количеству жира в соотношении

1 : 5 клетчатки 3 : 7 соответственно, по количеству белка почти одинаковы Сахар риса всасываются медленно, постепенно, поэтому рис можно использовать в пищу при диабете. По степени усваеваемости рис на 3 месте после мяса, усваеваемость которого 93% (молока 96 %). Рис включает в себя также крахмал 70%, витамины группы В (1, 2, 3, 6) . Белок риса усваивается лучше, чем пшеничный. Для полноценности белкового рациона рекомендуется употреблять рис вместе с продуктами, восполняющими недостающие в нём, незаменимы аминокислоты, например, с соей.

РЯБИНА   Известно около 100 видов рябины, 30 произрастают в России. В ягодах рябины каротина (провитамин А) больше, чем в моркови, железа больше, чем в яблоках и много фосфора, необходимого для мозга и костей. Содержит витамины С, Р, К, Е, глюкозу, фруктозу, органические кислоты, дубильные вещества. Содержит содержит сорбинокую кислоту, которая является хорошим консервантом для заготовок, засаливания и хранения, так как обладает бактерицидными свойствами. Антивирусные фитонциды у рябины не уступают луку. В России из ягод готовили вина, для чего, например, сорт невеженский переименовали в неженский,для благозвучия в комерции. Настойки рябины по своим лечебным свойствам не уступают женьшеню: снижают артериальное давление, лечат желудок(при низкой кислотности). Рябина обладает желчегонными свойствами, применяется при холециститах. Используется для растворения в мочевой системе камней фосфатной природы. Аппликации кашицы из ягод на бородавки удаляют их через 78 дней. Сорт чёрной рябины выведен в России И.В.Мичуриным, называется арония .

САХАР   Это карбогидраты, в организме играют большую роль, являясь источником тепла и энергии. Но человечество перенасыщает себя сахарами, что приводит обычно к ряду заболеваний. Миллионы людей на земле страдают от диабета и его последствий. Отмечено, что при большом количестве употребляемого сахара он превращается в липиды(жиры), которые в свою очередь, связывают белок SHBG,это приводит к повышению уровня половых гормонов и появлению у молодых людей прыщей, лишнему весу, нередко к бесплодию и онкологическим заболеваниям. Поэтому лучше употреблять сложные углеводы, а не простые сахара. Вместе с тем, работами Манчестерского универсистета Англии было показано, что недостаток сахаров в организме приводит к аутоиммунным болезням (рак, ревматизм, рассеянный склероз, к снижению памяти). Что касается сахарозаменителей, то есть мнение, что они способствуют прибавке веса. Дело в то, что за тысячи лет потребления сахаров человеческий организм привык отвечать повышением обмена веществ, а при использовании сахарозаменителей этого не происходит и принятые углеводы устремляются на талию. Заменитель сорбитол получают из рябины. Иквол считается менее вредным, чем сплента.

СВЕКЛА   Ещё Гиппократ использовал свеклу в лечебных целях как антисептик. Свекла содержит много полезных элементов как бетанин (своеобразный растительный гемоглобин), марганец. (который снижает уровень общих жиров в организме), кобальт(необходимый для кроветворения, работы щитовидкой железы, выведения жидкости из тканей), детоксиканты в виде пектинов, обеспечивающие радиопропротекторный эффект свеклы. Вещества, стимулирующие фактор местного иммунитета кожи и слизистых – лизоцим. Свеклу также можно использовать как тест состояния микрофлоры кишечника: так если при приёме свеклы моча окрашивается в малиновый цвет, то состояние полезной флоры кишечника на-рушено (дисбактериоз). Гиппократ лечил свеклой болезни горла. Закапывание сока свеклы в нос быстро излечивает насморк, кусочек свеклы при длительном пережёвывании убивает стафилококки и стрептококки в полости рта. При раке влагалища рекомендую ежедневно принимать сок моркови, свеклы в равных соотношениях, вместе с настойкой тысячелистника и чистотела, а отжимки ис-пользовать для тампонов. Иногда сок свеклы может вызывать спазм сосудов, и пить его следует малыми порциями. После приема свекольного сока артериальное давление снижается через 3-4 часа и эффект держится сутки. Для лечения гипертонии часто используют свекольный квас в ежедневных порциях по 100-150 мл. Квас готовят из измельчённой свеклы, которую заливают холодной прокипяченной водой, добавляют мёд, несколько сухариков из чёрного хлеба, настаивают 72 часа, далее держат отфильтрованную жидкость в холодильнике. При фиброме молочной железы делают аппликации на место опухоли, ежедневно меняя повязку, в те-чение 15-20 дней.

СЕЛЬДЕРЕЙ   Снижает сахар крови и холестерин и должен быть всегда в рационе у больных диабетом. Является также активатором лейкоцитов, укрепляя   иммунитет.Содержит много витамина С, обеспечивающего   долголетие   и   устойчивость   к   инфекциям. Содержит фосфор, необходимый коже и костям, а также кумарины и должен быть исключён из рациона при приёме корректоров свертывания крови. Имеет щелочную реакцию, способствует выведению и растворению камней аксалатно-уратной природы. Отвары сельдерея рекомендуются при колитах и при утомлении. Отвар семян при болезненных менструациях. После 6 месяцев беременности отвар сельдерея не рекомендуется.

СЛИВА   Известена и используется в питании человека несколько тысяч лет. По происхождению – это скрещенный тёрн и алыча. Сахара в сливе представлены преимущественно моносахаридом глюкозой. В сливе представлены витамины С, Р, В, А, калий, фосфор, магний, железо. Содержит пектины – антитоксины и радиопротетодиопротекторы.   Органические   кислоты   сливы проявляют антибактериальные свойства. В высушенной сливе (чернослив) эти свойства особенно выражены. В полости рта при жевании черносливы убивают многие болезнетворные микробы и докторами Мексиканского университета, которые открыли действующий инградиент, рекомендуется чернослив для лечения и профилактики стоматитов. Чернослив усиливает перистальтику кишечника, почему рекомендуется как мягкое слабительное. Но в черносливе больше сахара и каллорий, чем в свежей сливе, что должны помнить больные диабетом. Слива также снижает всасывание принятого с пищей холестерина, окисляет мочу и служит средством профилактики образования фосфатных камней в мочевой системе.

СЛАДКИЙ   КАРТОФЕЛЬ   (батат).   Содержит   большое   количество провитамина А (каротина).100 грамм картофеля удовлетворяет суточную потребность в этом витамине. Углеводов в батате в два раза больше, чем в картофеле, но при употреблении его сахар крови поднимаеттся медленнее. Положительно сказывается употребление батата на состоянии кожи, зрения, улучшает эластику кровеносных сосудов, активирует работу почек.

СПАРЖА   Положительно сказывается на липидном профиле употребление её в пищу, тормозит всасывание принятого холестерина и хорошо приём её для профилактики атеросклероза.С одержит много пектинов, обеспечивающих антитоксический и антирадиационный эффект. Но содержит много щавелевой кислоты и не желательна при артрозах, в том числе подагрического характера.

СОЛЬ   Играет огромную роль в жизненных процессах человеческого организма. Много лет считалось, что соль главная причина сердечнососудистых заболеваний человека. В колледже им. А. Энштейна в США провели длительные (6 лет), статистически достоверные наблюдения на большом количестве людей (8тысяч человек) и показали, что соль в высоких дозах не приводила к значительным изменениям в сердечнососудистой системе, в то время как курение, диабет оказывали значительно большее влияние на рост числа заболеваний сосудов и сердца (опубликовано в2008 году). Входящий в состав соли натрий один из самых главных элементов в организме человека. Он включён во все его клетки, обеспечивает работу мышц, в том числе и сердца, выделение клетками отработанной воды и карбонатов, очищая клетки. Подержав щепотку соли на языке в течение 5ми нут, снижаем сахар крови (для экстренных мер).Однако, при болезни почек и особенно хроническом течении болезней почек и сердца, гипертонии следует придерживаться бессолевых диет. Морская соль обладает некоторыми особенностями за счёт включения в неё микроэлементов, они составляют обычно 1 % состава соли, но оказываются достаточно эффективными. Это обычно бром, йод, магний, селений. При применении в ваннах оказывает длительный успокаивающий эффект за счёт йода и брома. Селений в морской соли – это элемент антираковый и долголетия.

СОЯ   Содержит много растительного белка и ненасыщенных жирных кислот (Омега 3), что можно использовать для профилактики многих заболеваний и в том числе аутоиммунных проблем (ревматизма , болезни Альцгеймера и др.). Много в сое холина, недостаток которого приводит к жировому перерождению печени. Он также предотвращает снижение функции и щитовидной железы, которое особенно часто проявляется с возрастом или при развитии патологии в ней. Соя уменьшает токсическое действие пищи, содержит фитостерины, подобные человеческим гормонам, что может влиять на замедление старения и облегчает течение менопаузы. В странах, где соевые продукты часто применяется ,меньше злокачественных заболеваний половой сферы, проблем с менопаузой, коронарных болезней, остеопороза. Не рекомендуется соя при наследственной расположенности к раку молочных желёз.

СЫР   Весьма питательный и вкусный. Существует около 800 сортов сыра. В среднем количество белка в нем около 25%, жира 30-40%, витамины и микроэлементы того молока, из которого они приготовлены (коровье, козье, буйволов, оленей и т.д.). Есть 3 продукта перенасыщенные холестерином – это икра осетровых рыб, желток яйца и сыр. Это всегда надо помнить тем, у кого повышен уровень его в крови.

ТЫКВА   Издавна является продуктом потребления человека. Используется всё: мякоть, семечки, кожура. Готовят также из тыквы медицинские препараты, например, тыквенол, состоящий из высушенной мякоти тыквы и рыбьего жира отличное средство профилактики атеросклероза. Тыква щелочной продукт и хорошо принимать её при ацидозах, обычно имеющих место при хронической почечной недостаточности, также действенна при подагрических артритах. При патологии почек, для профилактики нефросклероза рекомендуется постоянно пить тыквенную воду (мякоть вместе с семечками прокикипятить и принимать по 100 мл в день). При пиелонефрите рекомендуется кашицу из тыквы, размятой в оливковом масле, чуть сахара или без него, принимать по столовой ложке 3 р. в день. Семена тыквы являются глистогонными, очищенные от кожицы и растолчённые с сахаром, удобны и приятны для детей (5 гр. для детей 3-4 лет, старше 5 лет100 гр. и старше 12300гр.семян),принимать порцию в течение часа и через 3 часа слабительное).В традиционной медицине для лечения аденомы предстательной железы используются семена тыквы и конопли (взятые в равных количествах, растираются с постепенным прибавлением кипятка, настаиваются 1-2 часа и жидкость принимают во время еды).

УКРОП   Пахучесть его определяется содержанием эфирных масел флавона и флебона. За счёт содержания терпиноидов проявляет укроп антимикробные свойства, применяется в сборах для лече-ния, профилактики атеросклероза, где используется его моче-гонный и антиспастический эффект. При лечении геморроя и ва-рикозной болезни в сборах с мать и мачехой , пустырником, подо-рожником и семенами льна. Из плодов укропа производят препарат анетин –для лечения хронической коронарной недостаточности, пре-дупреждения стенокардии и неврозов с коронарными спазмами. Принимается укропная вода при воспалении почек, для коррекции оксалатурии и мочекаменной болезни.При ночном недержании мо-чи применяют в сборе с льнянкой, кислицей и бататом. Усили-вает аппетит и возбуждает пищевые железы ,способствуя лучшему перевариванию пищи. Применяется при диссомнии (нарушении сна).   Отмечено активное подавляющее действие укропа на грибы типа кандида.

ФИНИКИ   Это продукт хорошо сбалансированный по содержанию белка, жира, углеводов, содержит 23 аминокислоты, 15минералов, почти все витамины. Фтор фиников защищает зубы, селений иммунную систему и стимулирует работу сердца, предупреждает рак молочной железы, усиливает работу мозга на 20%.Финики содержат физиологично сбалансированное для человека соотношения фосфора и кальция, что очень важно, так как эта пара обеспечивает усвоение друг другу. Вместе с магнием и все они участвуют в функционировании костей, это важно в профилактике остеопароза взрослых и для растущего организма детей. 1 финик продуцирует 20 ккал.У беременных укрепляет мышцы матки. Финики укрепляют сердце, питают кровь, увеличивает мужскую потенцию. Воины Римской империи носили с собой мешочки высушенных фиников для восстановления сил.

ФАСОЛЬ   Как все бобовые, содержит значительное количество белка. Но если её не доварить, то она, содержащая особые вещества блокирующие переваривание, усвоение белка, плохо усваивается загнивает в кишечнике. Фасоль, как и все бобовые, надо долго варить. Шелуха фасоли содержит аргинин и кизиловую кислоту, которые являются инсулиноподобными веществами и поэтому фасоль широко используется в диете при диабете. Фасоль содержит стимулирует выработку интерферона вещества (компонента иммунитета), рекомендуется в диете при онкологических   болезнях, иммунодифицитах. При   нарушении обмена (ожирении,угревой сыпи).) применяют фасоль,   как регу-лятор углеводного обмена. Применяют створки фасоли в с борах при лечении предстательной железы. Содержащая кальций и маг-ний, фасоль, предупреждает   остеопороз, есть рекомендации по количеству ежегодного приёма бобовых, в том числе фасоли с её замечательными качествами – это около 17 килограммов в год.

ХУРМА   Содержит большое количество клетчатки, больше,чем чем в яблоке и иногда «тяжела» для желудка. Много в хурме каротина (провит. А), вполне может предупреждать кожные болезни,ухудшение зрения и другие проявления авитаминоза А.Негемное железо хурмы хорошо усваивается , рекомендуется при анемии, для снятия усталости. Микроэлементы калий,магний,натрий и антиоксиданты её обеспечивают хорошую профилактику атеросклероза, укрепляют мышцу сердца. При простуде,болезни горла полоскание соком хурмы хорошо помогает,так как она бактерицидна, содержит дубящее вещество танин.Не рекомендуется хурма при атонии кишечника и запорах.

ЧАЙ   Содержит 300 различных веществ.Чёрный и зелёный чай собирается с одного куста, но способы ферментации листа разные. В зелёном чае больше кофеина. Существует 7 сортов зелёного чая, их объединяет наличие антиоксидантов,предупреждающих раковые за болевания. Зелёный чай предупреждает и лечит артрозы, он лучше регулирует артериальное давлении первая реакция повышение и да лее длительное снижение, поэтому люди с низким давлением его плохо переносят. В зелёном чае больше фтора, улучшающего состояние зубной эмали. Чёрный же лучше нормализует свертывающую систему крови и предупреждает старение. Оба чая содержат танин, их кофеин блокирует всасывание холестерина в кишечнике, способствует коррекции липидного профиля, катехины укрепляют кровеносные сосуды. Кроме того, чай содержит теофилин и теобромин, сосудорасширяющие вещества. Алкалоиды пуринового ряда сходны с органическими основаниями ДНК и РНК , являются психостимуляторами, оказывают тонизирующее действие на нервную систему.

ЧЕРНИКА   Раньше была описана голубика, с которой у черники много общих свойств. Также как и голубика содержит много калия, ягоды и лист снижают сахар крови. Её благотворное влияние на зрение и память используется у лётчиков, в рацион питания которых входят ягоды черники. В сухих ягодах больше дубильных веществ, что используется при лечении поносов. Черника используется при стафилококковых дисбактериозах, таккак это естественный антибиотик без побочных явлений. Пьют отвар ягод при мочекаменной болезни (при уратных камнях) и ночном недержании мочи. Лист и ягоды обладают гипотензивными свойствами.

ЧЕСНОК Обладает разносторонними лечебными свойствами :

1 Убивает 13 видов патогенных для человека грибов, в том числе трудно излечимые рода кандида.

2 Антибактериальное действие на стафилококки, подавляет протей, а также антивирусное за счет фитонцидов.

3 Ингибирует плохой холестерин, при этом в случае длительного применения повышается хороший холестерин.

4 Гипотензивное действие прием 1 зубчика в день в течение 4 месяцев снижает АД.

5 Антисклеротическое действие — настойки на оливковом масле для ежедневного приема.

6 Содержит фитостероиды, улучшающие течение менопаузы, предупреждающие образование аденом предстательной железы, и другие астероидные состояния.

7 Обладает простагландиновым действием, снижая риск аденом и опухолей.

8 Содержит аминокислоту аллицин,обладающую противотрихо-

монадным действием (прием настоек чеснока в спринцевании или в препаратах аллисат и аллиофил). В корейской медицине при этих заболеваниях используется смесь измельчённого чеснока с глицерином в отношении 1:20 в виде свечей на 4 часа, трихомонады гибнут через 3-4 процедуры и не рецидивируют.

9 Антитоксическое действие – горчичные масла в чесноке очищают лёгкие и способствуют выведению токсинов через кожу.

10 Антилямблиозный препарат. Кроме внутреннего применения используются тампонады в области ануса смесью чеснока и цинковой мази,когда появляется вечерне-ночной зуд ануса, т.е.лямблии, проходя цикл размножения, выходят наружу.

11 Иммуностимулирующий эффект в улучшении состояния натуральных киллеров (лимфоцитов) крови и местный фактор – лизоцим.

12 Ранозаживляющий чеснок применяется для лечения ран и язв трофических. Препарат урзолин. При беременности, эпилепсии, язве желудка и с препаратами от диабета не показан, может также спровоцировать кровотечение при предрасположенности к ним.

ЧЕЧЕВИЦА   До 1917 года Россия была лидером по производству её. Содержит противораковые, антиоксидантные вещества. Как все бобовые, медленно перевариваясь, вызывает метеоризмы, что снижает её популярность. Содержит много растительного белка до 30%, в том числе незаменимую аминокислоту лецитин, важную для функции печени. Углеводов в чечевице до 50%, больше чем в других растительных продуктах. Особенность чечевицы в том, что она одна из не многих растений не накапливает пестициды и другие токсические вещества, оставаясь экологически чистым продуктом. В Аравии её считали панацеей (от всех болезней средством). Рекомендуется при диабете. Содержит антираковые вещества индол, пентакосфофен, которое блокирует развитие раковых клеток.

ЯБЛОКИ   Одно яблоко содержит 25% нормы витамина С, 6-7се-мечек суточную дозу йода. Содержание железа в яблоках во многих регионах снизилось до 30%.Много пектина – антиоксидант,радиопро-тектор, много клетчатки –чистящей кишечник. Настойки высушеной кожуры снижает АД. Около 50 лет назад широко рекламировались лечебные свойства яблочного уксуса при радикулитах, варикозных венах, опоясывающем лишае. В ваннах (стакан уксуса на 10 л.воды) снимает усталость. При перхоти компрессы на час на область волосяного покрова головы. Для снижения веса -9 чайных ложек уксуса на стакан воды по трети стакана, отпивать маленькими глотками во время еды.

ЯЙЦА   Это международный эталон биологической ценности белка для человека, принятый за 100% по усвояемости, есть продукты с большей усвояемостью (изолят молока 150). Белка в яйце 87% и содержит все незаменимые аминокислоты. Сочетание картофеля с белком яйца БЦ повышается до 136% (запеканки),с пшеницей до 118% (френчтост), с фасолью до 108%. Белок содержит лизоцим убивающий микробы. Яйцо удовлетворяет суточную потребность в витамине А на 15%, Д – 40%, В3 -10%, В6 -100%. При хранении более 25 дней значительно теряют витамины и лизоцим. Считается, что в неделю следует употреблять 1012 яиц, для тех, кто имеет проблемы с холестерином, 70% из этого рациона должны составлять белки яйца. Скорлупа яйца состоит из углекислого кальция, размалывая её и употребляя,получаем хорошо усвояемый кальций.В желтке тоже есть белок – 17% ,жир 40% фосфор и лецитин.

ВОЗДУХ   Важнейший элемент природы и жизнеобеспечения человека. Он включает кислород и азот, обеспечивая жизнь, но к сожалению, нередко много вредных веществ таких как толуол,формальдегид,   бензол ,трихлорэтилен,ацетон   и   другие. Природа милостлива к человеку и даёт возможность уменьшить количество или исключить этих «вредителей» человека, хотя бы в наших квартирах и и офисах, где проводим основное время хизни.

И помогают нам в этом ... КОМНАТНЫЕ РАСТЕНИЯ ! Итак, если в вашем помещении есть принтер,обои,растворители для снятия лака,краски для стен и потолка,тогда в воздухе есть толуол.Поставте горшки с растениями АНТУРИУМ (серцевидные зелёно-розовые листья), ФИНИКОВУЮ ПАЛЬМУ или НЕОРЕГЕЛИЮ.Они услужливо почистят воздух для вашего блага.

Если у вас в доме курильщик,на кухне газовая плита, много пластиковых пакетов, бумажные полотенца, древесно стружечные плиты,шпаклёвка, то вы насыщаетесь формальдегидом. Американские учёные установили, что чем выше его концентрация в воздухе, тем чаще рождаются дети с пороками сердца. Помогут ДРАЦЕНА, КОЛАНХОЭ, НЕФРОЛЕПИС (папоротник),ПЕПЕРОМИЯ, ПЛЮЩЬ,ПАУНСЕТИЯ(рождественский цветок),СИНГОНИУМ (лиана), ТРОДЕСКАНЦИЯ, ТЮЛЬПАНЫ, ФИКУС,ФИЛОДЕНДРА, ХОЛИДЕРЕЯ, ХЛОРОФИЛЛУМ, ЭХМЕЯ.

Если в помещении краски и лаки или рядом мебельная фабрика,

бензоколонка, аналитические лаборатории, с вами всегда бензол. Канцероген, который накапливается в жировой ткани, снижает артериальное давление у гипотоников, вызывает носовые, маточные кровотечения, часто приводит к хроническим мутациям, психическим расстройствам. Расставте в помещении АГЛИЕНУ, ДРАЦЕНУ САНСЕВЕРИЮ (тёщин язык), ФИКУС, СЦИНДАПСУС, ХАМКОДОРЕЮ ХРИЗОЛИДОКАРПУС, ХРИЗАНТЕМЫ, ШЕФФЕЛЕР или один из них и угроза вашему здоровью минует вас.

Если вы пользуетесь пятновыводителями или радом химчистка, или пользуетесь средствами для чистки ковров, хлорированной водой, клеями для пластмасс, или рядом типография, или производство лакокра сочные и растворителей битумов, то в воздухе помещения всегда есть трихлорэтилен, сильный канцероген для печени. Заведите ХРИЗОМИДОКАРПУС, ХОЛИМИДОРЕЮ, ФИКУС, СПАТИФИЛЛЮМ, САНСИВЕРИЮ, ПЛЮЩ, ДРАЦЕНУ, ГЕРБЕРУ, АНТИРИУМ. Любой из них поможет очистить воздух от этой примеси.

В воздухе больших городов много других примесей, отравляющих веществ. Например, ацетона, который поражает все отделы центральной нервной системы. Принесите в помещение БЕГОНИЮ, ДЕНДРОБИУМ, СПАТЕФИЛЛЮМ, СЦИНДОПСУС.

Аммиак выделяется при работе принтеров, компьютеров, с табачным дымом, при работе холодильных установок, из канализации и это тоже сильный нейротоксин, поражает дыхательный аппарат, глаза, при длительном воздействии снижает интеллект. ЦИКЛОМЕН, ТЮЛЬПАНЫ, ХРИЗОНТЕМЫ, ЛИРИОПЕ, ДЕНАРОБИУМ, АНТУРИУМэто ваши добрые и красивые спасители.

Да, в природе есть всё для человека и надо познать, не ленясь применять её незаслуженные человеком, часто губителем, дары её. Учёные считают, что мир цивилизованных стран находится на грани репродуктивной катострофы. За последние 50 лет концентрация сперматозоидов у мужчин снизилась вдвое (по данным Елизабет Карлсон журнал Ланцет). И вдвое увеличилось количество ущербных сперматозоидов. Так что мужчинам особенно необходимо полюбить цветы и жить среди них.

ГЛАВА 3 ТРАВЫ

О биологически активных веществах трав

Лечебные качества трав определяются наличием в них биологически активных вещества. Это алкалоиды, лектины,флованоиды,полисаха риды, органические кислоты, минеральные соли, витамины, и т.д. Содержание их и активность зависит от ботанического типа, условий произрастания, метода и времени сбора и сушки. Несколько слов следует сказать об этих веществах.

АЛКАЛОИДЫ   Первый алкалоид открыт в 1806 году и назван морфием. Затем было открыто огромное их множество. Только в корне рауфольфии их открыто 35. В хинном дереве они составляют 20% вещества растения, в других растениях количество исчисляется микродолями. Это щелочные структуры и в переводе с арабского слово алкалоид означает «подобно щёлочи». В растении они находятся внутри клеточного сока и нужны растениям для зашиты от поедания животными.Интересно, что в холодную погоду алкалоидыразрушаются и, например,животные после заморозков поедают че ремшу без опаски отравления, а в тёплую погоду в черемше ядови тые алкалоиды накапливаются быстро. В южных растениях их обычно больше, чем в северных. Отмечено, что утром их содержание бо льше чем вечером. Так у лобелии на 40% больше алкалоидов утром, чем вечером. При замедленной сушке также раз рушается часть алкалоидов. На организм человека оказывают различное влияние в зависимости от химической структуры их. Наиболее используемые алкалоиды софоры (пахикарпиновые), термопсиса (термопсин), кофеина (пуриновые), черемшы, паслёна (староиды).

ЛЕКТИНЫ   Слово означает «выбирающие». Это белки, избирательно прилипающие к углеводам. Широко распространены в природе живых организмов и в растительном мире. В организме человека концентрируются в печени и осуществляют многие функции и разрушаются при ряде патологических состояний. Лектины участвуют в формировании иммунитета, защищают оболочки клеток от вирусов ток от вирусов, участвуют в процессах деления клеток и т.д. Некоторые лектины растений используются для лечения опухолей,например, омела белая содержит лектин, который переносит на себе ядовитое для опухолевых клеток вещество. Учёные Военномедицинской школы Мичигана (США) установили, что лектин банана блокирует проникновение вируса ВИЧ в клетку и готовят лекарство банлекс. Играют лектины растений иногда отрицательную роль: показано, что лектины крапивы вызывают раздражение кишечника в эксперименте, такие же свойства найдены у некоторых бобовых, иногда они склеивают эритроциты, способствуя развитию ряда заболеваний. Лектины проросших зародышей пшеницы снижают функцию тимуса иммунологического компонента , способствуют развитию артритов (лекарство хондротин основано на свойстве связывать лектины в организме и используется для лечения суставов).

ФЛОВАНОИДЫ   Вещества с выраженными Р витаминными свойствами. Широко распространены в растительном мире, участвуя в их дыхании и оплодотворении растений. На организм человека оказывают различное влияние и обладают,как правило,малой токсичностью.Их используют для приготовления многих препаратов: противоязвенных,желчегонных,снижающих мочевину крови, антитоксических, укрепляющих сосудистую стенку и т. д. Они улучшают диффузный транспорт между клетками,связывают и выводят опасные тяжёлые металлы из организма.

ВИТАМИНЫ   Витамин А- открыт первым из витаминов и включает вещества ретинол, ретинал и каротиноиды, последние как правило присутствуют в растениях. Более всего их в желтых, зелёных овощах, апельсинах, томатах, арбузах. В организме каротиноиды превращаются в витамин А, обладающий выраженными антитоксическими свойствами, минимизируют количество ненормальных клеток, стимулируют выработку Т- клеток иммунитета. Недостаток витамина сказывается на состоянии кожи, волос и слизистых, остроте зрения, проявляется в хрупкости костей, ломкости сосудов и т. д. Недостаток возникает при дефиците в пище или при стрессе.

Вит   Д Представлен 10 формами. (Д1-Д10). Наиболее важны Д3 и Д2, они образуются в коже при контакте с солнечным светом. В организме участвует в процессе усвоения кальция и фосфора костной и зубной тканями.С возрастом уменьшается способность образования витамина Д в коже при УФО воздействии. Недостаток витамина вызывает мышечные боли, потерю слуха, остеопороз, болезни хряща, псориаз. Вит. Е (токоферол) Наиболее активная форма д альфатокофетрол. Совместно с витамином С и селением оказывает антиоксидантное действие,предупреждая старение и поражение сосудов атеросклерозом. Вместе с витамином А снижает холестерин. Недостаток его может привести к малокровию, нарушению клеточных оболочек и структур органов и тканей. Основной источник жир рыб, растительные масла (особенно подсолнечное), орехи, зелёные листовые овощи, желток яйца. Вит. К К1 и К2 натуральные и К2 синтетический. Половину необходимого витамина К синтезируют полезные бактерии кишечника. Основная функция — регуляция процессов свёртывания крови. Дефицит витамина может проявиться при приёме антибиотиков, плохой функции печени, тогда необходим приём синтезированного витамина или включение в пищу зелёных листовых овощей, желтка яиц, рыбьего жира, семечек подсолнуха.

Все выше перечисленные витамины жирорастворимы, их избыток в организме может иметь место, так как они куммуллируют.Это явление также может быть пагубно для организма. Поэтому следует соблюдать рекомендуемые дозировки их. В отличие от этих, другие витамины (группа В, С и Р) водорастворимые, не кумуллирующие, но при варке многие разрушаются и полноценным их источником могут быть свежие овощи и фрукты.

Вит. В1 (тиамин) Участвует в функции нервной системы, мускульной ткани, кровяных клеток, обмене углеводов, продукции энергии. Присутствует во всех растениях и животной ткани. Алкоголь,курение, стресс могут привести к дефициту, проявлением которого мо гут быть слабость, запоры, депрессия, потеря памяти.

Вит. В2 (рибофлавин). Его функция антиоксодантная, стимуля ция роста клеток, участие в усвоении белков, жиров,углеводов. Ис точник пивные дрожжи, молоко, яйца, сыр, зеленые листовые овощи, жирная рыба, рис. Он также продуцируется полезными бакте риями кишечника, причиной дефицита может быть алкоголизм, курение, приём антибиотиков, стресс, что проявляется в стоматитах, высокой чувствительности глаз к свету и слезоточивости, потере волос, различных дерматитах.

Вит. В3 или РР (ниацин или никотиновая кислота). Присутствует в двух формах — ниацинамид и никотиновая кислота. Важный элемент для функции нервной ткани и мозга. Участвует в образовании половых гормонов, выведении токсинов из организма. Снижает уровень холестерина. Дефицит приводит к бессоннице, потере памяти, головной боли, диаррее, дерматитам. В организме человека образуется при условии наличия аминокислоты триптофан, комплекса витаминов В1,2,6. Его источники мясо, рыба, яйца, молоко.

Вит. В5 (пантотеновая кислота) Известен как антистрессовый витамин. Участвует в продукции стрессовых гормонов надпочечников. Также участвует функции нервной регуляции. Источники мясо, яйца, сыр, рис, сладкий картофель, цветная капуста.

Вит. В6 (пиродоксин) Играет важную роль в усвоении витамина В 12, важного для кроветворения, в образовании белка. Участвует в более 60 энзимных функциях, в имунитете, балансирует кислотно щелочного равновесие, водный обмен. Очень важен для беременных женщин и в период менопаузы. При варке разрушается. Источники соя, картофель, капуста, бананы, мясо, рыба, яица. Дефицит проявляется в анемии, мышечных судорогах, спазмах, в снижении интеллекта, в проблемах с кожей.

Вит. В9 (фолиевая кислота) участвует в продукции эритроцитов, превращению аминокислот в белок, в усвоении углеводов, в питании клеток. Дефицит проявляется в утомляемости, поносах, головной боли, раздражительности и появляется при недостатке питания, при хронических болезнях, при нарушении обмена, стрессе. Источники пивные дрожжи, орехи, яйца, мясо. У здоровых людей также продуцируется полезными бактериями кишечника.

Вит. В12 (кобаламин). Содержит минерал кобальт. Производится бактериями кишечника. Участвует в обмене жиров, белков и углеводов, в метаболизме нервных тканей, в образовании эритроцитов. В растительном мире почти нет его, поэтому вегетарианские диеты часто приводят к дефициту, результатом которого является пернициозная анемия и её последствия : снижение памяти усталость, ухудшение зрения.

Вит. Н (биотин). Дискутируется факт, что это не витамин, и работает как кофактор витаминов группы В, минимизирует симптомы дефицита цинка. Участвует в жировом обмене. Недостаток его проявляется в потере аппетита, депрессии, выпадении волос, наблюдается часто у подростков. Источник мясо, яйца, орехи, молоко, печень, дрожжи.

Вит. С (аскорбиновая кислота). Не производится в организме человека и доставляется с пищей. Очень распространен в природе. Содержится во всех фруктах и овощах. Функции его в организме очень разнообразны и касаются всех органов и тканей. Это активный антиоксидант и антитоксикант, участник иммунитета, формирования коллагена в соединительной ткани организма, которые включены в сосуды, суставы, связки, кожу, мышцы. Более всего витамина С в цитрусовых плодах, шиповнике, папае, сладком перце. Дефицит витамина С сейчас наблюдается очень редко. Интересно, что малые количества витамина стимулируют функцию ДНК и РНК (менее 2 гр.), большие дозы приёма витамина(20гр.) угнетают их.

Вит. В15 (пангамат кальция). Участвует в дыхании клеток организма и регуляции жирового обмена. Применяется в лечении стоматитов и себореи. Источником могут быть семена многих рас тений, рисовые и пшеничные отруби, пекарские и пивные дрожжи.

ХОЛИН Способствует утилизации жира . Участвует в функции ацетилхолина – регулятора передачи импульсов в нервной ткани, участвует в функции мозговой ткани, так же в функции печени и желчного пузыря. Вместе с глицеролом и фосфатами об разует лецитин, эмульгатор холестерина, что важно для процесса его усвоения.

Вит. Р Входит в группу флованиоидов, которые являются кофакторами вит. С и обычно содержатся в тех же источниках. Открыт ещё в 1930 году Альбертом Георги и включают ряд веществ. Витамин способствует улучшению функции мельчайших сосудов – капилляров, уменьшает явления геморрагий, улучшают усвоение витамина С и участвуют в формировании коллагена. Склонность к образованию синяков, плохое заживление ран часто свидетельство дефицита витамина Р.(Витамин РР смотри в Вит. В3).

Витамин F Условное название комплекса ненасыщенных и полиненасыщенных жирных кислот, которые играют значительную роль в организме . Известные Омега 3,6, котрые необходимы в лечении, профилактике диабета, нарушений жирового обмена, аутоиммунных болезней,ревматизма,болезни Альцгеймера (как активатор мозговых клеток). При их недостатке так же страдает сон и снижается иммунитет. Омега 3 содержится в жирных сортах рыб, Омега 6 много в грецком орехе (10 орехов содержат дневную его дозу). Соотношение омега 3 и 6 должно быть 1:4 соответственно.

НЕМНОГО ОБ ИСТОРИИ ТРАВОЛЕЧЕНИЯ

На земле сейчас известно более 250 000 растений. Из них признаны пригодными для лечения человека около 50 000. Согласно археологическим раскопкам около 8000 лет назад для лечения использовали растения и их семена. Наиболее ранние известных описаний лечения с помощью растений относятся к временам древних Египта и Месопотамии. 2600 лет до нашей эры в древнем Вавилоне описаны 200 трав, применявшихся в лечении. Примерно к этому же времени относятся описания трав китайским императором Шенг Нунг, отцом иглолечения. Позднее (1000 лет до нашей эры) Чарака (Индия) описал применение 700 трав. Во 2 веке нашей эры врач Гален дал описание трав и их применение. Его руководства пользовались 14 веков врачами всего мира. Авиценна (Ибн-Сина — родился в Испании, учился в Аравии) в 1005 году составил подробный гербарий 2000 трав и дал описание их применения. В 1498 году в Италии был составлен официальный фармакологический стандарт приготовления и использования трав в лечении и профилактике,что заменило Галеновы руководства, после многовекового их применения.

Таким образом, использование растений в лечении можно считать традиционной медициной,в то время как, появившиеся только около 100 лет назад препараты химического порядка и их применение следует считать нетрадиционными.Хотя и в этом есть часть традиционной медицины, так как с 1983 по 1994 годы 40% из всех произведённых новых лекарств составили полученные из растений. В том исле и антибиотики. По данным ВОЗ 74% всех лекарств и треть антиопухолевых препаратов и антибиотиков получены из растений. По данным ВОЗ более 80% населения планеты пользуется средствами природного происхождения. Более всего применима фитотерапия при ранних стадиях заболевания, при вялотекущих хронических болгзнях,в период выздоровления и для профилактики их.

Курсы лечения препаратами растительного происхождения при боль шинстве хронических заболеваний составляет 25-35 дней.Повторные курсы обычно проводят через 1012 дней. При ряде заболеваний фитотерапия проводится месяцы и даже годы, периоды отдыха до получения стойкого эффекта не рекомендуются. Место фитотерапии может периодически меняться: в начале заболевания они могут оказаться ведущими и предотвратят развитие болезни, в период разгара сочетаются с сильнодействующими синтетическими средствами, в стадии выздоровления снова могут занять ведущее место, как мягко действующие и восстанавливающие средства. Особенно важными фитопрепараты могут оказаться в период профилактики обострения хронического заболевания при сезонных эпидемиях ОРЗ.

Растительное сырьё имеет сроки хранения. Обычно травы, листья и цветки хранят 1- 2 года,корни, корневища, клубни, кору не более 5 лет. Растения,содержащие эфирные масла, хранят в закрытых стеклянных банках, остальное сырьё в бумажных пакетах или картонных коробках.

СОСТАВ И МЕДИЦИНСКОЕ НАЗНАЧЕНИЕ ТРАВ

АИР　　　　　　　Применяется в сборах при болезнях желудка как аналгезирующее средство, образует на слизистой защитную плёнку денатурированных белков. Стимулируют гепаталямо-гипофизарную систему ,используется для профилактики болезни Альцгеймера. Относится к антиалаллергическим средствам. Обладает противогрибковыми, антитрихомонадными свойствами за счёт содержания эвгинола и пиннеов. Используется при изжоге. Стимулирует рост во лос. Не показан аир при гиперсекреции желудка, беременности.

АКАЦИЯ　　　Кора содержит дубильные вещества и фитостерины, противовоспалительные. В цветках содержится глюкозид робинин (в коре протеин робин) ядовитые вещества. Цветки применяются как отхаркивающее и жаропонижающее при ОРЗ и циститах.

АЛОЭ　Это растение содержит литий и является антидепрессантом. За счёт органических кислот и цинка проявляет иммуномодулирующие свойства.Фитонциды его убивают вирусы и проявляют антисептическое действие. Влияет на функцию надпочечников, повышая устойчивость к воспалительным заболеваниям. Это адаптоген, улучшающий общее состояние и остроту зрения. Оказывает раздражающее действие на почки, угнетает перистальтику кишечника, вызывая запоры. Не показан при болезнях печени и же лудка, при кровотечениях, геморрое, больших сроках беременности.

АЛЬЦХИМЕЛИЯ (манжетка) Обладает лимфотропными свойствами, рекомендуется при проблемах в молочной железе и омолаживает кожу при наружном применении. Содержит лигнины, которые тормозит синтез холестерина и триглицеридов, что важно при лечении и профилактике атеросклероза. Её неотропное действие используется для лечения и профилактики нефропатии и энцефалопатии при сахарном диабете, хронической почечной недостаточности, нефрозах. Применяется для лечения хронических артритов ,проявляя благотворное действие на хрящ.

АЛТЕЙ (мальва) Содержит эфирные масла, сахар, крахмал, аспарагиновую, фосфорную и яблочную кислоты. Применяется при воспалении дыхательного аппарата как отхаркивающее. Используется при воспалении желудка, мочевого пузыря как антисептическое.

АНИС содержит эфирные кислоты, определяющие его назначение в медицине как отхаркивающего средства при ОРЗ и бронхитах. Эти вещества также обеспечивают антисептические свойства при воспалении мочевых путей и циститах и наружно при ожогах (смешивают с яичным белком).Усиливает лактацию молочных желез у кормящих и потенцию мужчин. Осторожно при проблемах желудочно-кишечного тракта, так как может вызвать раздражение их слизистых.

АРАЛИЯ Применяется в качестве тонизирующего, адаптогенного, общеукрепляющего средства. Относится к иммуномодуляторам. Используется для профилактики атеросклероза, так как тормозит всасывание холестерина. Осторожно при гипертонических состояниях и гиперсекреции желудка. Может также вызвать бессонницу.

АРНИКА клубни содержат глюкозид аронин –ядовит,но при тепло вой обработке её ядовитость исчезает. Из арники готовят около 200 препаратов. Настойка применяется при мышечных болях,так как разрушает мочевину и при этом способствует растворению уратных камней в мочевой системе. Усиливает иммунитет в системе комплемента и интерферона. Является радиопротектором и укрепляет кровеносные сосуды. Оказывает противовоспалительное, спазмолитическое и ранозаживляющее действие. Применяется при бронхитах, ОРЗ, мочекаменной болезни, при опухолевых процессах в мозговой ткани. При использовании препаратов и настоек может появиться озноб, одышка, запоры, рвота, нарушения в сердечно сосудистой системе.

АСТРАГАЛ Называют его южный женьшень из-за множества полезных воздействий на организм. Содержит растительные гормоны (стероиды) и кремний. Улучшает иммунитет в системе интерферона. угнетает синтез холестерина, уменьшая силу сердечных сокращений, способствует снижению артериального давления. За счёт задержки обратного всасывания уменьшает мочевину крови, способствуя лечению и профилактике нефролетиаза (мочекаменой болезни). Препарат флоринол из астрагала применяется при хронической почечной болезни. Улучшает лимфодренаж в лёгочной ткани и кровообращение в миокарде и применяется для снижения лёгочных обструктив ных процессов (в том числе и сердечного происхождения), при кардиосклерозе. Как антиагрегант снижает вязкость крови и предупреж дает тромбоз сосудов. Усиливает утилизацию кислорода в тканях ор ганизма. Применяется как антиаллергическое средство.

БАГУЛЬНИК В его состав входят терпиноиды, эфирные масла,камфора и глюкозид арбутин, которые обеспечивает лечение при воспалительных процессах в дыхательной системе и при сердечной недостаточности. Валериановая кислота в его составе действует как успокаивающее. Кумарины, уменьшающие вязкость крови. Содержит марганец, снижающий уровень сахаров, липидов и регулирующий обмен веществ. Используется как антиревматическое средство, обладающее антисептическим, спазмолитическим свойствами. Снижает побочные эффекты при лечении бета-блокаторами. Раздражает желудочно-кишечный тракт, при больших дозах угнетает центральную нервную систему.

БАДАН Применяется в сборах по чистке лимфы и при проведении лучевой терапии как лимфодренажное средство, улучшающее общее состояние. Наружно применяется при трихомониазе, так как содержит танины и полифенолы, убивающие трихомонады.

БАЗИЛИК Это природный рутин и содержит витамин С, оказы вающие благотворное действие на кровеносные сосуды. Используется при многих воспалительных процессах, так как содержит противовоспалительные фитогормоны. Усиливает иммунитет в системе комплемента. Содержит камфору. Включает вещество эвгинол до 70%,из которого получают ванилин. Используются его антисептические свойства при бронхите (отхаркивающее), коклюше (противокашлевое), ОРЗ, цистите и местно как ранозаживляющее. Свежим соком лечат отиты у детей. Эфирные масла из него обычно очень концентрированы и при применении следует разводить в растительных пищевых маслах. В утренний чай добавляют базилик для увеличения работоспособности. Используют от укачивания в транспорте.

БАРБАРИС Относится к цинксодержащим растениям,используется для коррекции иммунитета и при других цинкдефицитных состояниях (см. минералы глава 2). Уменьшает количество мочевины в крови усиливает её выделение при хронической почечной недостаточности и мочекаменной болезни (уратные камни). Используется в сборах для улучшения общего состояния при лучевой терапии.

БАРВИНОК Содержит рутин, укрепляющий сосудистую стенку, лкалоид винкамин, расширяющий венечные сосуды сердца и снижающий кровяное давление, является действующим веществом в препаратах винкопан и девинкан. Растение улучшает утилизацию

кислорода и применяется при неврогенной тахикардии и цереб-
ральных заболеваниях.

БЕДРЕНЕЦ КАМНЕЛОМКА   Содержит эфирные масла антивирусного
и антимикробного характера. Его слизи, кумарины и сапонины
действуют как мочегонные , потогонные, и отхаркивающие средства.
Применяется при воспалении почек, мочевого пузыря и лёгких.

БЕЗВРЕМЕННИК ОСЕННИЙ   Клубни его содержат 20 алкалоидов,
сходных по структуре с органическими основаниями ДНК и РНК и
влияют на процесс деления клеток. Готовят препараты колхамин и
колхицин. Содержит стероидные фитогормоны и является противовоспалительным средством, а так же проявляет антимикробное
и сосудорасширяющее, слабое болеутоляющее действие.

БЕЛЕНА ЧЁРНАЯ   Листья ядовиты – содержат атропин и скапол-
амин. Содержит литий, антидепрессант. Наружно применяют масло
белены при ревмартритах, невралгиях как болеутоляющее.

БЕРЁЗА ПОВИСЛАЯ   содердит бетулин, глюкозиды, витамин С, смолы.
Является кальций выводящим , применяются для профилактики
и лечения артрозов, остеохондроза. Снижает мочевину крови,
задерживая её обратное всасывание в почках и предотвращает
образование уратных камней. Настойки почек берёзы полезны при
лечении хронической почечной недостаточности, настойки листа при
желчекаменной болезни. Снижает сердечные отёки. Используется
наружно при лечении лямблиоза и трихомоноза.   Проявляет
ранозаживляющий эффект.   Почки используют кроме того как
антиаллерген наружно в виде отваров. Помогает отвар почек при
головокружении, простудных заболеваниях (кипятить 15 минут).

БЕССМЕРТНИК   Содержит эфирные масла с бактерицидными и и
желчегонными свойствами. Так же включает флованоиды,которые
снижают действие сульфаниламидов и стрептоцида; Стероиды его
оказывают противовоспалительное действие при лечении болезней
печени и желчного пузыря. Применяется в антигеронтологических
сборах так как содержит жирные кислоты линетол и этанол (за
что и назван бессмертником – продляющим жизнь). Применяют
настойки бессмертника при гастритах с пониженной кислотностью,
панкреатитах. Относится к растениям -венотоникам, применяется
при гемор рое, варикозной болезни (аптечный препарат фламин).
Осторожно при гипертонии и дискинезии желчных путей и желчного
пузыря.

БОЛИГОЛОВ   Ядовитое растение, использование под контролем
врачей в онкологии приносит результаты, где оно применяется за 30

дней до операции вместе с лимфодренажными — подорожником, калганом, солодкой, манжеткой, уменьшая риск метастазирования. В народной медицине используют капли настойки болиголова при раке молочной железы и мочевого пузыря, постепенно увеличивая число капель с 1 до 80, утром за час до еды, разводя в стакане воды.

БОЯРЫШНИК Плоды содержат витамин С до 30%, сахара 10% фитостерины(противовоспалительные),дубильные вещества,жирные масла и 15 различных флованоидов, главный из которых гиперозид (40%). В древние времена лечили бессонницу, головокружения и одышки.В России плоды использовали для выпечки хлеба,придавал хлебу пышность, называлось растение хлебница. Аптечный препарат кардиовален являтется кардиотоником , помогает при начальных стадиях гипертонической болезни, нормализует ритм сердечных сокращений, усиливает коронарный кровоток. Расширяет сосуды головного мозга, в том числе и капилляров. Снижает побочные эффекты при лечении бета-адреноблокаторами. Осторожно при гипотонии. Снижает холестерин крови, применим для профилактики атеросклероза. Настойка из цветов более действенна как снижающая спазмы и применяяется при тахикардии сопровождающей гипертиреоз и ангионевроз. Кора молодых веток применяется как антиаллерген и вяжущее средство при стоматитах, пародонтозе и поносах. Проявляет и антигипоксантные свойства, но в большом количестве настойки коры ядовиты (глюкозид амигдолин).

БРУСНИКА В переводе означает виноград с фригийской горы. Листья содержат глюкозид арбутин до 9% , который расщепляется на сахар и гидрохинон, обеспечивает бактерицидные свойства настоек листа. Применяются в случае воспаления мочевых путей и для выведения уратных камней и мочевины, также при гнилостной форме дисбактериоза кишечника. Отвар листа используют при ревматизме, для уменьшения побочных действий бета-блокаторов. Всё растение используется при лечении гипертонии, болезней сердца, маточных кровотечениях. (О ягодах смотри в главе 2).

БУКВИЦА ЛЕКАРСТВЕННАЯ Относится к кальцийвыводящим растениям , применяется при артрозах. Содержит алкалоиды бетаницин и стахидрин. Оказывает противоастматическое, отхаркивающее, ранозаживляющее действие.Применяется для улучшения умствен ной деятельности, снимает переутомление.

БУРДА ПЛЮЩЕВИДНАЯ Улучшает процессы пищеварения, оказывая стимулирующее действие на железы. Её противовоспалительные свойства используются при лечении ОРЗ, бронхитов, в аппликациях при гнойничках на коже и фурункулёзе.

БУЗИНА ЧЁРНАЯ. Содержит лектины, используемые при лёгочных болезнях, ОРЗ, пиелонефрите в препарате фитогор. Глюкозид самбутрин, укрепляющий сосуды. Включает цинк, поэтому является иммуностимулятором в системе комплемента и интерферона. Содержит валериановую и уксусную кислоты – успокаивающие средства. Содержит йод и аналог половых гормонов, что используется в геронтологии и для омоложения. Эфирные масла, дубильные вещества и слизи, помогают при ОРЗ, бронхитах,цистите, пиелонефрите, уменьшают явления аллергии. Наружно применя ется при ожогах как ранозаживляющее. Отвар листа на медовой воде – мягкое слабителььное.

ВАЛЕРИАНА Корневище содержит алкалоиды валерин и хатинин, действующие успокаивающее и кроме того как противоглистное средство. Используют при кардионеврозе, бессоннице . Уменьшает спазм сфинктера Одди, но, вместе с тем, повышает объём желчи и в случае дискенезии желчного пузыря не рекомендуется. Средство не безобидное : подавляя надпочечники, снижает иммунитет при длительном приёме. Снижает работоспособность, подавляя внутренние органы. Не рекомендуется при пиелонефрите и болезни печени.

ВАСИЛЁК Содержит алкалоид бривицистин действующее вещество препарата бивецеспин – сосудорасширяющее, гипотензивное, иммуномодулирующее. Уменьшает побочные эффекты лечения антогонистами кальция при гипертонической болезни. Настой ки растения используют при лечении ревматизма. Разрушает и выводит ураты (камни почек). Может быть применен при воспалении мочевых путей, так как обладает мочегонными и антисептическими свойствами. Мягкое слабительное. Наружно в виде капель при коньюктивитах.

ВАСИЛИТНИК Насчитывается около 100 растений с таким названием и биологические свойсва многих ещё не изучены. Используют в медицине около 20 из них ,все в той или иной степени ядовиты. Василистник вонючий содержит кумарины (разжижающие кровь), камфору (средство лечения сердца и лёгких),сапонины и флавоно-иды,снижающие кровяное давление,в тибетской медицине испол-зуют для сращивания сухожилий. Василистник жёлтый содержит ал-калоид берофин. В Средней Азии используют для лечения лейшм-ниоза, малярии и в сборах при эпилепсии.

ВАХТА (трёхлистник) Стимулирует секрецию желёз желудочно-кишечного тракта и используется при гипосекреции. Так же применяется при дискинезии желчных путей гипотонического типа и при лямблиозе вместе с антипаразитарными средствами и в сборах при гепатитах. Это селений содержащее растение – стимулятор иммуни тета и антираковый элемент. Содержит марганец, дефицит которого проявляется в неврозах, болезнях почек и др.(см. микроэлементы гл2)

ВЕРБЕНА (иссоп) Содержит глюкозид вербен и алкалоиды. При меняется при лечении цирроза печени. При гипертиреозе снижает уровень щитовидного гормона. Оказывает лимфодренажный эффект при лечении лёгочных заболевании и используется при чистке крови. Применяется при муковисцерозе в виде ингаляций. Кровеостанавливающее, болеутоляющее, снижающее температуру, слабитеьное. При стоматитах в виде полосканий. Осторожно при брадикардии, так как замедляет ритм сердца. Не показан при беременности.

ВОРОБЕЙНИК ОБЫКНОВЕННЫЙ Содержит сапонины, дубильные вещества и витамин С. При хронической почечной недостаточности является важным средством. Обладает кровоостанавливающими. противовоспалительными свойствами. Используется при бронхитах бактериальных и вирусных, при гастритах. Наружно применяется при ранках, карбункулах, язвах как ранозаживляющее.

ВЕРЕСК Содержит литий и применяется как антидепрессант. Противовоспалительные флованоиды растения используются при лечении дыхательной системы. Угнетает синтезхолистерина в профилактике ,лечении атеросклероза. При хронической почечной недостаточности и болезни Меньера в сборах. Повышает раство-римость оксалатных камней в почках. Иммунодепрессантные его качества используются при аутоиммунных заболеваниях, системных каллогеновых болезнях и хронических вирусных процессах.

ВЕРОНИКА ЛЕКАРСТВЕННАЯ Содержит глюкозиды аукубин и вероницин, сапонины, витамин С и каротины. В онкологии в сборах при раке желудка. Разжижает и выводит мокроту при бронхитах, также при лечении холециститов как противовоспалительное, регенерирующее средство. Снижает кровяное давление. Наружно проявляет ранозаживляющий эффект. Применяется наружно при руброми козе

ВЗДУТОПЛОДНИК Из него готовят препараты фловерин и синофор. Настойка из растения расширяет периферические сосуды, улучшает кровоток в мышце сердца и увеличивает диастолу сердечного цикла.

Является спазмолитиком, содержит фитогормоны, что используеся при лечении бронхиальной астмы.

ВОДЯНОЙ ПЕРЕЦ Содержит витамины Р И РР и применяняется для укрепления сосудов и как гемостатик. Используется при лечении эндометриоза матки и язвенном колите.

ВОЛОДУШКА Используется как иммуномодулятор, усиливающий активность макрофагов при многих воспалительных заболеваниях. Оттносится к печёночным протекторам.

ВОРОБЕЙНИК КРАСНОКОРНЕВОЙ При хронической почечной недостаточности является препаратом выбора. Используется как вспомогательное средство при раке щитовидной железы.

ВЬЮНОК ПОЛЕВОЙ Содержит глюкозид конвулин, витамины Е, С, каротины, сапонины и протеолитические ферменты. Используется при лечении гастритов, холециститов, бронхитов, проявляет месноанастезирующее свойство при стоматитах и кожных поражениях.

ВЯЗЕЛЬ РАЗНОЦВЕТНЫЙ Ядовит. Содержит сердечные глюкозиды, из него готовят препарат корониллин. Как все растения содержащие сердечные глюкозиды должен приниматься под контролем врача.

ГАЛЕГА ЛЕКАРСТВЕННАЯ Содержит алкалоиды галегин и лютеолин, сапонины. Препарат из него галегол повышает секрецию молочных желез. При легкой форме диабета снижает сахар, но отмечены у ещё одно качество важное в лечении диабета. Он восстанавливает активность бета–клеток островков Лангенгарса в поджелудочной железе, ответственных за выработку инсулина.

ГЕРАНЬ КРАСНАЯ Содержит катехины, каротиноиды, вита мин С и слизи. Из корней готовят настойки при внутренних кровотечениях как кровоостанавливющее.Снижает артериальное давление.Оказывает обезболивающий эффект (при отитах мешочек с листом герани уменьшает боль и при этом фитонциды растения убивают вирусы и микробы). Используется для орошения гнойных ран кожи, полосканий при стоматитах.

ГИНКОБИЛОБА Растение живущее веками. Сейчас модное растение. Считается, что улучшает циркуляцию крови в мозговой ткани, служит профилактическим средством болезни Альцгеймера, но вопрос ещё дискутируется. Таволга – менее популярная имеет ве нотонические, а её защитные качества в 3 раза превышают таковые в гинкобилобе.

ГОРЕЦ ЗМЕИННЫЙ Содержит много дубильных веществ -до 20%, фитостерины и органические кислоты (галоновую и аскорбиновую). Это обеспечивает его свойствами применимыми при лечении воспалений (гастриты, дерматиты, миокардиты дифтирийного происхождения и синегнойный дисбактериоз кишечника) .

ГОРЕЦ ПЕРЕЧНЫЙ Содержит сахара, витамины А, С, Д, Е, К, фитогормоны (стерины) дубильные вещества, уксусную, яблочную и пипигоновую кислоты, глюкозид полигонперин. Увеличивает свёртываемость крови и принимается при внутренних кровотечениях (маточных, лёгочных, геморроидальных).

ГОРЕЦ ПТИЧИЙ (спорыш) Содержит кремний необходимый при проблемах кожи, аденоме простаты и др. Цинк в растении иммуностимулятор. Содержит глютамин авикулерин, флованоиды, которые обеспечивают его нефропротекторные свойства ,поэтому включён в препарат нефрофит (с ортосифоном и толокнянкой). Содержит каротин, витамины С и К, жирные масла. Уменьшает проницаемость сосудистой стенки и применяется при васкулитах,так же обладает кровеостанавливающими свойствами за счёт витамина К. Отмечены его противоревматоидные свойства. Относится к кальцийвыводящим растениям и показан при остеохондрозах и артрозах. Обладает противопаразитарными, противолямблиозными свойствами. Наружно применяется для орошения плохо заживающих ран и язв.

ГОРЕЧЁВКА ЖЕЛТАЯ Содержит глюкозиды, горечи, сахара, жирные кислоты, минералы. Действует как желчегонное и возбуждает пищеварительные железы. Может использоваться при повышенной и пониженной кислотности желудочного секрета.Стимулирует деятельность печени. Минералсодержащее растение используется для коррекции остеопороза .

ГОРИЦВЕТ ВЕСЕННИЙ Содержит строфантин, цимарин, азонитоксин, органические кислоты, полифенолы, сапонины, минералы,калий, кальций, железо, магний, марганец.Из него готовят сердечные средства адонизид,кардиозид,и др.

ГОРИЦВЕТ КУКУШКИН Используется при лечении бесплодия, маточных кровотечений, тяжёлых бронхитов, болезней почек.

ГРАВИТАЛ ГОРОДСКОЙ Корневище содержит дубильные вещества и флованоиды – противовоспалительные, вяжущие средства. Используется для лечения гастритов. Улучшает работу печени и поджелудочной железы. Применяется для полосканий при кровоточивости дёсен и пародонтозе.

ГРЕЦКИЙ ОРЕХ Лист содержит эллаговую и галловую кислоты и пигменты, обладающие дезинфецирующими и эпителизирующими свойствами. Содержит витамины А,В,С,К,В5 и инсулиноподобные вещества.(Плод описан в главе 2).

ГРЕЧИХА Лист богат флованоидами низкой токсичности,антиоксидантными, радиопротекторными свойствами. Хороший источник витамина Р – ангиопротектора. Поэтому настойки листа применяются для лечения и профилактики сердечнососудистых болезней.

ГРЕЧЕВКА соответственно названию содержит много горечей и применяется для стимуляции желудочно-кишечного пищеварения. Используется в сборах от изжоги и для лечения лямблиоза.

ГРУШАНКА Содержит феноглюкозид арбутин, катехины, флова ноиды и применяется при пневмонии, туберкулёзной инфекции. Обладает противопаразитарными, противолямблиозными свойствами. При хронической почечной недостаточности даёт хорошие результаты лечения. Как антисептик используется при лечении стоматитов и нефритов. Также в онкологии в сборах при раке молочной железы.

ДАТИСКА Используются её антивирусные свойства при лечении миокардитов вирусного происхождения (коксаки А и В). Содержит флованоиды, помогающие при лечении гепатобиллиарной системы, обладает желчегонными, спазмолитическими, гепатопротекторными свойствами при малой токсичности.Препарат датискан антиоксидант и гепатопротектор. Датиска входит в состав сборов при лечении рассеянного склероза.

ДЕВЯСИЛ Содержит пектины,терпиноиды, эфирные масла. Применяется для лечения лёгких. Препарат девять сил используется при дискенезии желчного пузыря при гипои и гипертонической форме. Повышая растворимость фосфатных камней почек. Содержит фитостерины противовоспалительные и применяется как антиревматическое средство. Показано стимулирующее действие девясила на гипоталямо-гипофизарную систему,что используется для лечения, профилактики болезни Альцгаймера , синильных нарушений памяти. Используется растение также для предупреждения отторжения трансплантатов и в онкологии при лучевой и химиотерапии. Как содержащий лактоны, обладает глистогонным действием (препат алантон). Используется при лечении хелибактериозных гастритов, которые по данным некоторых исследований составляю большую часть гастритов. Применяют для лечения энуреза (ночного недержания мочи).

ДЕСМОДИУМ КАНАДСКИЙ Входит в состав препарата,используемого для лечения хронической почечной недостаточности –халидепин Д. Настойки и препараты уменьшают риск почечнокаменной болезни, снижая мочевину крови и проявляют мочегонные свойства.

Улучшают функцию печени.Используется для лечения герпетической инфекции.

ДЕРБЕННИК ИЗОЛИСТЫЙ Обладает заживляющим и вяжущим свойствами, используется для лечения гастритов. воспалительных болезней дыхательных путей.

ДИСКОРЕЯ Относится к нефропротекторам. Стимулирует иммунитет. Фитостерины растения используются при лечении рака вульвы, улучшая трофику тканей. Снижает уровень холестерина, повышая лецитин, что положительно при профилактике, лечении атеросклеро за (препарат полиспонин).

ДОННИК ПАХУЧИЙ Это природный кумарин – уменьшающий вязкость крови. Используется при лечении постинфарктного кардиосклероза. Уменьшает так же отрицательное действие кислородного голодания при хронической лёгочно-сердечной недостаточности. Содержит фитоэстрогены,используется при лечении бесплодия, при патологической менопаузе, в сборах при лечении рака яичника.А также при проведении лучевой терапии в онкологии. Наружно при трихомонозе, фурункулёзе. Противопоказан при васкулитах и брадикардии. Осложнениями могут быть головная боль, кровоизлияния , гематомы, проблемы в почках.

ДРОК КРАСИЛЬНЫЙ Обладает противовирусными свойствами. Содержит алкалоиды, эфирные масла, дубильные вещества, цитизин и анагирин. Проявляет сосудорасширяющие свойства, а так же мочегонные, желчегонные, обезболивающие, слабительные свойства. Применяется при мочекаменной болезни, болезни печени, почек, щитовидной железы.

ДУБ Кора содержит много дубильных веществ, которые уплотняют слизистые и являются бактерицидными. В коре так же есть галловая и эллаговая кислоты, которые активно убивают трихомонадяы. В эксперименте показано кардиотоническое свойство эллаговой кислоты и её защитное действие от отработанных гипероксидов в организме.

ЖЕЛТУШНИК ЛЕВКОЙНЫЙ Содержит сердечные глюкозиды,(эризими строфантино подобный). Применяется при хронической и острой сердечной недостаточности, но под контролем врача.

ЖЕНЬШЕНЬ Увеличивает баланс клеточной энергии. Содержит пектины антитоксического, радиопротекторного действия. Сапонины, оказывающие тонизирующий, стимулирующий , адаптогенный эффект. Регулируют клеточный и гуморальный иммунитет. Содержит инулин, снижающий сахар крови инсулиноподобное вещество.

Есть некоторые различия в составе и действии женьшеня разного происхождения. Так корейский женьшень улучшает адреналовую функцию надпочечников метаболизм глюкозы, усвоение кислорода в более активной форме. Сибирский женьшень повышает устойчивость к стрессам и интоксикации. Растения также снижают риск раковых поражений. Уменьшает последствия химио- и радиотерапии. Приём женьшеня (как и других адаптогенов) не рекомендуется в жаркое время года и при острых инфекционных заболеваниях. Прием их может вызвать бессонницу. Желательно принимать утром настойки и препараты из женьшеня.При хронических инфекциях, посттравматических и постгриппозных состояниях устраняет астению, так как стимулирует гипоталямусную систему, то длительный приём женьшеня и препаратов из него не рекомедуется. Не более 3-4 недель, делать длительные перерывы между курсами.

ЖИВИЦА (смола) с мёдом принимается в аппликициях при межрёберной невралгии.

ЖИВУЧКА Называют в народной медицине грыжной травой. Красивое растение , хорошо применять в альпинарии.Но и в народной медицине находит широкое применение. Применяется при лечении малярии, туберкулёзе, желчекаменной болезни, язвах и болях в желудке, а также наружно как хорошее ранозаживляющее при дерматитах, экземах, порезах. В полосканиях при болезни горла. Используют обычно всё растение для лечебных целей. Названо живучкой за её активные лечебные свойства заживления.

ЖИВОКОСТЬ ПОЛЕВАЯ содержит алкалоиды (дельфин и элатин), аконитовую кислоту, красители. Ядовита. Принимается при опухолях в костной ткани. В неврологии, травматолгии, ортопедии(болеутоляющее, противовоспалительное средство).

ЖИВУЧКА содержит природные эстрогены, применяется гипоменструациях, и климаксе.

ЖОСТЕР показан при атонических запорах,но раздражает желудок. Отвар помогает при пиодермите,фурункулах (наружно). Уменьшает сердечные отёки при приеме настоек внутрь. Препараты, включающие жостер - рамнил, холагол (слабительное желчегонное).

ЗАМАНИХА Адаптоген, повышающий защитные свойства организма у ослабленных (интоксикация, наркомания, хроническая инфекция). Так же применяется при нарушении функции клеточных факторов иммунитета. Снижает сахар крови. Используется как средство стимулирующей терапии при кандидозе. За счёт содержания лигнина снижает холестерин. противопоказана при гипертонической болезни. ЗАЯЧЬЯ КАПУСТА С таким названием известно несколько растений. Растение с подназванием МОЛОДИЛО толстолистное, какту соподобное, называют ещё СКРИПУН, так как применяется для лечения артритов (скрипящих при движении суставах), для чего используют кашицу измельчённого листа в аппликациях на суставы. В народной медицине также используется в составах для лечения импо тенции и бесплодия. Есть мнение, что обладает противоопухолевой активностью больше чем болиголов. Тогда как другое растение с тем же названием и под названием ОЧИТОК противопоказано при опухолевых процессах.Существует около сорока видов этого растения растения.Наиболее применимы большой и пурпурный очиток.Используется для лечения хронической ишимической болезни сердца, различных заболеваний глаз, трофических язв.

ЗВЕРОБОЙ ПРОДЫРЯВЛЕННЫЙ Многоплановое растение. Содержит литий и работает как антидепрессант. Содержит медь, усиливающую действие антибиотиков и связывает токсины. Содержит селений – элемент долголетия. Содержит фитоэстрогены и влияет на функцию половых желез. Угнетает синтез холестерина в борьбе с атеросклерозом. Его лектины стимулируют фагоцитозное звено иммунитета, но в больших дозах это иммунодепрессант. Это натуральный антибиотик (из-за наличия пирокатехинов и флованоидов), устойчивый к нагреванию (до 100 градусов), лекарство новоимонит, убивает стафилококки и трихомонады. Применяется трава при лечении миокардитов в том числе протейной природы. Используется для лечения гай моритов, нефритов,панкреатитов,лёгочной инфекции,стоматитов, про являет и антигрибковые свойства. Растение также природный источ ник холина, отсутствие которого приводит к перерождению печени, щитовидной железы. Он также стимулирует перистальтику желче и мочевыводящих путей(желче и мочегонное).Стимулирует работу поджелудочной железы. Холодные примочки из отвара зверобоя используют для лечения атопического дерматита и экземы. Но есть и противопоказания использования зверобоя. Это высокое кровяное давление, так как при длительном приёме вызывает сужение сосудов. Также противопоказан при любых видах быстро развивающихся грануляций и опухолей. При хроническом гастрите и склонности к запорам нежелателен приём зверобоя. Осторожно использовать при дисбактериозе, используя сначала минимальные дозы для проверки отсутствия отрицательных реакций. Зверобой также может вызвать сдвиг менструального цикла.

ЗЕМЛЯНИКА Лист содержит флованоиды, за счёт которых оказывает гипогликемический эффект при диабете.Также способствует растворению уратных камней и предупреждает их образование, снижает количество мочевой кислоты, что важно при хронической почечной недостаточности, подагре и других болезнях. Содержит вещества, убвающие стафилококк,применяется при дисбактериозах этиологии.Настойки из цветков и листа используются для уменьшения миом матки, свежий измельчённый лист в аппликациях при геморрое. В онкологии также применяют лист для борьбы с инфекцией вместе с эвкалиптом и чистотелом. Противопоказанием могут быть индивидуальная непереносимость, гиперацидный гастрит, гипертермия, беременность.

ЗЕЛЕНЫЙ ЧАЙ Содержит марганец, отсутствие которого приводит к неврозам, выводит из организма цезий, стронций и другие тяжелые и другие тяжёлые металлы. Содержит витамин РР, который оказы вает антитоксическое действие, улучшает работу печени, при недо статке которого возникает кровоточивость, аллергия и пеллагра.

ЗИМОЛЮБКА Содержит много дубильных веществ, глюкозид арбутин,что определяет её антибактериальные свойства, убивает даже туберкулёзные бактерии. Хорошо использовать настойки травы в полосканиях при стоматитах.

ЗМЕЕЕГОЛОВНИК Растворяет оксалатные камни почек. Используется в антисклеротических чаях, так как укрепляет сосуды, снижает холестерин крови.

ЗОЛОТАРНИК Содержит дубильные вещества, оказывающие противомикробноеи вяжущее действие,а также стимулирует иммунитет (тимусоподобное действие), нормализует процесс лимфообразования),содержит противовоспалительные фитостерины,поэтому при меним для лечения туберкулёза лёгких и других воспалительных процессов. Иногда значительно подавляет положительные микробы в кишечнике, в том числе и полезных, и при уменьшении пула коли бактерии прием его не желателен. Дубильные вещества, слизи, и противовоспалительные фрагменты используются в лечении гастритов. Золотарник также растворяет камни почек и уменьшает количество мочевой кислоты, что важно при лечении хронической почечной недостаточности. Обладает свёртывающим кровь свойствами и применяется при внутренних кровотечениях. Для лечения артритов готовят мази, разводя золотарник в любом жире, эта мазь так же хорошо помогает при сухости кожи лица и рук.

ЗОЛОТОЙ КОРЕНЬ (родиола розовая) Золотой не только по цвету

корня, но и по ценности. Прежде из Китая и Монголии было запрещено его вывозить. Но в 1961 году специальная экспедиция нашла корень в Сибири и теперь он достаточно изучен по составу и действию на организм. Содержит феноглюкозиды (фенолкислоты и фенол спирты), органические кислоты (лимонную, галлоновую, щавелевую), монотерпиноиды,до15% дубильных веществ, много марганца, которые определяют его адаптогенное (общеукрепляющее), тонизизирующее, иммуномодулирующее действия. Является сильным антигипоксантом усиливая усвоение кислорода, что проявляется в том, что он снимает умственную и физическую усталость, оказывает антистрессовое действие. Местно проявляет ранозаживляющий эффект, в том числе в полосканиях при стоматитах. НЕ ПРИМЕНЯЕТСЯ при гипертонии, острых лихорадочных состояниях, повышенной раздражительности. Часто вызывает бессонницу, головную боль, сердцебиение.

ЗОЛОТОТЫСЯЧНИК Содержит глюкозиды, алкалоиды (1%), олеоноловую кислоту, витамин С. Возбуждает аппетит, усиливает желчеотток и перистальтику кишечника. Применим при дискинезии желчного пузыря, постхолецистэктомическом синдроме и запорах. Относится к растениям, содержащим растительные гормоны–фитостерины, что проявляется в противовоспалительном действии при многих заблеваниях. Содержит антиглистное вещество генциопикрин, помогает также и при малярии. Улучшает состояние крови и слизизистой желудка. Применяется в сборах для лечения хронического алкоголизма (кора осины, любисток, чабрец, душица и золототысячник)

ИВА Относится к кальцийвыводящим растениям. Её органические кислоты обеспечивают антисептический и противовоспалительный эффект. Салициловая и бензойная кислоты прявляют аспириноподобное действие антисептическое, противовоспалительное, снижающее температуру, разжижающее кровь. Проявляется так же ангрибковый эффект настоек ивы (лист и ветки) при эпидермофифитии Применяется при микотических дисбактериозах. Включается в сборы при лечении ревматизма и радикулитов как кальций выводящее, про тивовоспалительное.

ИВАН-ЧАЙ (кипрей) Содержит лектины, которые имитируют действие инсулина,стимулируют тканевой иммунитет,повышая фагоцитарную активность лейкоцитов , лимфоцитов. Поэтому применим в терапии воспалительных вирусных заболеваниях мочевой,лёгочной сис темах, при иммунодифицитах , при микоплазменных миокардитах. Снижает желудочную секрецию и поэтому применим в лечении гиперацидных язв и гастритов, при этом высокое содержание кремния в растении способствует быстрой эпителизации повреждений слизистой. Применим при язвенных колитах. Содержит бета-ситостерины, гормоны подавляющие синтез простагландинов, способствующие воспалению и гиперплазии, например, простаты, потому кипрей особенно рекомендуется для лечения и профилактики аденомы простаты (используется препарат хитогор или настойки кипрея), нередко исключает необходимость операции. Кремний, которым богат кипрей, пред отвращает также перерождение печени, способствует улучшению состояния кожи и других органов. Кремния много в организме и в нем постоянная потребность, потому иван чай никому не вреден. Отмечено его противосудорожное действие при эпилепсии (принимают натощак порошок кипрея в течение 1-2 лет). Используют в сборах при раке щитовидной железы, крови и лёгких. ИМБИРЬ Повышает растворимость оксалатных камней в почках. Является цинксодержащим растением и потому стимулятором иммунитета, что применяется в лечении и профилактике онкозаболеваний. Улучшает процесс пищеварения. Хорошо выводит влагу при артритах и бронхитах. Щепотка имбиря в утренний кофе поможет вам сохранить себя от многих заболеваний и почти нет противопоказаний.

ИСЛАНДСКИЙ МОХ В традиционной медицине используется для лечения гипотонии и астении. Применяется для лечения бронхитов, так как обладает муколитическим и разжижающим эффектом, улучшая дренажную функцию бронхов. Применяется также в сборах при циститах уретритах и аденоме простаты, так как повышает динамическую их функцию, уменьшает отёки в малом тазу. Повышает иммунитет, активируя фагоцитоз и иммуноглобулинобразование. Содержит гормон щитовидной железы дийодтирозин, который снижает функцию щитовидной железы, и поэтому применим в лечении лёгкой и средней степени тяжести гипертиреоза.

ИРГА Относится к витамин и минералсодержащим и часто включается в сборы для улучшения общего состояния. Содержит 10% сахара, флованоиды, фитостерины ,медь, кобальт, витамины группы В и витамин С, кумарины. Хорошее средство защиты и восстановления поражённой печени,а также миокарда. И применяется обычно в составах с подорожником,облепихой,шиповником и спорышем для этих целей. Из цветков получают гипотензивные препараты, для лечения гипертонии. Применяют для полосканий при стоматитах.

ИПЕКАККУАНА Используют для стимуляции рвотного рефлекса периферического характера (не мозгового происхождения рвоты). Находящийся в растении алкалоид эметин вызывает сильное раздражение желудка. Это свойство используют для очищения желудка при пищевых или химических отравлениях, принимая порошок с сахаром.

КАЛГАН смотри ЛАПЧАТКА ПРЯМОСТОЙНАЯ дальше.

КАЛЕНДУЛА Содержит лектины,обеспечивающие многие эффкты применения календулы. Это фитосерины – противовоспалительные гормоны; каротиноиды,обеспечивающие радиопротекторный и анти токсический эффект применения растения. Используется для ле чения герпетической и трихомонадной инфекции, рожистых воспалений кожи, стоматитов бактериальной и вирусной природы, при заболеваниях протейной этиологии (миокардиты и энтериты), дер матозах Дюринга,рубромикозах, ожогах и труднозаживающих язвах. Проявляет кровоостанавливающее действие, снижает синтез кис лых камней в почках. Её активное противовоспалительное действие связано с способностью стимулировать иммунитет в нескольких его участках лимфопоэз, фагоцитоз, интерферон. Способствует нормализации оттока желчи при застойных холециститах, при синдроме пост операционного отсутствия желчного пузыря.Нормализует тонус вен.,применяется при лечении геморроя,а также в сборах для уменьшения тонуса кишечника (при поносах и раздражённом кишечнике, при дисбактериозе). Является антиоксидантом, уменьшая ущерб от дей ствия свободных радикалов. После лучевой терапии в онкологии для улучшения общего состояния в сборах с другими растениями.В сборах при лечении эпилепсии.

КАЛИНА Символ любви и красоты на Руси.Плоды содержат марганец, фосфор, лектины, каротиноиды, витамин Р, бетаситостерины и потому является хорошим противовоспалительным средством, уменьшает побочные эффекты от бета-адреноблокаторов (снимает спазм бронхов и улучшает йоноторопный эффект в сердечной мышце), применяется в аппликациях при лечении опухолей молочной железы, повышает тонус матки (миомы и кровотечения), снижает кровяное давление,тормозит всасывание холестерина при атеросклерозе и других гиперхолестеринэмиях, легкое слабительное,удаляет веснушки и пигментные пятна на лице при использовании наружно. Кора содержит глюкозид вибурнин,витамин К, отвар коры кровоостанавливающее средство при маточных и других кровотечениях. Применяли при золотухе (аллергиях), бессоннице, истерии. В листьях содержится до 50мг.

аскорбиноаой кислоты.(вит. С),это активный антиоксидат и витамин долголетия.

КАРДОМОН применяют в виде слабого чая или добавляют в чай,так как содержит эфирные вещества, обладающие бактерицидностью. Имеющийся эфирные масла уничтожают также запахи изо рта и применяются в полосканиях.

КАРКУЛА Относится к петуньевым и часто украшает дома и сады, вместе с тем, считается, что успешно применима при лечении цирроза печени.

КАСАТИК ГЕРМАНСКИЙ (ирис синий). Весной заготовленные корневище содержит эфирные масла основное из которых ирон до 40%,(парфюмерное, бактерицидные и желчегонное вещество), глюкозиды, слизи, дубильные вещества, крахмал, жирные кислоты до 10%, аскорбиновую кислоту. Хороший дермопротектор, используется в ваннах при некоторых проблемах кожи. Применяется обволакивающее средство при гастритах и язвах, мочегонное при болезни почек, цистите, проявляя при этом и бактерицидные свойства. При раке молочной железы. Отхаркивающее средство при бронхитах и ранозаживляющее. Отвар семян используют при воспалении печени. Из корня желтого ириса отвары используют при миомах матки. Все ирисы являются кровоостанавливающими средствами и их нельзя прини мать при использовании кумариновых препаратов.

КАССИЯ (александрийский лист) Существуют несколько растений с таким названием. Данное растение известно своим слабительным действием, так как содержит сенноиды, амиданон и смолы. При не правильном приготовлении смолы могут вызвать боли в животе. Порошок кассии отпугивает крыс и клопов.

КАШТАН КОНСКИЙ Содержит флованоидные глюкозиды, используется для лечения сердечнососудистых заболеваний. Кора оказывает вяжущее, противовоспалительное действие на кишечник. Цветки содержат сапонины. Настойки из них тонизирую вены, улучшают состояние их стенок и применяются для лечения варикозных заболеваний. Как антикаогулянт, находит применение при диабете для профилактики поражения сосудов, при других проблемах повышенной свёртываемости кровь.Семена растения в отварах хорошее болеутоляющее и ранозаживляющее при гнойничковых поражениях, фурункулёзе, мелких травмах. Теплые настойки в виде аппликаций как болеутоляющее, предупреждающее ожог при солнечной гиперинсоляции (загорании). При аденоме простаты, варикозах, геморрое, принимают препараты из каштана эскузан и эсфазил, которые содержат кумариновые глюкозиды и витамин Е.,А также препараты флавозид, эсцин, эсфарзил, которые стимулируют выработку простагландина ПГ2, нормализуют содержание холестерина и лецитина в крови и могут применяться для лечения атеросклероза.

КАЧИМ МЕТЕЛЬЧАТЫЙ (перекати поле) Ядовитое растение. Содержит терпиновые сапонины. В малых дозах применяется в сборах при лечении атеросклероза, так как содержит много микроэлементов (медь, марганец, барий, бериллий и др.).Мягкое слабительное, но в больших дозах раздражает желудок и может вызвать рвоту. Настойки используют в домах для уничтожения мух и других насекомых, привлекая их подслащиванием настоек .

КИСЛИЦА ОБЫКНОВЕННАЯ   (которую ошибочно зовут заячьей капустой) содержит много щавелевой кислоты и её не следует принимать при склонности к камнеобразованию, выраженных артрозах. Является мочегонным и желчегонным средством, и проявляет противоглистное действие в организме. Содержит также много витамина С.

КИПРЕЙ смотри Иванчай.

КИШНЕЦ ПОСЕВНОЙ Содержит алкалоиды, жирные масла, эфирные масла (ланолоол).Эти вещества определяют специфичность растения, как антисептика и стимулятора пищеварительного процесса. Обладает желчегонным свойством, вместе с его антибактериальной функцией может быть применим при воспалительных процессах в желчном пузыре

КЛЕВЕР Это природный гормон эстроген (520 МЕ/ 100гр), больше чем в сое в 2 раза. Содержит кумарины — разжижающие кровь, салициловую кислоту (аспирин) антиагрегант тромбоцитов противовоспалительный элемент, содержит хлорофилл ранозаживляющий, пигменты — дезифицирующие, витамин Е укрепляющий сосудистые стенки и антиоксидант, содержит почти все витамины. Применяется для протекции почек, при старческой глухоте, снижая уровень холестерина, предупреждает атеросклероз, при менопаузе. Как стимулятор фагоцитоза, хорошо помогает при воспалении лёгких. При сахарном диабете для предупреждения поражения почек, наиболее страдающих при этом заболевании.

КЛОПОВНИК Активный иммуномодулятор. Содержит тимосфен, проявляющий тимусные свойства. Ипользуется при патологии женской половой системы , при иммунодифиците после инфекционных заболеваний, в онкологии. Принимается не более 6 месяцев. Отпугивает мышей (за 30 метров животные чувствуют это растение).

КОЗЛЯТНИК (см. выше галега)

КАЛОНХОЭ Содержит лектины фитонциды , органические кислоты, определяющие его свойства асе птические, иммуномодулирующее, ранозаживляющие, улучшающее состояние слизистых. Известно при менение,при насморке применяют его сок, при геморрое также (тампон в анус из листа свёрнутого в трубочку мякотью наружу). Является дермо- и венопротектором (для мельчайших вен наружно на сеточку вен) при сахар ном диабете, варикозной болезни и многих кожных заболеваниях.

КОПЕЕЧНИК ЗАБЫТЫЙ (красный корень) Содержит вещества ксантон (магниферин), входящий в препарат алпизарин антивирусный и противовоспалительный; атехины (вещества с выраженными Р-витаминными свойствами, придающие красный цвет корню, проявляющие ангиопротекторные свойства); до 1500 мг% фитоэстрагенов (женский половой гормон), больше чем в боровой матке; терпиновые сапонины с антибактериальными и антивирусными свойствами; кумарины уменьшают вязкость крови. Настойки и препараты из копеечника действуют подавляюще на туберкулёзную инфекцию, ВИЧ вирусы, микоплазму, вирусы герпеса. Всё это делает растение очень активным адаптогеном в одном ряду с женьшенем и другими. Используется корень в сборах при раке щитовидной железы, как иммуномодулятор, избирательно проявляясь на этом органе, применяют для лечения мочевой системы, аденомы простаты. В Китае применяют при эпилепсии, как успокаивающее средство. Беременным не рекомендуется.

КОПЫТЕНЬ ЕВРОПЕЙСКИЙ Ядовитое растение, содержащее в фирном масле азарин, повышающий кровяное давление. Растение вызывает рвоту местного раздражающего происхождения.Проявляет сосудорасширяющее на некоторые сосуды, отхаркивающее свойства. Применение под контролем врача.

КОРИАНДР содержит много эфирных масел, обладающих спазмолитическими и слизь разжижающими средствами, находит применение при бронхитах, хронической почечной недостаточности в сборах. Обладает стимулирующим свойством на фактор местного иммунитета лизоцим, применим при ОРЗ, стоматитах , других проблемах слизистых. При климактерическом синдроме проявляет успокаивающие свойства.

КОРОВЯК ЗОНТИКОВИДНЫЙ Трава содержит сапонины, камеди, кумарины, эфирные масла, флованоиды. Проявляет инсулинопоэобные свойства при сахарном диабете. При бронхитах разжижает слизь в бронхах. Цветки содержат цинк – иммунокорректор в фагоцитарной части иммунитета. Включается в сборы по лечению и профилактики гепатитов.

КОТОВНИК Содержит лектины и эфирные масла противовирусного, антимикробного и иммуномодулируюшего характера. Входит в препарат фитогор. Используется при лечении пиелонефритов, циститов, ОРЗ, других инфекциях. Проявляет антигрибковые действия, убивая грибки кандида, при этом доза его действия на кандида эффективна в 100мкг/ мл,тогда как петрушки, тмина, шалфея доза действия 200мкг./мл. (т.е в два раза котовник активнее).

КРАСНИКА Ягода содержат органические кислоты лимонную, бензойную, щавелевую.Различные микроэлементы цинк,медь, кобальт,магний, железо). Витамины . Причём в листьях витамина С в 2 раза больше, чем в ягодах. Лист также мягкое слабительное, тонизирущее кишечник при атонических запорах. Применяется лист и ягоды при гипертонии. Часто вызывает аллергию.

КРАСАВКА Входит в состав желудочных капель, так как улучшает работу желудочно-кишечного тракта. Кроме того она содержит лититй – антидепрессант. При дерматозах, в частности дерматозе Дюринга, применяют мазь красавки.

КРАПИВА ГЛУХАЯ(яснотка белая) содержит дубильные вещества, флованоиды, сапонины,эфирные масла, рутин, кварцетин, кофеиновую, хлореновую, аскорбиновые кислоты. Микроэлементы медь, железо, магний, хром, витамины К, А, С. Потому является антисептическим средством при различных инфекциях, иммуностимулирующим и общеукрепляющим. Улучшает общее состояние при весеннем авитаминозе и зрение. Является как все крапивы активным кровеостанавливающи средством. КРАПИВА ДВУДОМНАЯ содержит те же витамины, минералы, муравьиную, кремневую, галловую кислоты бактерицидные и антисептические. Стимулируют выработку интерферона. Витамин Р крапивы укрепляет сосудистую стенку. Снижая синтез щавелевой кислоты, способствует лечению и профилактике мочекаменной болезни, при этом усиливает растворение и уратных камней. Содержит много молибдена, селения и кремния, что помогает при лечении аденомы предстательной железы и атеросклероза. Крапива содержит фитогормоны- фитостерин антивоспалительный и тормозит кроме того превращение тестостерона, является важным средством в лечении патологии мужской половой сферы. Из неё для этих целей готовят препарат капревит, рассасывающий аденому и применяется для её профилактики аденом. При мастопатии помогают аппликации кашицы крапивы,моркови в растительном масле. Как стимулятор пищеварения в сборах при пониженной кислотности желудка. При гипотереозе как стимулятор гемопоэза, уменьшает сопутствующую анемию. Используется при других анемиях. После лучевой и химиотерапии крапива используется как стимулятор фагоцитоза,страдающего при этом лечении.Укрепляет иммунитет у часто болеющих простудой. Крапива кладезь кальция и особенно хорошо для лечения и профилактики остеопорозов. Кровоостанавливающие качества в сухой крапиве значительно ниже, чем в свежей. Не желательно принимать крапиву при поликистозах и полипах матки.

КРОВОХЛЁБКА   обладает выраженным   вяжущим свойством и потому применима при лечении язв желудка и 12-перстной   кишки. Так же применяется при дисбактериозе с частыми поносами, где она проявляет снижающие тонус кишечника качества. Обладает капиляроукрепляющими и кровоостанавливающими действиями. В почечнокаменной болезни способствует рассасыванию оксалатов. Содержащиеся в ней фитонциды и галогеназа убивают трихомонады при наружном применении настойки. Беременным не показана.

КУБЫШКА Содержит алкалоид лютенурин, обладающий антимикробным действием на многие бактерии, убивает трихомонады. В терапевтической дозе он не действует на показатели крови.Другой алкалоид кубышки тиобинуфаризин так же антитрихомонадный.По этому кубышка особенно эффективна при этом заболевании. Другое действи кубышки – антимикозное, при эпидермофитии применяют препарат из неё лютенурин, можно использовать в аппликациях настойку травы.

КУВШИНКА Корневище содержит алкалоид нимфаин успокаивает нервную систему и нимфалин, благотворно действующий на сердце. Настойки корневища применяются при ОРЗ и бронхитах, как жаропонижающее, противовоспалительное, мягчительное и успокаивающее средство.

КУКУРУЗНЫЕ   РЫЛЬЦА Столбики рыльцев женских цветков содержат инсулиноподобные вещества и применяются при сахарном диабете.   Является   растение и иммуномодулятором,так как стимулирует клеточный (Т и В лимфоциты) и тканевой иммунитет. Содержит   противовоспалительные   фитостерины.   Является кровоостанавливающим средством, так как содержит витамин   К. Препятствует образованию уратных камней в почках.

Проявляет капиляроукрепляющий эффектфект при васкулитах и язвенной болезни. Относится к истинным холеретикам, так как стимулирует моторную функцию желчевыводящих путей. При болезни Альцгеймера все эти качества имеют силу и в том числе противовирусную активность, так как есть мнение о вирусной природе заболевания. Снижает аппетит и применяется в сборах для снижения веса. Осторожно при склонности к тромбообразованию.

КУПЕНА ЛЕКАРСТВЕННАЯ Корни содержат алкалоиды, сердечные глюкозиды, сапонины, слизь, в противовоспалительным средствам. Применяется её ранозаживляющий эффект. Как все содержащие сердечные глюкозиды, требует осторожности при внутреннем использовании.

ЛОБАЗНИК (таволга) Применяется прежде всего как активное противовоспалительное и антиагрегантное средство, так как содержит салициловую кислоту и силантроны и в силу этого является, прежде всего, активным антиревматическим средством. Содержит также глюкозиды, дубильные вещества, много крахмала, слизи, витамина С. Используется при лечении кардиосклероза, для уменьшения побочных эффектов от бета-адреноблокаторов. Применяют при миокардитах, особенно при токсоплазмозной этиологии. При дисбактериозе микотического происхождения (кандидоза). Способствует рассасыванию экссудатов при плевритах, помогает при бронхитах и ОРЗ. При хронических гепатитах, выраженной аллергии применяют настойки цветов таволги. Обладает благотворным действием на хрящ суставов, что важно при лечении артритов и остеохондроза,при этом выводит избыток кальция, что помогает и при воспалении меж позвоночных нервов (радикулитах). Применяется для лечения и профилактики энцефалопатий,которые часто сопровождают гипертиреоз, диабет, болезнь Альцгеймера, так как улучшают циркуляцию крови в головном мозгу, причём сильнее гинкобилобы во много раз. Лабазник шестилистный используется при воспалении почек,желудка, при нарушении обмена веществ. Содержит много витамина С антиоксиданта. Много дубильных веществ, потому применяется при поносах и стоматитах.

ЛАВАНДА Настойки лаванды применяются при кишечном дисбактериозе дрожжевой этиологии.В народной медицине лечили усталость, астению в сборах с таволгой, листом смродины. Масло лаванды применяли для лечения простуды, ОРЗ вирусной этиологии, так как эфирные её масла убивают вирусы. Так же используют для лечения герпетической инфекции наружно масла лаванды, так убивает вирусы, но стимулирует местный иммунитет .

ЛАВР Содержит цинк и другие важные для организма минералы.Как цинкодержащее относится к растениям стимулирующим иммунитет на уровне фагоцитов, захватывающих и убивающих микробы. Стимулирует пищеварительные железы, широко применяется как приправа в пищу. Считается, что способствует выведению «солей» из суставов при обменных артрозах и очищает сосуды.

ЛАМИНАРИЯ Бурая,крупная водоросль. Содержит много йода и используется в пищевых добавках для профилактики, лечения ате-росклероза,гипотереоза. Оказывает слабительное действие, так как раздражает нервные окончания кишечника,при гиперкинетических дисбактериозах и склонности к поносам не применима. Содержит органические кислоты, которые проявляют детоксицирующее и гармоноподобное действие при патологии щитовидной железы. При длительном применении может вызвать остеопароз, поэтому прини-мать курсами с длительным перерывом. Хорошо принимать её в случае перенесённого гепатита, для профилактики жирового пере-рождения печени.

ЛАНДЫШ МАЙСКИЙ Содержит сердечные глюкозиды, конволоток-син, конваллярин. Из него готовят сердечные препараты конвалоток-син и коргликон. Эти вещества обладают свойством накапливаться в организме, проявлять не желательные эффекты передозировки (на-рушением зрения, цветового восприятия, аллер гией, мышечной сла-бостью ,опасными аритмиями сердца). Противопоказания к приме-нению - резко выраженный кардиосклероз, острый   миокардит. Использование растения и его препаратов проводится под наблю-дением врача.

ЛАПЧАТКА ГУСИННАЯ   Сама не содержит фитогормоны эстрогено-подобные, но стимулирует их выработку в организме и применяет-ся при раннем климаксе, патологическом климаксе и других бо-лезнях связанных с недостаточностью гормональной активности. Настойки применяются при лечении ОРЗ,кожных болезней обменного характера (фурункулёз, гнойничковые поражения кожи).

ЛАПЧАТКА ПРЯМОСТОЙНАЯ (калган) Корневище растения Содер-жит дубильные вещества и проявляет антисептические , вяжу-щие и антитоксические свойства, что используется при лечении энте-роколитов, дисбактериоза протейной ,синегнойной природы.Пек-тины корневища обеспечивают антирадиационное действие, ней-трализуя промышленные вещества, связывая тяжелые металлы. Содержит медь, что используется при лечении витилиго.   При диабете ускоряет распад глюкозы и гликогена в печени. Медь усиливает действие антибиотиков. Растение содержит марганец,необходимый в развитии детей, снижает сахар крови, предупреждает жировую инфильтрацию печени после гепатитов и при нарушении обмена. Включает минералы кальций и кремний, необходимые для сосудистых стенок при васкулитах. Доктор Л.Благи считает, что про являет лечебный эффект калган при лечении рака влагалища. Так же используется при лечении рекетсиозных, дифтерийных ,протеймиокардитов. При хелигастритах уменьшает боли и спазмы. В традиционной медицине использовался для лечения циститов в сборах с хвощом и подорожником. Для лечения стоматитов, как антисептическое и вяжущее средство. Эллаговая кислота растения убивает трихомонады, настойки калгана применяются в спринцеваниях при этом заболевании.

ЛАСТОВИК Ядовит. Вызывает паралич нервной системы, так как содержит глюкозиды асклепин и винцетоксин. В небольших дозах проявляет сильное мочегонное действие.

ЛЕВЗЕЯ Корни растения являются тонизирующим средством. Стимулирует функцию надпочечников. Содержит экдизоны, активно стимулирующие иммунитет. Применяется при лечении импотенции в сборах с аралией, овсом и подорожником и применяяется при болезни Альцгеймера.

ЛЁН ПОСЕВНОЙ Содержит много жироподобных веществ(глицериды линоленовой и пальметиновой кислот, докозогексанова кислота),применяется для производства препарата ленитол. Эти вещества снижают уровень холестерина крови и улучшают коэфициэнт холестерин/ фосфолипиды.Содержит медь,необходимую для иммунитета, усиливающую действие антибиотиков и участвующую в пиг ментообразовании при витилиго. Лён применяется в сборах при геморрое с корой дуба и ромашкой. Способствует выведению фос фатов при мочекаменной болезни, выводит радионуклеиды. У некоторых людей может вызвать диспептические явления, тошноту, понос. Не показан прием при остром холецистите,атоническом ко - лите,болях в животе не ясного происхождения.

ЛЕСПЕДАЗА Содержит много флованоидов, составляющих основу преапарата леспинефрил, используемого при хронической почечной недостаточности и препарата хелипин с противовирусной активностью в отношении герпетической инфекции при опоясывающем и простом герпесе и при гриппозной инфекции, где можно также использовать и настойку травы. Для уменьшения явлений нефропатии при сахарном диабете применяется в сборах с травами спорыш, клевер,диоскорея.Лепседаза двухцветная используется для подавления роста метастазов рака в сборах с солодкой, дудником и облепихой.

ЛИМОННИК КИТАЙСКИЙ (монголивая лиана) Применялся в Китае ещё 250 лет до нашей эры, назывался плод с 5вкусами (увейцзы) Содержит жирные масла до 30%,ланганы(тонизирующие вещества) около 10 типов, флованоиды, катехины. В плодах до 60% аскорбиновой кислоты (вит. С), яблочная, лимонная кислоты (около 10%), сахара, пектины ,витамин Е. Мощное средство повышающее иммунитет, улучшающее зрение и как тонизирующее средство. Снижает риск образования уратных камней в почках, что применимо и при лечении подагры. За счёт лангинов угнетает образование холестерина и триглицеридов для профилактики атеросклероза и при болезни Альцгеймера. Снижает сахар крови при диабете. Противопоказан при гипертонической болезни. Может вызвать так же перевозбуждение нервной системы и бессонницу.

ЛИПА МЕЛКОЛИСТНАЯ Лист содержит 25 веществ флованоидного порядка, фитонциды, воск, каротины.Цветки липы мелколистной проявляют антисудорожное, седативное,снотворное действие.

ЛИПА СЕРДЦЕВИДНАЯ содержит силантраны, которые повышают устойчивость организма к кислородному голоданию применяются при сердечной недостаточности, при диабете, как профилактика энцефало- и нефропатий, связанных с недостатком кислородного обеспечения тканей и другого происхождения гипоксии. В её цветках находятся терпиноиды и применима при астматическом бронхите, плеврите, так как способствует рассасыванию слизи и экссудата. Применяется и для лечения ревматизма. Снижает кислотность желудочного сока при гиперацидных гастритах, в том числе хеликобактетериоза, в сборах. В народной медицине используется для лечения и профилактики герпеса в сборах с листом грецкого ореха и ясменника. Относится к растениям, улучшающим микроциркуляцию головного мозга и используется в геронтологических сборах, при ухудшении памяти, дисфункциях щитовидной железы, где страдает кровоснабжение мозга.

ЛОГОХИЛУС Содержит большое количество микроэлементов кальций, цинк, медь, магний, железо, марганец, алюминий, селений. Поэтому применим при различных кожных заболеваниях, являясь хорошим дермотоником, улучшая состояние эпидермиса кожи и иммунностимулятором. Так же эти качества помогают при васкулитах, укрепляя сосудистые стенки и проявляя антивоспалительное свойство.

ЛОПУХ (репейник) В переводе с литовского означает лист. Относится к семейсву астровых. Лист содержит много протеинов. Применялся раньше в пищу вместо картофеля. Корни содержат инулин, снижающий сахар крови при диабете. Много в корне и плодах масел (до 30%),готовят репейное масло из них. Плоды содержат несколько органических кислот, проявляющих антисептические свойства,что используется в лечении дисбактериозах гнилостного характера. Содержит растение дубильные вещества, горечи,слизи,смолы, пектины,бетаситостерины. Используется для лечения и профилактики аденомы простаты, так как ингибирует синтез простагландина. Используется при лечении ревматизма, при отравлении ядохимикатами и при радиации. Тормозит всасывание холестерина, используется для коррекции липидного профиля и при гепатитах. Раство ряет фосфатные камни почек. Улучшая микроциркуляцию в глазу, применяется для профилакти миопатии и при атрофических процессах в тканях глаза. Лечит многие виды дерматитов. В Китае ис пользовали как мочегонное при отёках , при инсультах и как слабительное.

ЛУК Содержит много фитонцидов, обладающих анти вирусными свойствами. Его эфирные вещества стимулируют фактор местного иммунитета (лизоцим), убивающий микробы в слизистых и коже. Эти же качества помогают в лечении бронхитов и ОРЗ. Содержит и фитостероиды,противовоспалительные вещества и при аденоме простаты рекомендуется вечером после еды съедать головку лука. При разрывах связок кашица из лука поможет справиться с недугом в 2-3 дня. При ячмене на веке запеченный лук,несколько охлаждённый, прикладывать к веку. Шелуха лука используется для удаления мозолей (кашица из ошпареной кипятком шелухи) и для окраски волос.В косметике маски из лука питательны и тонизируют кожу. При гастритах нежелательно употребление сыро го лука. При большом количестве съеденного лука могут появиться проблемы сердца. При острых гепатита, пиелонефритах также нежелательно употреблять сырой лук.

ЛЬНЯНКА ОБЫКНОВЕННАЯ Содержит алкалоид пеганин, фло ваноидные глюкозиды, лимонную, муравьиную и аскорбиновую,яблочную и уксусную кислоты. Повышает деятельность пищеварительных желез, тонизирует мускулатуру кишечника при атонических запорах. Регулирует функцию печени и желчного пузыря. Снижая активность нервного фермента холинэстеразы, снижает артериальное давление. Используется как мягкое слабительное и желчегонное. Применяется и как глистогонное средство.

ЛЮБЕСТОК Древнее приворотное средство у славян, хотя родиной его считают Иран.В медицине чаще используют корни его. Причём, до периода цветения их собирать нельзя,так как они ядовиты. Содержит эфирные масла (1 %), включают изовалериановую кислоту, смолы, камедь,фурокумарины, усилиивающие фоточувствительность кожи при витилиго. Органические кислоты (ангеликовая и яблочная), которые вместе с эфирными маслами оказывают противо-воспалительный эффект. Содержит большое количество аскорбиновой кислоты. Его настойки улучшают лимфодренаж лёгочной ткани, проявляют противовоспалительныей эффект при бронхитах, пневмонии, при лечении эмфиземы лёгких. Кровеносные сосуды расширяются и, причем, преимущественно в органах малого таза, что является причиной противопоказаний приема настоек и препа ратов при беременности и нефритах. Снимает кишечные колики. Наличие изовалериановой кислоты обеспечивает успокаивающий эффект. Отвары корня любистка являются кардиотониками, уменьшают сердечные отёки. В онкологии применяют для лечения опухолей желудка и горла. При лечении алкоголизма используются его стимулирующие пищеварение и тонизирующие свойства. Входит в состав препарата Канефрон Н.

ЛЯДВЕНЕЦ РОГАТЫЙ (акация полевая) Относится к семейству бобовых и в народе имеет около 20 названий. Не зрелые его плоды на Руси использовлись в пищу , так как содержит много аминокислот для построения белка в организме. Содержит около 20 флованоидов, сахара, альфа и бета каротиноиды, жирные кислоты. Используется трава для лечения бронхитов и ОРЗ, обладает мягчительными свойствами. На Кавказе применяют для лечения бе шенства. Усиливает лактацию у кормящих женщин. Оказывает успокаивающее действие особенно цветки растения. При ушибах и отёках на коже оказывает мягчительное, обезболивающее действие.

МАК Существует большое количество видов мака. Наиболее известны мак полевой (самосейка) и опиумный (снотворный). Последний запрещён для индивидуального выращивания (постановлением Российского законодательства от 2007 года не более 10 растений). Используется мак с древности. В египетских гробницах найден мак. Известны его наркотические качества, но применялся он для лечения так же. ЛЕПЕСТКИ цветков содержат алкалоид реадин, являющийся антоцидом и применяется при гастритах с повышенной кислотностью. Также содержит глюкозид маковея и реоденовую кислоту, слизи и камеди. Алкалоид папаверин используется для производства одноименного препарата лечения гипертонии и спазмолитика при спазме мозговых сосудов, кишечника, желчного пузыря, а так же проявляющего мягчительное, успокаивающее действие на желудок. Применяется настойка из цветков при кардионеврозе, бронхите, кашле, так как содержат кодеин, угнетающий кашлевой рефлекс в ЦНС. Применяются настойки из лепестков цветка при опухолях для уменьшения метастазов, местно при ушибах и болях в суставах прикладывают лепестки мака. Семена мака оказывают успокаивающие свойства , в древности молочко из семян использовали для этого.

МАКЛЕЙЯ (боккони) Содержит алкалоидную смесь сернокислых солей сангвиритрина и является основным действующим веществом в препарате такого же названия. Применяют растение и препарат как антигрибковый и антибактериальнй, на синтез ДНК не влияющий (убивает кандиды и золотистый стафилококк). Его изохиноновые алкалоиды убивают трихомоны. Препараты и настойки из растения используют при урогенитальной инфекции и прос татитах, в том числе и кандида этиологии, обычно трудно излечимо. При рожистых воспалениях проводят орошение настойками мест поражения и принимают внутрь. При миокардитах бактериальных, микотических, синегнойных ,действует как активный антисептик. В сборах при раке кожи и при лучевой терапии. Сангвиритин разрешён и для лечения детей при дисбактериозах, пищевой токсикоинфекции и бактерионосительстве.

МАЛИНА В России ещё Юрий Долгорукий заложил посадки под Москвой этого ценного растения. До появления чая в России пили «зварцы» из листьев и сушёных ягод малины и клюквы. Настой листьев использовали при болях в желудке, для лечения рожистых воспалений и кашле. Отвар цветков держали в холодке, применяли от укусов змей,для лечения геморроя.И сейчас отвар листьев используется как антитоксическое средство на вредных производствах. Малина (всё растение) природный аспирин и принимается как отличный его заместитель. Лист и ветки малины используется как очиститель воды.Отвар корней второго года рос та используется при лечении невростений и бронхиальной астмы. Плоды малины содержат много витаминов группы В и улучшают состояние пула полезных бактерий в кишечнике, поэтому хорошо применять их при необходимости лечении антибиотиками, кото рые убивают и полезные бактерии. Так же содержит витамин Д. В корейской медицине плоды малины применяют при импотенции («чапкапкан» вымоченные в водке плоды высушивают на слабом огне).Плоды содержат много пуринов ,поэтому не желательно их принимать при подагре и нефрите.

МАЛЬВА семейство мальвовых насчитывает около 30 растений, к ним относится и алтей (см. раньше). Все они отличаются большим содержанием слизи, дубильных веществ, а потому применимы при кашле, при поносах. Настойки листа применяют в спринцеваниях при трихмонадах, в сборах при лечении герпеса (донник,ромашка,аир) местно.   При мастопатии прикладывают к молочной железе отваренные в молоке листья мальвы.

МАНЖЕТКА её другое название АЛЬЦХИМИЯ, см. описана раньше.

МАРЕНА используется при лечении почечных заболеваний,ускоря - ет растворение уратных камней и проявляет противовосалительные свойства в почках. В плодах много хиноидных соединений и в отварах применяется как мочегонное при отеках, радикулитах.

МАРЬ ЦЕЛЬНОЛИСТНАЯ содержит сапонины, эфирные масла. Применяется как антиглистное (не на круглые глисты), а также как ранозаживляющее, рассасывающее кожные отёки при многих ко жных воспалительных заболеваниях, как антимикробное .

МАТЬ и МАЧЕХА Содержит дубильные вещества, слизи, горечи, сапонины и витамины, органические кислоты , бета – стерины. Это отхаркивающее и мягчительное средство при бронхитах и пневмонии и улучшает лимфодренаж в лёгких. Стимулирует выработку кровяных иммуноглобулинов (М и А). Угнетает всасывание холестерина, поэтому применима при гепатозах и для профилактики атеросклероза. Горечи растения возбуждают аппетит. Содержит медь, усиливающую действие антибиотиков и усиливающую углеводный обмен. Растение является также стимулятором выработки интерферона и применяется в препарате фитокор в онкологии с целью повышения иммунитета. Мать и мачеха содержит аминокислоту пипиролизин (открыта как 22-я аминокислота относительно недавно Джосефом Кржитским) и пипира-лизиновый алкалоид, о сущности токсических свойствах которого пока мало известно и поэтому настойки растения следует принимать не долее 5-6 месяцев. В случае необходимости немецкая медицина советует переходить на прием мальвы, препаратов из неё, обладающих подобными свойствами и менее токсичных.

МАЧЕК ЖЕЛТЫЙ применяется в настойках и виде препарата глауцин (включающем ещё солодку и шалфей) при кашле и хроническом бронхите. Содержит так же много никеля – важно го для паращитовидной и поджелудочной желёз.

МЕДУНИЦА Содержит органические кислоты, действующие как иммуномуляторы на интерлейкин 1 и фагоцитоз, что важно при лё гочных заболеваниях .Кроме того сапонины растения действуют как бронхолитики, подавляют центральные механизмы кашля. Содержит лектины инсулиноподобного действия ,может применяться при диабете. Снижает мочевину крови и предупреждает камнеобразова- ние, облегчает состояние при хроническом пиелонефрите. Медуница применяется в настойках, как средство улучшающее состояние стояние хрящевой ткани в суставах при артрозах и артритах.Содер- жит много кремния (силантраны),показана при аденоме простаты, хорошее средство профилактики атеросклероза, улучшает состоя ние кожи и слизистых. Свежие чистые листы медуницы в народной медицине используются для заживления язв кожи, в полосканиях при осиплости голоса и кариозных поражениях зубов.

МЕЛЛИССА Содержит эфирные масла (цитраль,линелол,гераниол) дубильные вещества, смолы, горечи, слизи, урсоловую, ща- велевую кислоты. Как растение, имеющее урсоловую кислоту, ис пользуется в онкологии для лечения рака женских органов. Со держит лектины, повышающие защитные свойства оболочек клеток от микробов и применяемую как антиинфекционное при болезнях дыхательных путей. При плевритах, кроме того снижает болезненность в грудной клетке. Противоинфекционное её действие объясняется ещё и тем, что мелисса хороший иммуностимулятор. Действует на клеточные факторы его и интерлейкин 1. Мелисса улучшает микроциркуляцию крови в сосудах сердца и оказывает антиспастическое действие, вместе с успокаивающим эффектом помогает при кардиосклерозе, в период менопаузы и при кардионеврозах. Отмечаются противосудорожные действия мелиссы в сборе с боярышником,лабазником и чередой. Настойки оказывают антиспастическое действие на сфинктер Одди желчного протока и помогают при гипертензивной дискинезии желчного пузыря. Способствует растворению оксалатных камней в почках. Растение также снижает побочное действие бета–блокаторов спазм бронхов,оказывает отрицательный йонотропный эффект на сердце. Применяется в сборах для лечения гипертонии.

МОЖЖЕВЕЛЬНИК Издавна существовало поверье в охранную силу можжевельника. О нем писал еще Вергилий – врач первого века н.э. Джин – это можжевеловая водка. Охранная сила в растении реальная. Оно обладает многими целебными качествами. В ягодах содержится 2% эфирных масел, 15% сахаров, яблочная,уксусная, лимонная кислоты, смолы,воск, алюминий, железо, медь, марганец. В хвое много витамина С (до 300мг%). В древесине дубильные вещества, сапонины и смолы. Растение относится к ряду ядовитых. Ягоды содержат терпины, применяются как противовирусные. Кроме того они имеют мочегонный эффект при отёках, отхаркивающий, снижающий кровяное давление эффект , стимулируют менструации. При воспалительных процессах почек не принимается ни какие части растения,так как раздражают почки. В традиционной медицине использовали при циститах можжевельник, «вареные в вине ягоды и давали тем кому трудно было мочиться или были боли в спине». Полифилотоксины растения убивают вирусы герпеса, поэтому применяют настойки растения и масла из него ,чаще наружно. Эти препараты действуют на грибки (рубромикоз) и трихомонады. В народной медицине использовали ягоды также для лечения печени, ревматизма, подагры, болезни дёсен, чесотки и мокрых лишаев, отвар веток при золотухе (аллергии). Противопоказан прием растения при беременности, нефритах.

МНОГОКОЛОСНИК (лафант анисовый) Получен в результате селекции, маточным растением является лафант фенхельный. Содержит лектины, стимулирующие тканевой иммунитет, индуцируя интерферон и фагоцитоз. Является цитопротектором – защищает клетки организма. Содержит большое количество эфирных веществ, которые обладают антивирусным и антибактериальным свойствами. В народной медицине лечили рожистые воспаления, проводя растением над поражением несколько раз в день. Применяли многоколосник при общей слабости после болезней, при дрожании рук, параличах, ванночки для маленьких детей с многоколосником ус покаивали их. Тибетские монахи принимали для предупреждения старения настойки многоколосника. Распаренные части растения прикладывали к нейродермитным поражениям и трещинам кожи. Используется в сборах при иммунодифицитных состояниях после воспалительных заболеваний.

МОКРИЦА (звезчатка средняя) Этот сорняк хорошо знаком огородникам. Но мало кто знает его многочисленные целебные свойства её . Почти нет противопоказаний к приему настоек, отваров и и сырой травки в салатах. Откорм скота приводит к быстрому росту и плодовитости. Содержит каротины, аскорбиновую кислоту, синаловую кислоту, токоферол, эфирные масла. При рубромикозе применяют настойки из мокрицы.При циррозе печени с калганом,при гастрите с манжеткой, применяют при пиелонефрите, цистите, для коррекции климакса. При помутнении роговицы в каплях настойку мокрицы (отмытую заливают кипятком и остывшую, но свежую капают в глаза). При болезненных месячных за 7-10 дней до начала их пьют настойку из мокрицы. Хорошо заживляет раны и трещины кожи при наружном применении.

МОРКОВЬ ДИКАЯ Содержит эфирные масла с геранитолом и геранилацетатом. Включают в препарат даукарин, расширяющий периферические сосуды, снимающий нагрузку на сердце. Выводит кальций и другие соли и применяется при радикулитах, остеохондрозе. В кардиоревматологии с шиповником, брусникой. Действует успокаивающе на ЦНС, помогает при физической и умственной перегрузке. Является и спазмолитиком. Проявляет мочегонные свойства.

МОРОЗНИК БЕЛОЦВЕТНЫЙ (кавказский) Растение очень выносливое, цветет под зиму. Все существующие виды морозников ядовиты,так как содержат сердечные глюкозиды, требуют врачебного наблюдения при приёме настоек из него внутрь. Это растение описано ещё Авиценной (10 век) и особенно его наружное применение. О нем писал и Парацельс врач 15 го века, при этом он мудро сказал, что может вызвать болезнь, но и излечить. Сейчас рекламируется он для снижения веса ,при этом без учета серьёзных побочных его проявлений. Содержит фитогормоны и может применяться как лечебное средство при артритах, в глазных каплях при ряде заболеваний. Может применяться в малых или терапевтических дозах для лечения инсультов, но при отсутствии патологии сер - дца, тем не менее, необходима консультация врача. Хорошо сводит бородавки и папилломы. Оказывает активный ранозаживляющий эффект наружно применяемый.

МУМИЁ Чаще всего речь идёт о двух видах вещества. Ассиль продукт жизнедеятельности диких пчёл, обычно не затвердевает. Брактун продукт переработки высокогорного зверька сеноставки. Они описаны ещё Авиценной в его «Каноне медицины» и находят их в Азии и на Алтае. Как показали исследования в НИИ традиционной медицины Москвы, продукт вызывает изменение РН в тромбоцитах, стимулируя их активность, не влияя на слипчивость их. Этот минерал-органический субстрат содержит более 30 микроэлементов, 6 аминокислот, витамины В 12,Р, В 1, 2,6. В зависимости от места его сбора меняется минеральный состав по количеству элементов. Так в индийском хрома 11 мг,а в монгольском 8, марганца соответственно 4 и 12.   Отмечены его бактерицидные и бактериостатические свойства. При его приёме усиливается работоспособность, потенция, ускоряется работа анализаторов мозга. Оказывает активный заживляющий эффект на все ткани в случае ранений, переломов. Качественное мумиё остаётся мягким при растирании между пальцами, хорошо растворяется в воде, соке и молоке. Ванны с 3-5 гр. мумиё (развести в кипятке и вылить в ванну,экспозиция в 40 минут) оказывают омолаживающий и восстанавливающий силы эффект.   Принимают обычно утром, разводя в воде мумиё размером с пшеничное зерно.

МЫЛЬНЯНКА Содержит до 20 % сапонинов, за что и получила название (сапонины щелочные продукты называются иногда мылами). Эти вещества производят антисептичекий и антибактериальный эффект. Растение используется при циститах, запорах, ангинах,кожных проявлений нарушения обмена (угри, фурункулы).

МЯТА ПЕРЕЧНАЯ Содержит энтоловое эфирное масло, глюкозиды антоциановые, дубильные вещества, горечи. Содержит лектины с противовирусной и антисептической активностью. Применима как седативное средство. Вместе с шлемником проявляет антисудорожный эффект. Применяется при кардионеврозах, а также улучшает состояние сосудов. Уменьшает побочные действия бета-блокаторов. Снимает спазм периферических сосудов. Применяется при лечении кандидозного дисбактериоза. При заболевании дыхательных путей проявляет антивоспалительный эффект, уменьшает болезненность в грудной клетке при плевритах. В сборах при лечении холециститов, в том числе и лямблиозных, для снятия спазма сфинктеров желчных протоков. Повышает растворимость оксалатных камней в почках при мочекаменной болезни. При длительном и частом применении может вызвать бесплодие.

НЕТРЕБА Содержит дийодтирозин, который является активной частью тироксина – гормона поджелудочной железы, усиливающий тиретропную функцию передней доли гипофиза, снижает активность щитовидной железы при гипертиреозе.

НАПЕРСТЯНКА Из неё готовят препарат дигоксин, усиливающий функцию сердца, повышающий артериальное давление. Наперстянка является поэтому ядовитым растением, прием настоек   требует контроля   врача.   Содержит   также   фитогормоны   стероидного характера.

НАРОЧНИК ЗОБАТЫЙ Применяется в онкологии при раке шейки матки, простаты. При раке щитовидной железы применяют   до и после проведения оперативного лечения для улучшения общего состояния.

ОБЛЕПИХА КРУШИНОВИДНАЯ Название происходит от слова лоснится. В плодах содержится витамин С до 900 мг%, витами ны В1, В2, В6, Е до 150 мг%, Р, РР, К, Е, жирные масла, которых больше в семенах, чем в мякоти. Органические жирные кислоты линолевая, линоленовая, олеиновая, а так же яблочная, винная, никотиновая, углеводы, антоцианы, флованоиды, фосфолипиды, дубильные вещества, фитонциды, пектины, сахара, бор, железо, марганец. В коре алкалоид гиппофеин. Такой богатый набор общеукрепляющих средств делает применимой облепиху для многих целей. Кроме того она тормозит всасывание холестерина, потому пригодна для лечения и профилактики атеросклероза. Хорошо применять облепиху при гастритах и язвах желудка и 12-перстной кишки по чайной ложке 3 раза в день. В гинекологии тампонады при кольпитах и язвах. Препарат гипорамин из листьев облепихи имеет противомикробное, противовирусное и противоопухолевое действие, основное вещество в препарате полифенолы облепихи. Отвар листьев и семян также используют как закрепляющее средство при поносах. Ветки используются для укрепления волосяных луковиц (отвар).Спиртовой экстракт из коры облепихи обладает противоопухолевым действием при раке пищевода. При лучевой терапии назначаются настои или отвары, или сок, или масла облепихи по 2 столовые ложки 3 раза в день в течение всего курса и месяц после него. В полосканиях отвар коры улучшает состояние дёсен и зубов. Противопоказаны отвары, настойки листа, коры и веток при холецистите, панкреатите и повышенной кислотности желудочного сек рета.

ОГУРЕЧНАЯ ТРАВА Содержит эфирные вещества, сапонины, кремневую кислоту, витамины. Применяется при лечении аденомы, атеросклероза. Используются её мягчительные качества на слиистые, мочегонные, противовоспалительные и ранозаживляющие её качества.

ОВЁС Содержит важный витамин холин (В4), необходимый для нормальной работы печени, почек и щитовидной же лезы. Холин стимулирует перистальтику желче- и мочевых путей. Содержат бетастерины, которые в частности, тормозят всасывание холестерина. Овёс относится к средствам, улучшающим микроциркуляцию крови, ухудшающуюся при многих заболеваниях, особенно при диабете. Содержит усиновую кислоту природный антибиотик и потому настойки из овса помогают при воспалении дыхательной системы и почек. Участвует в коррекции белкового обмена и построении белка в организме. Содержит кремний, потому показан при аденоме простаты, для укрепления сосудов. Кремнийий входит в соединительные ткани, улучшает состояние кожи, а также уменьшает проницаемость мельчайших сосудов, укрепляя их. Содержит и растительные эсротогены (женские половые гормоны). В народной медицине использовали отвар соломы и семян при цистите, нефрите (10,0гр.на 200 мл воды), отвар семян применяют и при колитах, проваривают их семена 2 часа на медленном огне (томили в печи).

ОДУВАНЧИК Содержит глюкозид тарасицин, сапони ны, инулин, слизи, фруктозу и жирные масла, витамины А, В, С, Е, фитогормоны (эстрогены,фитостерины). Применяется для стимуляции гормональной деятельности половых желёз при аменорее, при аденоме простаты. Содержит холин,недостаток которого приводит к жировому перерождению печени. Растение стимулирует моторику желчеи мочевыводящих путей. Кроме того, одуванчик тормозит всасывание холестерина , потому применим в процессах лечения холециститов, холангитов, атеросклероза. Содержит инулин инсулиноподобное вещество,используют настойки одуванчика при диабете (отвар корней 10-200). Усиливает мозговую функцию, стимулируя метаболизм , так как содержит терпеновые фитостерины и применим при лечении склероза, болезни Альцгеймера. Используются весенние салаты для профилактики хронизации гепатитов. Обладает противоревматическими свойствами за счёт противовоспалительных гормонов и антисептических веществ. Горькие глюкозиды одуванчика подавляют туберкулёзные бактерии (отвар корней : 20 -200 кипятить 10-15 мин.). Горечи одуванчика рефлекторно усиливают деятельность желёз пищеварительного тракта, усвоение пищи. Настойки уменьшают явления интоксикации при лечении наркомании. Улучшают слух и используются для профилактики снижения слуха, имеющего место при гипертиреозе. Наружное применение позволяет быстро залечивать небольшие ранки. На бородавки используют сок от стебля одуванчика. Настойка в аппликации свежего листа помогают при всех гнойничковых явлений на коже и ранах.

ОКОПНИК Окопник известен был ещё Авиценне (10 век) и научно описан в 1912 году, как содержащее алонтоин, ранозаживляющее вещество. Применялся в народной медицине очень широко, почти от всех болезней. Его регенерирующие свойства проявляются при наружном и при внутреннем применении. В средние века лечили переломы костей, в переводе с греческого его названия «симфио» значит сращивать. Окопник относится к эстроген со-Держащим (антиандрогенным) растениям, применяется в фито-свечах при воспалении придатков матки и других болезнях,связанных с недостатком эстрогенов в организме (патологическая аменорея, менопауза и др.). Применяется при онкологии женских органов, мозга, костей при их оперативном лечении или переломах. Мазь алантон из него применяют в онкологии при облучении. Окопник благотворно влияет на сердце, уменьшая артериальное давление и нагрузку на сердце, при этом увеличивает силу сердечных сокращений. Применяется в сборах при кандидозных заболеваниях. В традиционной медицине лечили кашель, болезни лёгких (окопные болезни). Настойки и мазь алантоин применяют при ранах, язквах, отёах кожи (тоже окопные болезни). Хорошо проявляет себя отвар корней окопника при пародонтозе. Содержит витамин В12 и принимается при малокровии. Есть сведения о запрете в некоторых странах официального использования окопника, так как является стимулятором роста тканей в том числе не доброкачественной. Но во многих странах Европы он применяется. Видимо,необходимо соблюдение приема в терапевтических дозах и не длинными курсами.

ОЛИВКОВЫЙ ЛИСТ Библейское растение. Не зря им награждали победителей, как символом ценности, здоровья и долголетия. В составе его витамины Е, Д, К, А и много витамина С, рутин, лютеин, гесперадин – это всё средства укрепления сосудоа. Элленовая кислота в составе олеуропеина проявляет антибактериальные качества. Лист убивает 56 видов микробов, а также грибки и вирусы. В микробах и вирусах он разрушает оболочки и ферменты ,которыми те разрушают РНК человека. В медицине используются качества оливкового листа улучшать состояние сосудов крови, для очищения от шлаков, камнерастворяющее, мочегонное, ранозаживляющее, снижающее холестерин и его антиоксидантные свойства для профилактики многих болезней.

ОМЕЛА БЕЛАЯ Паразитирует на берёзе, дубе и других растениях в зависимости от этого может несколько отличаться по составу. Обычно содержит холин (вит. В 4), витамин С, каротиноиды каратиноиды, омановую,урсоловую кислоты (антиэстрогены). Содержит полипептид вискамин ,который влияет на процесс размножения клеток, усиливает сократительную способность мышц, вызывает галлюцинации. Омела с берёзы находит применение при эпилепсии, с сосны при болезнях суставов. Растение содержит инсулиноподобные вещества. Органические кислоты омелы белой угнетают сосудистый центр продолговатого мозга, снижает кровяное давление, особенно при гипертониях неврозного происхождения (препараты эскадор и омелин). За счет содержания тритерпеновых сапонинов угнетает синтез холестерина и триглицеридов, что находит применение в лечении атеросклероза и гепатозов , в сборах для лечения полипозных гастритов, раке печени. В традиционной медицине применяли при аденоме простаты и трихомонозе. Лектины омелы стимулируют биоцидность фагоцитов и натуральные киллеры иммунитета, однако, растение является иммунодепрессором (подавляющим его), что применяется в онкологии (аппликации и настойки внутрь при раке молочной железы), при лимфопролиферативных процессах, системных каллогеновых и аутоиммунных заболеваниях.

ОРТОСИФОН (почечный чай) Обладает мочегонным эффектом и применяется в сборах для уменьшения артериального давления, но растение проявляет и антисептические свойства, поэтому может применяться для лечения гломерулонефритов. Другое его применение при лечении атеросклероза и жирового перерождения печени объясняется тем, что настойки его угнетают синтез холестерина ,триглицеридов и включается в тибетский сбор – «элексир молодости».

ОСИНА   Из растения получают аспирин (ацетил салициловая кислота) и, естественно, настойки из листа и веток проявляют все свойства, характерные для аспирина в организме его противовоспалительные, жаропонижающие, антиревматические, антиагрегантные (уменьшение склонности к тромбообразованю в сосудах крови), антисклеротические свойства , но вместе с тем раздражающие слизистую желудка и при длительном применении не вызывали язвенную болезнь. Используется и антиаллергические свойства настоек при наружном и внутреннем применении. Считается, что помогает при ночном недержании мочи у детей (энурез). Вместес ветками малины, осина хорошо очищает и дезинфицирует воду.

ОЧАНКА Трава паразитирующая на других растениях. В состав травы входят противовоспалительные галлотонины, глюкозид аукубин,танины,салициловая кислота, витамины А, С. Её химический состав плохо изучен, хотя известна она в медицине давно. В 1485 году   Майнц в своей книге «Сад здоровья» описал целебные качества. Применялась в народной медицине для лечения желудка, для лечения простуд,при ревматических,подагрических артритах. Но наиболее часто употребляется очанка при различных заболеваниях глаз коньюктивиты, ирридиты, блефориты, светобоязнь и другие лечат курсами капельной терапии. Особенно хорошо помогают настойки очанки с фенхелем при лечении глаз. Для этих целей принимают и внутрь настойки, препараты. Английское название препарата — eyebrigt (сияющий глаз).

ПАЖИТНИК (фенугрек) Пряность древности. Карл Великий использовал мази из него от облысения, женщины древности ели семена для этих целей. Содержит стероидные гормоны, инулин, инсулиноподобный, витамины РР, рутин. Много слизи используется поэтому для приготовления бактерицидных пластырей.Ещё Гиппократ применял от болей в животе при менструациях. Усиливает сокращение матки и беременным до родов не показан, вместе с тем, во время родов улучшает процесс родов. Улучшает лактацию у кормящих женщин.Порошок семян применяют в аппликации кашицы из него при целлюлитах.

ПАССИФЛОРА (страсоцвет мясокрасный) это мощная лиана, с цветками сложной конструкции , напоминающими терновый венец. Относится к растениям с седативным эффектом за счёт алкалоидов гармин, гармал,гармол. Применяется при сосудистой вегетодистонии вечером как успокаивающее средство,при этом утром принимаются тонизирующие средства (раскачка ритма сосудов, при бессоннице и климаксе).Растение содержит никель, который необходим в работе паращитовидной железы. Никель снижает сахар крови и улучшает функцию мочевой системы. Плоды и кожура содержат много аскорбиновой кислоты и белков. Употребляется в пищу.

ПАПОРОТНИК МУЖСКОЙ (щитовник) Имеется несколько видов папоротника. Одни ядовиты (щитовник), другие используют в пищу(страусник и орляк). Папоротник мужской используется как глистогонное средство(на ленточные глисты,бычий и свиной цебень). Причём, и парализует их и изгоняет. Для этого используют обычно вытяжку из корневища., действующими веществами в которой являются филиморон, филимиксоновая кислота. Растение ядовито, при менять внутрь следует под контролем врача. Наружно применяют настойку корневища при ревматизме, язвах на коже и геморрое. При тромбофлебите готовят кашицу порошка корня папоротника, за тем добавляют кислого молока и делают примочки на вены. Беременным, детям и ослабленным больным противопоказан.

ПАСЛЕН ДОЛЬЧАТЫЙ Долгое время был единственным промышленным сырьём для получения стероидных препаратов (салосидин).

Настойки растения обладают теми же качествами и применяются в лечении воспалительных процессов как ревматизм, бронхиты и другие. Регулируют обмен веществ. Являются ранозаживляющими при применении на коже и слизистых.

ПАСТУШЬЯ СУМКА Растение известно как лечебное средство ещё с древних времён и применялось как кровоостанавливающее при лёгочных кровотечениях. Есть мнение, что это свойство обеспечивает паразитирующий на ней грибок. В некоторых странах растение используют как овощ в пищу. В сухом материале растения содержится витамин К и кровоостанавливающие пептиды, особенно действенны при нарушениях фибринолитической функции в системе кровосвертывания. Семена и лист растение содержат холин гепато и нефропротектор. Содержит растение и фитогормоны, потому применимо при аденоме простаты, раке лёгких, язве желудка. В народной медицине использовали для снижения кровяного давления. Известно усиливающее сокращение матки действие настоек из пастушьей сумки (содержит ацетилхолин) и хорошо принимать их при миомах с кровотечением. Так же усиливает перистальтику кишечника при атонических запорах. Из побочных эффектов можно назвать фотодерматиты. Нельзя принимать настойки и препараты при динамическом нарушении мозгового кровообращения, при тромбофлебитах и при склонности к тромбообразованию.

ПЕРВОЦВЕТ (примула) Содержит сапонины, дубильные вещества, витамины, глюкозиды (примуловерин, примверин). Салицилаты (аспириноподобные вещества), которые определяют действие в лечении воспалении в дыхательной системе, они и разжижают мокроту. Отмечается потогонное и жаропонижающее действие настоек из примулы. Применяется и в сборах при бронхиальной астме. Увеличивает растворимость солей мочевой кислоты и её выведение, что предупреждает образование и рост уратных камней при хронической почечной патологии. Кремний в растении протектор простаты и сосудов в организме, поэтому применяется при лечении аденомы простаты. Флованоиды растения и каротин действуют как инсулиноподобные вещества при сахарном диабете (настойки 5г на 200мл.). Применяется как мягкое слабительное при запорах, связанных с приёмом мочегонных и само обладает мочегонны действием. Используются в примочках наружно как ранозаживляюшее.

ПЕРЕСТЕНЬ БЕЛЫЙ Содержит глюкозид брионол, дубильные вещества, смолы, яблочную кислоту, эфирные масла, крахмал. Применяется наружно как кровоостанавливающее и болеутоляющее средство. Ядовит.

ПЕРЕЦ ВОДЯНОЙ Горец птичий (см. выше в данной главе).

ПЕТРУШКА Известный зелёно листовой овощ. Однако, обладает немалыми лечебными свойствами. Стимулирует лимфодренаж в гладкой мускулатуре сердца и матки, что используетсч для лечения и реабилитации при многих заболеваний этих органов. Улучшает также состояние и капиллярной кровяной системы, страдающей при многих заболеваниях, в частности при диабете. Улучшает состояние, стимулируя моторику желчных путей и пузыря при гипокинетичесих дискинезиях их .Содержит фолиевую кислоту, важный протектор печени и участник кроветворения в органах. Рас творяет оксалатные камни в почках, при отёках используется как мочегонное. Как противоотёчное улучшает зрение при глаукоме. В народной медицине использовалось как средство лечения почек.

ПИЖМА ОБЫКНОВЕННАЯ Содержит эфирные масла с ядовитым тайоном. Флованоиды растения имеют желчегонное действие и помогают при гипо варианте дискенезии желчных протоков.При меняется пижма и как гепатопротектор (препарат себектан). Растение и препараты обладают антиоксидантной активностью, имея подвижный водород, уменьшают количество свободных радикалов и продуктов окисления липидов, действующих обычно в ущерб организму. Поэтому пижмы препараты являются гепатопротекторами. Они так же повышают секрецию желудочного сока.В онкологии при химиотерапии используют гепатопротекторные свойства пижмы (настойки 2г200мл. или препарат танацехол) . В ветеринарии припименяют как глистогонное средство. При приеме препаратов и на стоек может появиться тошнота, рвота,слабость Противопоказаны беременным.

ПИКУЛЬНИК (львиные зевцы) Содержит много дубильных веществ до 10% , растворимую кремневую кислоту. Поэтому применимо прилечении язвенных колитов, аденомы простаты, атеросклероза. Кремневая кислота также усиливает активность фагоцитоза и клеточных факторов иммунитета, поэтому проявляет свои свойства при многих воспалительных процессах (бронхит, бронхиальная астма, ОРЗ, фурункулёз и другие гнойничковые болезни кожи). В гомеопатии применяли при воспалении почек и циститах. Отмечается антикашлевой эффект при коклюше..В народной медицине лечили сердце. Растение не безобидное и следует соблюдать дозы приёма, назначенные врачом.

ПИОН УКЛОНЯЮЩИЙСЯ (марьин корень) В переводе с греческого

названия означает врачующий. По легенде цветок назван в честь мифического врача Пеона, лечившего богов и людей. Боги, спасая его, превратили в цветок. Плиний врач древности описал 20 болезней, которые лечил пионом. Не отмечено противопоказаний к нему при обычных дозах.Это известное успокаивающее средство. Содержит эфирные масла (пеон), метасалицилаты, салициловую кис лоту. Используется и как противосудорожное при эпилепсии, после инсультов, улучшает сон, лечит неврозы. Повышает несколько кислотность желудочного сока и обезболивает. Распространился цветок из Китая и находит широкое применение в народной медицине Сибири. Лечат малярию, сотрясение мозга, подагру, туберкулёз, рак матки, эрозии шейки матки и другие болезни женских поло вых органов (марьин корень), геморрой

ПЛЮЩ ОБЫКНОВЕННЫЙ Лист содержит дубильные вещества, глюкозид гедерик ядовитое вещество, сапонины, органические кислоты (муравьиную и яблочную), фитонциды, каратиноиды. Является противовоспалительным средством, бактерицидным, ранозаживляющим. Настойки из плюща ядовиты и в основном рекомендуются обычно для наружного применения при ожогах, фурункулах, мозолях, бородавках. При воспалении горла и ангинах в полосканиях.

ПОДОРОЖНИК БОЛЬШОЙ Содержит глюкозид абукин, являяется основным веществом в препарате плантаглюцид. Сапонины растения проявляют гармонорегулирующие свойства и обеспечивают его противовоспалительные свойства. За счёт содержания пектинов является радиопротектором. Медь, входящая в его состав, повышает иммунитет, связывает микробные токсины, усиливает действие антибиотиков. Витамин В6 (фолиевая кислота) играет роль в процессе кроветворения, и улучшает микроциркуляцию крови (при ревматических заболеваниях сердца,суставов). При протейных миокардитах как антитоксическое и антисептик и улучшающий кровоснабжение мышцы сердца. В сборах при пневмонии, плевритах является разжижающим мокроту и выпот средством, улучшающим реактивность организма. В сборах при пониженной кислотности желудка,так как стимулирует пищеварительные железы. При хроническом полипозном гастрите в сборах с омелой, чистотелом, таволгой, берёзой и софорой. Усиливает кроме того регенерацию тканей,хорошо при панкреатитах, накожно при порезах, ссадинах. При геморрое в сборах с укропом, тысячелистником, календулой, семенами льна. Улучшает функцию лимфатических сосудов кишечника,что очень важно в реабилитации многих заболеваний этих органов, так при хронических колитах его полисахариды дают ощутимый заживляющий эффект. Проявляет и спазмолитический эффект на желудочно – кишечный тракт.Применяется для лечения жирового гепатоза печени как лимфодренажного вещества, при этом работают и свойства по лисахаридов подорожника стимулировать выработку интерферона, необходимого в лечении болезни. Увеличивая выделение фосфатов, предупреждает образование почечных камней этого состава. Отмечена антигрибковая активность подорожника большого и ластовидного при лечении рубромикоза кожи и ногтевых пластинок.При слёзоточивости рекомендуется промывание глаз. Вещество аукубин (препарат плантаглюцид) понижает сахар и применяется для лечения диабета. В онкологии как стимулятор простагландина и интерферона, применяется при раке желудка, печени,горла, пищевода, в процессе болезни и период проведения химиотерапии (в настойках 2г на 200мл.). Отмечено антиметастатическое действие подорожника большого на фоне лечения карцином, а так же защитное действие от хромотической оберрации в *клетках костного мозга. Ослабляет лейкопеническое действие цитотостатиков.*

ПОДОФИЛ   Отмечена его противораковая активность,так как это цитотоксичное вещество и прием его должен быть под врача.   Как цитотоксичное вещество так же губительно действует на папилломы. Противопоказан при дегенеративных изменениях печени.

ПОДСОЛНЕЧНИК   Мякоть корзиночек растения содержит много пектинов, которые являются радиопротекторами и антиоксиданта ми. Применяют настойки при промышленном отравлении и в зонах радиоактивности. Настойки также тормозят всасывание холестерина.Корни, стебли растения в настойках и отварах снижают   артериальное давление, улучшают слух, растворяют желчные,почечные камни. В косметике используются для питания кожи. Семена содержат много жира ,богаты селением, который является антиоксидан том и элементом долголетия.

ПОЛЫНЬ ГЛАДКАЯ, ГОРЬКАЯ, ОБЫКНОВЕННАЯ , МЕТЕЛЬЧАТАЯ Горькая содержит инулин, вещество подобное инсулину, является   желчегонными средствами, проявляя при этом противовос палительные качества и применяется при холециститах и холангитах. Семена цитварной полыни применяются как глистогонное при наличии круглых глист. Обыкновенная полынь содержит эфирные масла туйонол и цинеол, каротиноиды, аскорбиновую кислоту (вит.С). Настойки возбуждают пищеварение, проявляют антисептическое действие. Применяют при лечении протейной природы миокардитов, протейном дисбактериозе в кишечнике, лямблиозном дуодените (в сборах с пижмой, чистотелом, тысячелистником и мятой). В народной медицине лечили колиты,принимали 15 капель из нас тойки 1гр. в 200мл. кипятка. При лечении рубромикозов используется настойка для ванн (в комплексе с эвкалиптом, девясилом, листом берёзы и грецкого ореха, тысячелистником). Полынь метельчатая содержит терпиноиды, бактерицидные вещества применяется при туберкулёзе в настойках (0,5 г .200 мл). Применяется в сборах при раке желудка (в комплексе с травами чистотела, язвенника, трифоли, подорожника, календулы и зверобоя)и отдельно в клизмах настойка полыни метельчатой. Используется так же при лечении рубромикоза в ваннах. Из полыни гладкой готовят препарат арлабин, для внутривенного введения при раке печени. Снижает интоксикацию,боль, нормализует иммунограмму,стимулируя нейтрофилы крови. Отмечается низкая токсичность препарата. Полынь не показана при беременности, желтухе,язве желудка. При длительном применении могут возникнуть судороги и галюцинации. Контроль врача и соблюдение дозировки обязательны.

ПРИМУЛА.   При мучительном , безудержном кашле применяется настойка примулы как бронхолитическое средство и подавляющее кашель(см. первоцвет выше).

ПРОСВИРНИК ЛЕСНОЙ Растение семейства мальвовых. Содержит дубильные вещества, каротиноиды и вит. С. Используют в народной медицине при эмфиземе лёгких. Применяется при иммунодифицитах для стимуляции специфической резистентности и системы комплемента .

ПУСТЫРНИК СЕРЦЕВИДНЫЙ   Содержит глюкозид леонурин, алкалоид леонурин,алкалоид   ситостерин,холин,сапонины, дубильные вещества, яблочную, лимоную, винные кислоты,   фосфор. Используется в сборах при лечении гипертонической болезни (с ортосифоном, мятой, боярышником, лис том берёзы). Как седативное и кардиотоническое средство при ревматизме. При гломерулонефритах и сопутствующей стойкой гипер тензии. Как седативное средство пустырник активнее валерианы, и не влияет на частоту сердечных сокращений в отличии от неё.

ПЫРЕЙ ПОЛЗУЧИЙ Содержит сапонины, обеспечивающие его желчегонный и мочегонный эффект и применяется в сборах при хеликогастритах,холециститах, так как имеет и противовоспалительные свойства. Его феноглюкозид арбутин помогает при инфекции дыхательных путей и лёгких. При этом важное значение имеет и его иммуностимулирующие свойства повышение биоцидности фагоцитов.Как содержащее кремний растение используется при лечении аденомы предстательной железы (болгарские врачи рекомендуют ежедневно принимать отвар из сухой травы, замоченной вечером, утром сливают воду, наливают свежую, кипятят на слабом огне, принимают отвар за 15 минут до еды по половине стакана). Так же кремний стимулирует работу поджелудочной железы и проявляет антисклеротические качества. Пырей снижает риск образования уратных камней и подагрических артритов. Помогает при циститах. Как ранозаживляющее средство настойки применяются накожно при порезах и гнойничковых поражениях.

РАСТОРОПША (чертополох) Известна более всего как активный гепатопротектор. Используется при различных патологических состояниях гепатобиллиарной системы. Благодаря желчегонным, спазмолитическим и цитопротекторным свойствам помогает при лечении гепатоза, дискенезии желчных путей и желчного пузыря. Препараты и настойки растения проявляют антисклеротические свойства как антогонисты эндотелиальных рецепторов при не большой их токсичности и отсутствию побочных явлений. Принимается при хронических гепатитах. При лечении наркомании для уменьшения явлений интоксикации. Используется расторопша и при лечении хронических колитов.

РАУВОЛЬФИЯ ЗМЕИННАЯ Гипотензивное средство. Из неё готовят раунатин,резерпин для лечения гипертонической болезни. Действие их связано с разрушением адренолина, усиливающего артериальное давление. Содержащиеся в раувольфии индольные алкалоиды блокируют потребность адренергические фоликул, поглощаюших и накапливаюших биогенные амины. Содержит фитостероиды(в коре больше,чем в листве) и снижает сахар крови, что необходимо учитывать при лечении гипертонии больных сахарным диабетом. Не показана при гипотонии и вегетососудистой дистонии.

РЕВЕНЬСодержитантроглюкозиды,которыеусиливаютперистальтику толстого кишечника, в связи с чем проявляет слабительное действие через 6-10 часов после приёма. В черенках ревеня много пектинов, которые связывают тяжелые металлы и выводят их из организма, проявляя таким образом и радиопротекторное дейс твие. Содержит и йод необходимый при гипофункции щитовидной железы и при лечении атеросклероза.Ревень усиливает прилив крови к органам малого таза и не принимается при беременности, геморрое, кровотечениях внутренних органов, почечно и желчекаменной болезни.

РЕДЬКА Содержит много фитонцидов, убивающих вирусы и стимулирующих лизоцим – фактор местного иммунитета кожи и слизистых, потому оказывает лечебный эффект при воспалительных процессах в дыхательной системе. Принятая вместе с мёдом, разжижает мокроту при этом. Принимается в виде салатов с растительными маслами при цистите и при раке мочевого пузыря (ежедневно 2 столовых ложки 2 раза в день). Не рекомендуется редька при органических поражениях сердца, при болезни желудка и печени.

РЕПЕШОК Сапонины растения угнетают синтез холесте рина и триглицеридов и используются в настойках для профилактики и лечения кардиосклероза, атеросклероза. Эти свойства используются в фитокоррекции и для профилактики жирового гепатоза после гепатитов. Стимулируя фактор иммунитета фагоцитоз и клеточные факторы (благодаря наличию кремний органических кислот), помогает при лечении инфекций и при другой иммунопато логии. Наличие кремния и фитостеринов делает возможным его использование в лечении и предупреждении аденом простаты. Репешок применяется и для растворения желчных камней и лечения подагры.

РОЗА СОБАЧЬЯ (лаватера сирингика), в отличие от шиповника,называемого роза канина, содержит много слизи и дубильных веществ, сапонины и витамин С. Применяется как противовоспалительное, обволакивающее средство при стоматитах в полосканиях. Хорошее косметическое средство питающее кожу в масках.

РОЗМАРИН используется как пряность, усиливающая пищеварение. Кроме того, усиливает микроциркуляцию в мелких сосудах, Применяется при лечении ревматизма, а также в косметологии (маски улучшают кровоснабжение эпидермиса кожи лица).

РОМАШКА Содержит микроэлемент кобальт, который участвует в образовании гормонов щитовидной железы. Уменьшает холестерин крови, тормозя его всасывание. Обладает успокаивающим свойством, а в сочетании с корневищем синюхи даёт противосудорожный эффект.Содержит калий, принимается при лечении диуретиками, вымывающими калий из организма. Салициловая кислота делает растение применимым при ОРЗ, кольпитах и других инфекциях. В мазях с другими травами применяется при геморрое как противовоспалительное и обезболивающее. Ромашка не содержит эстрогенов,но повышает эстрогенную активность в связи с чем применяется при многих женских болезнях. Относится к средствам нормализующим тонус желчного пузыря,применяется при его дискинезии,но так как проявляет и противовоспалительные свойства хорошо помогает при холециститах (препарат ротокан или настойки травы 2г-200 мл.). Ромашка лечит аденому простаты (препарат ротокан и ромузолон). В схемах растительной терапии рака молочной железы применяется ромашка для уменьшения тошноты, дуоденальной недостаточности, устранения лейкопении и анемии. Содержит иммуностимулятор хамазулен, является также антиаллергическим средством.

РУТА В траадиционной медицине использовали для лечения перемежающейся хромоты (облетерирующего эндарттериита), в сборах с лапчаткой, хвощем, тысячелистником. Это же свойство же улучшать микроциркуляцию применимо в лечении ревматима, что широко применялось в народной медицине. Обладает свойством выводить уратные камни в почках и при подагре. При кишечном дисбактериозе действует губительно на гнилостную флору.

РЯБИНА КРАСНАЯ (обыкновенная) Содержит много каротинодов (провитамин А) витамина С. Много пектинов в рябине делают её средством,выводящим тяжелые металлы организма и радиопротектором. Кроме того она усиливает устойчивость организма к гипоксии при нарушении кровоснабжения мозга и сердца различной этио логии. При дисбактериозе губительно действует на стафилококк и гнилостные бактерии. Уменьшает количество жира в печени при гепатозах. Снижает холестерин. Является мягким слабительным, мочегонным, противоциноготным.

РЯСКА Обычно ряску высушивают и измельчая в порошок,хранят или, смешивая с мёдом до консистенции крутого теста, помещают в холодильник. Другой вариант настойки в воде 30 дней в тёмной посуде,затем процеживают и хранят в холодильнике. Ряс ка сама выделяет много кислорода и порой чистит воду, но перед использованием её надо хорошо промывать.Помогает ряска при лечении витилиго, различного рода аллергий, отёка Квинке, импотенции, нефритов (с лопухом) и при глаукоме.

САБЕЛЬНИК (лапчатка болотная) Название получил из-за формы листа в виде сабли. Растёт на болотах. Используется в медицине всё растение. Содержит литий , применяется при лечении де прессивных состояний. Включает цинк – стимулирующий клеточные факторы иммунитета и активность фагоцитоза. Настойки и препараты из него повышают уровень щитовидных гормонов применяется в лечении гипотиреоза и его симптомов – уменьшает явления отёчности.

Содержит коагулянты и применяется при кровотечениях , чаще всего желудочно – кишечной локализации. Обладаяре генерирующими свойствами, применяется при лечении и язв желудка и в лечении кожных проблем. Содержит органические кис лоты, обеспечивающие антисептические свойства, например, при фурункулёзе и других кожных гнойничковых. В этом же направле нии работают и его эфирные масла (пенин ,терпинол, метилгептенон). Проявляет сабельник вяжущие свойства при поносах, при лечении стоматитов. Такой широкий спектр полезных веществ в растении делает его весьма популярным и в народной медицине его приравнивают к женьшеню. Сабельник применяют в лечении онкологических заболеваний желудка, лейкозах, лимфогрануломатозах. Нормализует обмен веществ Применяют при лечении артрозов (так называемые «соли в суставах»). Чаще применяют спиртовые настойки наземной части и корневища вместе в отношении 1 : 5, принимают по 2 столовых ложки до еды или настойки наземной части (2г.-200мл.) Корневища используют для отваров 4г-200 мл, на водяной бане кипятят 30 минут. Пьют по 60 мл. 2-3 раза в день. Выводит кальций и применяется при артрозах, остеохондрозах.

СВИНОРОЙ ПАЛЬЧАТЫЙ (бермутская трава) Широко распространен в мире. В Китае применяют при многих заболеваниях мочевой системы, внутренних кровотечениях, гепатитах. Содержит слизи,сапонины,полисахарид тритоцин (д-фруктоза). Мягко снижает артериальное давление, проявляет сосудорасширяющий эффект и потому действует как диуретик. В народной медицине применяют в лечении аденомы простаты, при отеках.

СИНЮХА ГОЛУБАЯ Содержит органические кислоты антисептического характера. Обычно употребляемое корневище, содержит эфирные масла, минеральные соли, сахара и чаще употребляется как содержащее терпеновые сапонины активного (но не оглушающего) седативного действия при лечении эпилепсии и бессонницы. Вместе с цветками ромашки проявляет противосудорожный эффект. Увеличивает свёртываемость крови. Улучшает дренажную функцию в дыхательной системе, при антисептическом её действии и успокаивающем эффекте применима при многих болезнях в этой систем. При язвенных процессах наиболее действенна, когда нарушения в слизистой желудка имеют нервное происхождение. В симптоматическом лечении снижения слуха при заболевании щитовидной железы. Сапонины синюхи снижают холестерин крови. Обычно применяют настойки 2г.-200 мл.,но принимается по 2-4 глотка в течение дня.

СИНЯК ОБЫКНОВЕННЫЙ (куриная слепота). Растение ядовито и соблюдение дозировки при контроле врача обязательно.Водные на стойки проявляют антигормональный эффект,применяются при дисбалансе в гормональной системе. Спиртовые настойки проявляют нервнопаралитическое (курареподобное) действие, так как активно экстрагируют алкалоиды циноглоссин и консолидин из растения. Из животных только овцы поедают без ущерба это растение. В народной медицине применяют при колитах, эпилепсии, укусах змей. Наружно применяют настойки для лечения разрыва связок.

СИРЕНЬ ОБЫКНОВЕННАЯ Родом красивое растение из Ирана. Применяются в основном цветки сирени и содержат много эфирных масел, синергин, сирингопикрин, фарнезот. Чаще применяется наружно для лечения ран и гнойниковых поражений кожи. При радикулитах наружно настойки или кашица вымоченных цветков, в народной медицине для этого готовили настойк на керосине. Эти же средства использовали для удаления шпор (накостные наросты в области пяток), лечения трещин кожи на пятках. Семена применяли в сборах при лечении слезоточивости.Внутрь принимают настойки сирени в дозах столовых ложек из настойки 2г.-200 мл. и применяют при бронхите, туберкулёзе лёгких, малярии. В косметике в масках для жирной кожи, для лечения угревой сыпи.

СКОПОЛИЯ ядовитое растение ,используется для получения препаратов атропина и скополамина. Фитотерапия только под контролем врача.

СМОРОДИНА Известно более 100 видов растения. Впервые её применили в пищу арабы, завоевавшие Испанию и открывшие освежающие свойства ягод. Назвали её арабы «Ребес», это название вошло в толковый словарь Дифенбаха.Желе из красной смородины подают во Франции с тушёной дичью, а в Англии к жареной баранине. Наиболее употребляемые и проще в выращивании красна и чёрная сорта смородины. Ягода на 85% состоит из воды. Содержат белки, глюкозу и фруктозу, около 3% пищевых волокон, органические кислоты яблочную, лимонную, янтарную, салициловую и винную, ка техины. Большое количество витаминов : B1, B2, P, PP, K ,провитамин А.Микроэлементы калий, кальций, магний, натрий, железо,фосфор. Настоящий кладезь вит.С в красной 250 мг% ,в чёрной 450 мг%. В красой смородине много кумаринов, в чёрной -йода. Большое количество магния, необходимого при многих функциях организма и в частности для снятия отеков, улучшении сорбционных процессов при диабете и сердечнососудистой патологии. Красная смородина способствует выведению кислых (уратных и оксалатных) камней из почек и предупреждает их развитие,а так же помогает при подагре, артрозе и остеохондрозе. Красная смородина также способствует уменьшению холестерина крови, стимулирует работу пищеварительных желёз, способствует усвоению пищи (часто подаётся к мя су). Черная смородина при этом улучшает лимфодренаж в кишечник, скелетной мускулатуре, лимфатических узлах и применяется при явлениях лимфостаза. Приём 50 грамм свежих ягод покрывает суточную потребность в витаминах С и Р. В чёрной смородине также больше магния и цинка. О магнии уже сказано,цинк же участвует в коррекции иммунитета на клеточном уровне и фагоцитозе. Большое количество пектинов обеспечивает антитоксическое действие смородины,при отравлении тяжелыми металлами,радиации.За счёт содержания природных витаминов В1и В2 регулирует обмен веще ств. Укрепляет кровеносные сосуды, так как содержит витамины Р и РР. Сок обладает кровоостанавливающими свойствами (вит. К) и мягким слабительным свойством. Салициловая кислота действует в организме как противовоспалительное, жаропонижающее при ОРЗ и других воспалительных процессах. Большое содержание органических кислот ограничивает прием ягод смородины при гиперсекреции желудочного сока и язвенных процессах. Лечебными свой ствами обладает и лист смороды. В заболеваниях, где необходимо восстановить функцию надпочечников (псориаз, хронический бронхит, хронические гепатит), применяются настойки листа и цветков смородины (2г-200 мл, прием по 50 мл. в день). Настойки листа также выводят из организма соли тяжелых металлов, снижают холестерин крови и мочевую кислоту,являются мочегонными, что важно при хроническом нефрите, подагре. Отвар листа снижает сахар крови. Как поливитаминное средство и богатое минералами хорошо помогает при пародонтозе. Старые травники рекомендуют смородину применять для восстановления сил и тошноте. В косметических цеких целях применяют маски из ягод, что омолаживает кожу и делает её упругой.

СМОРЧОК гриб легендарный. Королева Маргарита Навварская применяла для усиления потенции своих любовников и Казанова ежедневно его употреблял. Если историки не врут??

СКУМПИЯ КОЖЕВЕННАЯ. Растение издавна применяется как декоративное и для выделки кожи, так как содержит очень много дубильных веществ, а так же содержит сахара,витамины,органические кислоты. Галловая кислота является активным антитрихомонадным средством. Из растения получают чистый медицинский танин. Наличие его и антисептические свойства органических кислот делают скумпию применимой при наружном лечении многих кожных заболеваний и ожогов.

СО ПАЛЬМЕТТО Препарат готовится их плодов карликовой пальмы,которые индейцы Америки употребляли для усиления потенции.Считается,что фитостарины плодов усиливают репродуктивную активность мужчин, предотвращая развитие и лечат аденому .

СОЛОДКА Широко разносторонена и применяется в медицине, служит сырьем для многих лекарственных препаратов, в том числе карбоксолон (зарубежный биогастрин, который включает пентациклические терпены глицеровой кислоты и проявляет антиаллергические и антиспастические свойства при бронхитах. Ликвиритрон, который одержит флованоиды и применяется для лечения гастритов и язв желудка. Солодка обладает регенирирующими (заживляющими) свойствами,снижает пептическую активность желудочного соку и изменяет соотношения простагландинов потому настойки солодки принимаются при проблемах желудка и язвах. Глициразиновая кислота солодки обладает противоопухолевыми свойством, болеутоляющим свойствами и приводит к исчезновению склеротических бляшек, укрепляя так же кровеносные сосуды и показана для лечения атеросклероза.Сапонины с их гормоноподобным свойством, флованоиды антивирусного действия, стероиды делают солодку эффективной в лечении бронхитов, пневмоний. Солодка балансирует гормональный состав. Стимулирует пролактин, сама содержит фитоэстроген, при этом подавляет редуктазу,стимулирующую выработку супертестостерона. Стероидоподобные вещества солодки проявляют 30% активность гидрокортизона. Поэтому эффективна при многих в воспалительных процессах — рожистых воспалениях, циститах, а так же при лечении и патологического климакса. Этим же объясняется п рименение солодки в онкологии. Здесь имеет место её иммуностимулирующее действие (усиливает функцию лимфоцитов, эффективнее, чем известные иммуномодуляторы МДП и Т-активин и стимулирует выработку интерферона). Солодка применяется при мастопатии и других заболеваниях молочной железы как хорошее лимфотропное средство. При лейкозе применяется и её токсиновыводящие функции.Приаллергиитиреопрепаратамсолодка применяется как антисенсибилизатор. Улучшая реологические качества крови

(текучесть), солодка помогает в лечении перемежающейся хромоты (облитерирующем эндартериите). Иногда солодка вызы вает повышение артериального давления и способствует задержке жидкости в организме, поэтому не рекомендуется при органических поражениях сердца и паренхиматозных органов.

СОЛЯНКА РИХТЕРА (черкез) Впервые научное исследование состава растения провел в 1933 году П. Масогетов,определил алкалоиды сальсолин и сальсолидин,которые составили основу препарата сальсолина,обладающего гипотензивным свойствами центрального действия. Кроме того алкалоиды проявляли и успокаивающий эффект. Не применимы в случаях декомпенсированных состояний сердечнососудистой системы и паренхимных органов. Растение очень похоже на солянку Палецкого, не имеющее лекарственной ценности. Чтобы отличить надо размять плодики и,если остается на бумаге чё рный цвет -это с. Палецкого, если бурыйс. Рихтера.

СОЛЯНКА ПОЛЕВАЯ Активный гепатопротектор.Являясь антогонистом эндотелиальных рецепторов, улучшает состояние при хронических гепатитах в лечении, профилактике гепатоза. Содержит амиинокислоты, микроэлементы в том числе медь и калий, витамин Р, рутин, все это в комплексе является протектором и всей сосудистой системы. Содержит токоферол (вит Е). Нормализует липидный обмен, входит в состав препарата хитохол и хитозан, применяемых при дискенезии желчных протоков.В онкологии как источник многих полезных элементов входит в сборы фитокоррекции при химиотерапии,для улучшения общего состояния.

СОСНА Содержит терпены и терпиноиды, активные анти вирусные вещества,применяется при лечении воспалительных процессов дыхательных путей. Содержит также фитонциды,другие летучие антибактериальные, проявляет антигерпетическую активность . В хвое витамин К,увеличивающий свертываемость крови. Применяются настойки при стоматитах и пародонтозах, так как имеют еще и дубящее свойство. Содержит хвоя витамин С.

СОФОРА. Содержит много витамина Р и РР, которые укрепляют стеники сосудов,играют важную роль в нормализации обмена веществ в организме,нормализуют функцию печени и обеспечивают детоксикацию. Содержат алкалоиды, используемые для лечения гипертонической болезни. Из софоры готовят препарат трипсорутин, уменьшающий вязкость крови, гиперагрегацию (склеивание) тромбоцитов,предупреждая образование тромбов. Также усиливает образование красных кровяных телец). Повышает тонус вен,снижает проницаемость стенок капилляров для белков, что снижает отёки, улучшает состояние при варикозных проявлениях, применяется при ревматизме, гипертонической болезни кардио и атеросклерозе,при остеохондрозе с явлениями головокружения. Флованоиды софоры обладают противотуберкулёзными свойствами, уменьшая при этом и побочные эффекты противотуберкулёзных препаратов. Используются для укрепления организма в процессе химиотерапии в онкологии. Подавляет герпетическую инфекцию при приёме настоек и в аппликациях наружно. Используется в ванночках для ног при рубро микозе. В онкологии при раке щитовидной железы. Имеет свойства умньшать дегенеративные процессы в тканях глаза в сборах с шиповником и подорожником.

СОЯ Это цинксодержащее растение и стимулирует иммунитет на клеточном уровне(натуральные киллеры чуждых и раковых клеток) и на уровне интерферона. Из сои готовят иммунопрепарат интерлепид. Содержит соя витамин В1, при недостатке которого возникают неврозы и естественно,при этих состояниях необходимо использовать сою .Проявляет соя и антисклеротичесое действие, из неё готовят препарат пиаскледин , примняемый при склеродермии. Гармоноподобные вещества делают её предпочтительной при ме паузе у женщин. Антиоксидантов больше, чем в красном вине. Содержит растительные белки, при этом подавляет усвоение животного белка, потому в гарнирах её применение не оправдано. Содержит токоферол (вит.Е), железо, кальций,важные компоненты обеспечивающие здоровье человека.

СПАРЖА ЛЕКАРСТВЕННАЯ Содержит растительные белки, каротиноиды, витамины С и В, стероидные сапонины, кумарины,углеводы,хелидоновую кислоту. В Индии её называют шатавари, что зна чит имеющая 100 мужей. Из-за наличия фитоэстрогенов, трава является активным стимулятором функции половых гормонов женщин. Трава также снижает кровяное давление, расширяя сосуды. Увеличивает силу сердечных сокращений. В урологии применяется её мочегоное и противовоспалительное.

СПОРЫШ другое название ГОРЕЦ ПТИЧИЙ и описан выше под таким названием.

СТАЛЬНИК Относится к бобовым растениям. Как лекарственные применяются два вида растения полевой и колючий. Оба вида являются активными мочегонными средствами и растворяющими камни, описаны Теофастом в 5 веке до нашей эры. Считается, что разрушают и выводят кислые камни (уратные и оксалатные),так как содержат сапонины. В эксперименте показано, что сапонины колючего стальника уменьшали количество мочевой кислоты на 30%. Однако,при длительном приеме наступает обратный эффект. При меняются при геморрое,трещинах прямой кишки, запорах проктогенного происхождения, также оказывает послабляющий эффект. Оказывает кардиотонический эффект стальник и повышает давление. Имеет место кровоостанавливающее и вяжущее свойство растения, потому принимается в полосканиях при стоматитах. При экземах настойки стальника, нормализуя состояние микроциркуляции кожи, заживляют её. При пиелонефритах НЕ РЕКОМЕНДУЮТСЯ настойки стальника из-за раздражающего действия НА ПАРЕНХИМУ ПОЧЕК.

СУШЕНИЦА ТОПЯНАЯ Содержит железо, кобальт, медь, цинк. Витамины С , А, В1, флованоиды, сапонины, вяжущие. Применяется при лечении сердечнососудистой системы, замедляет ритм сердца при тахикардии и снижает артериальное давление, уменьшая нагрузку на сердце. Уменьшает количество холестерина, тормозя его всасывание в кишечнике. Сушеницу называют природным нитроглицерином так как расширяет периферические сосуды, облегчает работу сердца.При этом она обладает и седативным эффектом, а совместно с хмелем противосудорожным,например, при эпиепсии. Оказывает снотворный эффект. Сушеница усиливает устойчивость организма к кислородному голоданию, нередко сопровождающему слабую работу сердца. Является венотоником при варикозных заболеваниях и геморрое. Применяется в сборах при климактерическом синдроме, как нормализующая обмен веществ составная часть (вместе с подорожником, пустырником, солодкой, хвощем, чередой, шиповником). Содержит цинк, кремний, органические кислоты, которые нормализуют систему иммунитета при болезнях лёгочной системы. Флованоиды сушеницы оказывают и антитуберкулёзное действие. В гастроэнтерологии применяется обволакивающе, антацидное её свойство при бактериальных язвах и хеликогастритах. Регенерирующее действие своё проявляет трава при панкреатитах. При дискенезии желчных путей оказывает антиспастическое   действие на сфинктеры и уменьшает боль, напряжение. Благотворно проявляет себя при синдроме «отсутствия желчного пузыря» после операций. Снижает синтез щавелевой кислоты, уменьшая риск об разования или растворяет оксалатные камни. Как цинк и кремний содержащее, применяется в сборах при простатитах. При эрозии шей ки матки и трихомонадных кольпитах в спринцевании.   При глаукоме оказывает гипотензивное действие. При экземах орошения вокруг язвенных поражений нередко помогают лечению, при потливости рук и ног используются настойки в ванночках. НЕ РЕКОМЕНДУ ЕТСЯ прием настоек травы при низком артериальном давлении и брадикардии.

ТАТАРНИК ОБЫКНОВЕННЫЙ Содержит   сапонины,алкалоиды, ину-лин   (инсулиноподобное вещество), витамин С. Готовят из него масло и применяют при атонических запорах, так как стимулирует периста льтику кишечника.   При диабете может быть применен для коррекции сахара в крови.

ТЕРМОПСИС Это никель содержащее растение и применяется при дисфункции паращитовидной и поджелудочной желёз, возникающих при недостатке этого элемента. Известно растение более всего как отхаркивающее средство при бронхопневмониях, лярингитах, трахеитах .   ПРИ КРОВОХАРКАНИИ ПРОТИВОПОКАЗАН.

ТЕРН Содержит глюкокортикоиды, витамины С, Р, укрепляющий сосуды,яблочную кислоту,дубильные вещества,глюкозид амигда-лин. Листья и цветы применяется как мочегонное, потогонное,про-тивовоспалительное,укрепляющее сосудистую стенку, улучшающее функцию почек. ТИМЬЯН (чабрец) Содержит много фенолов (до40%), эфирные масла,смолы,сапонины, флованоиды. Содержит тимол, снимающий явления бронхоспазма. Готовят из тимьяна препарат пертусин (от кашля и отхаркивающее). Растение также улучшает микроциркуляцию и лимфодренаж в дыхательной системе, раз-жижая мокроту. Снимает бронхоспазм, вызываемый приемом бета-блокаторов. Эфирные масла тимьяна угнетают и туберкулёзную ин-фекцию в сборах трав сушеница, хвощ, малочай, крапива. При дис-бактериозе микотического характера, угнетая отрицательную флору, разжижает слизь. Он оказыавет и противоглистное действие. Об-ладает растение противотрихомонадной активностью за счёт содер-жания фенола, фитонцидов,применяется в спринцеваниях. Приме-няют при поносах и метео ризмах (газы в животе) .
ПРОТИВОПОКАЗАН ПРИ ВОСПАЛЕНИИ ПЕ ЧЕНИ, ЯЗВАХ ЖЕЛУДКА, БЕРЕМЕННОСТИ,   ГИПЕРТИРЕОЗЕ.

ТМИН   Содержит   эфирные масла, кварцетон, камферол, танин, сахар, жирные масла. Возбуждает аппетит, снижает метеоризмы, яв-ляется желчегонным. Антиспастическое средство при кардио-склерозе и бронхитах. Снижает эффект бронхоспазма в лечении бета-блокаторами. Как противовоспалительное средство применя-ется при гастритах, сопровождающих их, дискенезиях кишечника, угнетая гнилостную флору кишечника. Как спазмолитик при-меняется в сборах при панкреотитах. Убивает грибы семейства «кандида», но слабее черноголовки при этом в 10 раз, а сангвири-трина в 60 раз.

ТОЛОКНЯНКА (медвежьи ушки) Содержит в листьях арбутин, фе-ноглюкозиды. При почечной патологии используется как противо-воспалительное, антисептическое, снижающее уремию (наличие мочевины в крови) и мочегонное свойства. Применяется в соста-ве бруснивера (толокнянка, зверобой, череда,шиповник в отноше-ношениях 3:2: 1:4). Можно готовить настойки такого типа, при-меняя их при острых процессах в почках и при хронических пе-риодическими курсами. В традиционной медицине принимают чайную ложку порошка толокнянки утром, просто запивая водой, при лечении аденомы простаты. Угнетает синтез холестерина и используется при лечении атеросклероза и предупреждения ге-патоза. Как выводящее избыток кальция, применяетяся в сборах при лечении артрозов,остеохондрозов и помогает при радикулитах. Применяется при головокружениях, связанных с остеохондрозом шейного отдела позвоночника. НЕ ПРИМЕНЯЕТСЯ толокнянка при острых заболеваниях желудка и кишечника из-за раздражающего действия.

ТОПЕНАМБУР (земляная груша). Это корнеплод известен был индейцам Северной Америки ещё до европейцев, привезён в Англию в 1610 году и назван в честь племени с названием «тупенам-бур». В Россию завезён позднее и использовался в богатых домах как экзотическое блюдо,а так же лечения сердца.В промышленности применяется для производства сахара и спирта. Содержит инулин, применяетяся для лечения диабета второго типа. Повышает тонус желчного пузыря и желчеобразование при гипокинезии желчных протоков. Является так же, иммуностимулятором, повышая интер-лейкин1, что используется в онкологии. При аденомах простаты при меняется настойка листа, свежий лист топенамбура в ванночках.

ТРИФОЛЬ (вахта трёхлистная) Содержит горечи и дубильные вещества,относится к группе горечных лекарств типа полыни и золототысячника, применимые для возбуждения аппетита в детской практике (в виде микроклизм) и при гипертиреозах. Содержит глюкозиды гиперозид и рутин. Витамин С, каротиноиды, кальций, Фитоэстрогены. Обладает гипосенсибилирующими свойствами и из-давна народная медицина использовалатраву при лечении золотухи (диатезе). Применяется в сборах при колитах и,как обладающую ан-тимикробным действием, в сборах при пиелонефритах. Желчегон-ные качества вахты используются при гипокенезии желчных прото-ков. При гипоацидных гастритах как средство стимулирующее пище-

варительные железы.Как содержащее кальций и другие витамины,а так же фитоэстрогены, применяется при остеопорозах, сопровождающих менопаузу.

ТУЯ Относится к кипарисовым растениям и родиной является
Северная Америка.В лекарственные настойки и препараты используют обычно молодые побеги туи. Содержит флованоиды, эфирные
масла, среди которых ядовитый тион и хинокитол (активный антигрибковый элемент),дубильные вещества и смолы,горькое вещество
пиницикрин. Противовирусные настойки туи применяются при лечении герпетических высыпаниях, смазывая их 3-4 раза в день.
Применяют также при раке шейки матки, для усиления лечебного
эффекта, так как причиной этих раков не редко является герпетическая инфекция. Настойки туи выводят минералы из
организма, в том числе железо и кальций.Применение любых
экстрактов из туи требует контроля врача и соблюдение дозировки.
Внутрь, как правило принимаются отвары с кипячение 15 минут и
концентрацией по бегов 2 столовые ложки побегов на 200 мл воды.
Из туи есть несколько гомеопатических препаратов, в частности
акофит от радикулита и мерифит- для лечения хронического
тонзиллита. Туя является активным иммуностимулятором на уровне Т-клеток, интерлейкина 2и В-лимфоцитов. При этом проявляет
цитотоксическое действие, связанное с веществами класса трополон
и применяется в онкологии при раке шейки матки, прямой кишки,
щитовидной железы. Чаще всего используют настойки и масла из туи
для наружного применения, для удаления бородавок, грибков,
кожных проявлений волчанки, ревмартритах. В народной медицине лечили гепатиты, задержки мочи у мужчин (аденомы), аллергии (золотуха), простуды.

ТЫСЯЧЕЛИСТНИК Минерал содержащее растение: железо, кальций,кремний,марганец,магний,медь,следыцинка.Снижает уровень
холестерина вкрови. Проявляет антисклеротические свойства, улучшает липидный профиль. Содержащие салицилаты, силантраты,
секвитерпиноиды, растение применяется при многих инфекционных
болезнях, в том числе при панкреатитах, герпетической, папилозной
инфекциях (с календулой, алоэ, коланхоэ), туберкулёзе. входит в состав
препарата фиторена, применяемого для лечения папиломатоза и
при лечении рака яичников. Проявляет и противопаразитарные
свойства, что позволяет принимать траву при лямблиозе (вместе
с аиром, пижмой, чистотелом, полынью , берёзовыми почками).

Салицилаты делают эффективным применение тысячелистника при заболеваниях органов дыхания, разжижает мокроту, удаляя экссудат при плевритах. При лечении хронических бронхитов избавляет от мучительного кашля. Как кальций и кремний содержащее, уменьшает аллергические явления в том числе к тиреопрепаратам. Стимулируя эстрогенную активность, может использоваться при явлениях дефицита гормонов при ряде заболеваний и последствий этого дефицита (язвенная болезнь,вызванная хеликобактериями, бесплодие,климакс,аменорея).При болезни печени тысячелистник действует как гепатопротектор (как расторопша, пижма и зверобой). Стимулируя выработку желчи, повышает тонус желчного пузыря и протоков. Также имеют место антиаллергические и антисклеротические эффекты,что важно для профилактики гепатоза. Как активное противовоспалительное средство, тысячелистник применим при лечении гипоацидных или острых гастритов. При лечении геморроя применяют в микроклизмах, мазях наружно, внутрь настойки в сборах с укропом,календулой и семенами льна.

ФИЗАЛИС Плоды физалиса содержат каротин, вита мин С,органические кислоты, следы алкалоидов, фазалин. В традиционной медицине принимали при хроническом пиелонефритена стойках на вине (100 гр. плодов фазалиса на литр вина, настаивали 20 дней, принимали по 50мл. 3 раза в день). Лечебным было повидло из физалиса (400 грамм плодов варится 1 час, затем добавляют 800 гр. мёда и ещё проваривают). Относится физалис к мочегонным и антиревматическим средствам. Плоды используют чашечек и лучше после проморозки их. Есть сведенья, что растущий на территории России физалис более токсичен, применяется чаще для декоративных целей.

ФЕНХЕЛЬ (укроп аптечный) По своим качествам схож с пищевым укропом. Является спазмолитиком,применяется при сердечнососудистых проблемах,ревматизме,холециститах,желчекаменной болезни с болевым синдромом.Содержит много эфирных масел, подавляет кашель,проявляя бронхолистические свойства при бронхите. Используется для лечения дисбактериоза микотической природы. Повышает растворимость оксалатных камней.Может вызвать менструации раньше режимного порядка, повышает лактацию у кормящих женщин. Уменьшает метеоризмы (у маленьких детей так же) и лечит бессонницу. Способствует перевариванию жиров в организме и применяется в сборах для снижения веса.

ФИАЛКА ТРЁХЦВЕТНАЯ Содержит виолин, сахара, салициловую

кислоту (аспирин), рутин, сапонины.В традиционной медицине при менялась как противозолотушное (антиаллергическое) средство и для лечения циститов. Содержит микроэлементы: кальций, медь, кадмий, меньше цинка, магния и марганца. Проявляет успокаивающее и снотворное действие, с травой душицей,противосудорожное (при эпилепсии, спазмах в мышцах ног и др.). Антиоксидант, усилиивающий устойчивость организма к кислородному голоданию при сердечной недостаточности. Салицилаты фиалки проявляют антиревматическое действие и муколитическое, антикашлевое (центрального происхождения) при ОРЗ, бронхитах и др. Стимулируя фагоцитоз, повышает растворимость оксалатов, предупреждая образование камней почек. Как противовоспалительный,антиаллергический компонент применяется в сборах при лечении гломеруло-нефрита. Герпетические поражения лечат,смазыванием свежим соком фиалки. При остром течении эпидермофитии применяют настойку из листа брусники,эвкалипта,зверобоя, ромашки и фиалки. Действует и как антиаллергическое средство при аллергии к тиреопрепаратам. Полифенольные соединения фиалки стимулирую биоцидность фагоцитов,оправдывая применение фиалки при инфекционных болезнях и других иммунодифицитах.

ХВОЩ ПОЛЕВОЙ Содержит много (до 40%) кремния, кото рый является противосклеротическим веществом (подавляет эндотеоиальные рецепторы сосудов) и иммуностимулятором в системе фагоцитоза. Содержит сапонины, которые оказывают антимикробное, противовоспалительное, мочегонное действие. Содержит пектины, обладающие радиопротекторным действием и выводят тяжелые металлы из организма. Но дополняют железо, медь, алюминий, салицилаты необходимые для улучшения крови и состояния сосудов. При васкулитаъ эти элементы наряду с кальцием и кремнием, имеющимися в растении, помогают в лечении. Флованоиды хвоща проявляют антиоксидантные свойсва в борьбе с вредными радикалами, играющими роль в процессе старения. Хвощ мочегонное средство, при этом его антисептические, антиоксидантные свойства позволяют применять в лечении миокардитов. Все перечисленные качества хвоща хорошо применимы при лечении воспаления дыхательной системы, кроме того, разжижает мокроту, уменьшает кашель и выводит эксудат из плевры. ПРИ ВОСПАЛИТЕЛЬНЫХ ПОЦЕССАХ В ПОЧКАХ НЕЛЬЗЯ ПРИНИМАТЬ ХВОЩ, так как раздражает паренхиму почек, но при почечнокаменной болезни (уратных камнях) применяют для их растворения. Уменьшая количество мочевины крови, хвощ способствует улучшению общего состояния при хронической почечной не достаточности. Обладая способностью образовывать защитные коллоидные плёнки в моче- вых путях, хвощ лечит циститы (с лапчаткой, подорожником при щелочной реакции мочи). Как кремний содержащее, входит в состав сборов, лечащих аденому простаты (с травами горец птичий, тысячелистник, кипрей, крапива, чабрец). Входит в состав сборов, нормализующих обменный процесс при климаксе (сушеница, подорожник,пустырник,солодкачереда и шиповник).Как растение, выводящее избыток кальция, применяется при радикулитах, артро- зах, остеохондрозах. В иммунопатологии как стимулятор фагоцитоза и интерлейкина 1.

ХОХЛАТКА ПОЛАЯ (маклея) Из этого растения готовят препарат сангвиритрин (антимикробный, антивирусный, антимикотичес кий). При лечении используется и клубни и наземная часть расте- ния.Содержит 12 алкалоидов, в их числе сангвиритрин, камедо- лин, коридин. Кроме активного антисептического действия про- являет и успокаивающие свойства. Применяется при дисбакте- риозах синегнойного происхождения, для лечения стоматитов, герпеса (наружно и в настойках внутрь), рубромикозов.

ХМЕЛЬ Растение имеет давнюю историю применения. В России с 15 века выращивали для торговли с Западом. Шишки хмеля содержат много эфирных масел, фитонциды (антивирусные), алкалоиды, кумарины, воск,смолы,дубильные,горечи,используются для приго- товления препарата уросал, принимаемого при почечных коли- ках. Из соплодий готовят препараты ховалетен,валоседан,вало кар- дин. Содержит много микроэлементов —магний, цинк, медь, алю- миний и никель. Успокаивающее действие связывают с наличием лу- пилина. При холециститах снижает спазм и напряжение в правом подреберье. При тромбофлебитах принимают отвар соплодий. Часто принимают настойку шишек и отвары соплодий как средства капиляроукрепляющие, противовоспалительные, болеутоляющие. При синдроме отсутствия желчного пузыря принимают настойку ши- шеек 3гр.-200 мл кипятка, принимают по полстакана 3 раза в день в те- чение 3 недель). При стойкой гипертонии почечного происхождения в сборах с боярышником, пустырником. Относится к растениям содер- жащим эстрогены (женские половые гормоны) и применяется при климаксе, карликовости,аменорее и других состояниях,связанных с недостатком гормона. Стимулирует интерлейкин 1 и применяется в онкологии, при иммунодифицитах инфекционной и другой этиоло- гии. При кожных язвах используют примочки настоек,ко торые за- живляют и снимают боль. Укрепляет волосы и питает еожу при наружном применении.

ХРЕН Издавна используется как приправа к пище, стимулирующая пищевые железы и отток желчи, способствует усво ению пищи. Некоторые специалисты считают родиной хрена Россию, хотя известно, что его использовали ещё греки и египтяне в пищу. Содержит сахара, витамин С, каротиноиды, фитонциды, белковые ферментыаспарагин, глютамин,синергин,которые придают вкус и запах хрену. В организме человека они участвуют в многих обменных процессах. Известна так же функция хрена очищать слизистые и используют хреновые настойки при различных болезнях слизистых (стоматиты, кольпиты, в том числе трихомонадные). Антибактериальные, антивирусные качества делают его пригодным для лечения большого числа заболеваний – бронхиты и пневмонии (с мёдом разжижает мокроту и выводят её, оказывают и противовоспалительный эффект), ангины, лярингиты (полоскания настойкой), ОРЗ и др. Хрен содержит много кальция и фосфор, необходимых для костей и, например, при остеопарозе это рекомендуемое средство. Являясь хорошим венотоником, хрен рекомендуется при варикозах. В онкологии применяется для улучшения общего состояния в сборах с другими общеукрепляющими. При отеках сердечного или аллергичесого происхождении как мочегонное. В традиционной медицине принимали при перемежающейся хромоте (облетерирующий эндар териит), готовя состав : 100 гр. измельчённого хрена, 500 гр. апельсин заливают 1 литром вина, прогревают 1 час на водяной бане и принимают по 50 мл. за 2 часа до еды. Принимается хрен ежедневно при задержке роста и физического развития (карликовости). Используется при лечении алкоголизма. НЕ РЕКОМЕНДУЕТСЯ использовать хрен при ГАСТРИТАХ, ЯЗВАХ ЖЕЛУДКА, при НЕФРИТАХ.

ЧАБЕР Есть два вида чабера садовый и горный. Это пряность применяется людьми много веков в пищу. Содержит масла эфирные (карвакрол 40%,цименол 20%,борнеол, цинол и др.), терпеновые углеводороды составляют до 40 % состава травы. Чабер считают корректором оксалатурии (камни почек). Отмечено стимулирующее действие чабера на иммунитет (в системе комплемента). В народной медицине использовали как снимающее спазмы кишечни ка и метиоризмы. При поносах как закрепляющее. Усиливает также потенцию мужчин. Масляные настойки применяли при снижении слуха, ежедневно вводя по 1 капле в слуховой проход. Горный чабрец более активен как успокаивающее, отхаркивающее и гипотензивное средство.

ЧАГА Древоразрушающий берёзовый гриб. Из неё готовят препарат бефунгин, принимаемый при онкологической патологии желудочно-кишечного тракта, эрозивных поражений желудка. Отмечается, что водные настойки чаги не менее эффективны. При этом внутренние части гриба более эффективны как антимикотические, убивающие грибки, например, при дисбактериозе кишечника этой этитологии.. Содержит чага микроэлементы (калий, кальций, магний, медь, цинк, алюминий). Различные кислоты – щавелевую, муравьиную, уксусную. Ароматические кислоты,сахар,фенолы,тритерпены, проявляющие антибластические (антираковые) свойства,фитостерины. Считается,что антиопухолевой активностью обладает птероил-глутаминовая кислота. В первой фазе лечения чага улучшает общее состояние, снимает раковую интоксикацию (4 недели)при длительном приеме (1-2 года) способствует замедлению роста опухоли и предупреждению метастазирования. Фенолкарбоновые соединения чаги проявляют заживляющее действие (при эррозиях слизистой желудка) и снижают сахар крови. Чага угнетает синтез холестерина и триглицеридов и может быть применима для профилактики гепатозов, при лечении атеросклероза. В иммунологии используется способность чаги активировать фагоциты,натуральные киллеры раковых клеток и лимфообразование.

ЧЕРЕДА ТРЁХРАЗДЕЛЬНАЯ Часто применяется как антиаллергическое средство. Но известны и другие лечебные качества череды. Содержит много микроэлементов. Так цинк череды проявляет иммуно-коррегирующие свойства. Медь, усиливает действие антибиотиков, улучшает тканевое дыхание клеток, ускоряет окисление глюкозы, связывает микробные токсины. Как стимулятор местного иммунитета, антитоксикант и антиаллерген, применима при многих кожных и других воспалительных процессах, в том числе при плевритах, ОРЗ, пневмониях, при токсических гепатитах и при колитах. В последних случаях не маловажную роль играет наличие гормоноподобных веществ,способствующих заживлению. Относится растение к уролитикам (растворяет камни почек) и снижает урекимию при использовании диуретиков. Уменьшает дискенезию желчного пузыря и оказывает антивоспалительный эффект при холециститах микробной этиологии. Содержит много кумаринов.ОСТОРОЖНО при лечении соответствующими средствами разжижения крови. Содержит много аскорбиновой кислоты (до 70 мг.%), каротина (до50мг.%), слизи, это все вещества, улучшающие общее состояние. В череде достаточно много марганца,хорошо растворимого и это оправды-

вает действие череды на уровень сахара в крови, так как он усилии-
вает действие инсулина. Как кремний содержащее, используется при
лечении предстательной железы, кроме того кремний важен для
здорового состояния кожи − предупреждает пролежни,перхоть,
грибковые заболевания. Хорошо использовать череду при за-
старелых ранах, так как она содержит много слизи, стероидные гормоны, дубильные вещества, кремний, цинк. Тибетские знахари лечат
анемию, артриты, атеросклероз чередой. Также применяется настойка череды на укусы насекомых, снимает боль и отёки.При
диатезе применяют настойку череды в ванночках (для маленьких
детей стакан настойки стандартной на ванночку и 10 минут
экспозиции в ванне).

ЧИСТЕЦ Из официального перечня лекарственных препаратов чистец
исключён из-за малой сырьевой базы. Чаще всего применяется два
вида растения луговй (буквица) и лесной (байкальский). Лесной
содержит бетанин, холин, аскорбиновую кислоту, дубильные вещества, смолы. Снижает артериальное давление и повышает силу
сердечных сокращений,не меняя при этом частоту сокращений.
Усиливает тонус матки и применяется в послеродовой практике и при
кровотечениях маточных связанных с миомами, при метроррагиях.
В народной медицине применяли при болезнях печени, подагре
(чайную ложку на 2 стакана кипятка и принимать по столо вой ложке
до еды). Некоторые советуют использовать запаренный шрот чистеца
в аппликациях на опухоли молочной железы,ежедневно меняя траву.
Отмечается ранозаживляющее действие чистеца на кожу. Чистец
луговой применяется как седативное средство (сильнее пустырника).
Довольно длительно снижает артериальное давление, содержит
много органических кислот, но НЕЖЕЛАЕЛЕН прием чистеца внутрь
при БОЛЕЗНЯХ ЖЕЛУДКА.

ЧЕМЕРИЦА Обладает противопаразитарными и противолямблиозными свойствами. Лечение чемерицей только под контролем
врача − растение ядовто и необходимо строго соблюдать дозу.
Наружно применяют при лечения отрубевидного (разноцветного)
лишая. После нанесения на кожу тщательно промывать руки, не
дотрагиваться до слизистых, так как можно при этом получить отрав-
ление.

ЧЕРЁМУХА В ягодах содержатся органические кислоты, дубильные
вещества, фитонциды, флованоид пруназин,витамин С, каротин,
минералы − железо, медь,цинк, кобальт. В листьях цветах и коре
глюкозид амигдолин. В листьях содержится много витамина С

(до 250 мг%), эфирные масла. В коре синильная кислота. Плоды применяются против поносов. Отвар коры наружно против вшей. Из цветков готовят настойки, применяя при коньюктивитах в виде примочек на глаза.Настойка листа применяется наружно при фурункулёзе и в полосканиях при кариозных зубах. Сок ягод черёмухи во время войны применяли для лечения гнойных ран. В народной медицине настойку цветков - как противозачаточное.

ЧЕРНОГОЛОВКА Немецкое название травы обозначает ангина. Применение травы как антисептика при ангине действительно имеет место. Трава содержит сапонины терпеновые, кам фору,дубильные вещества. Это активное антибактериальное средство, действующее даже на туберкулёзную инфекцию. Убивает и грибковую инфекцию , так же дрожжи типа кандида.

ЧЁРНЫЙ КОРЕНЬ С таким названием народная медицина использует два разных растения. Метельчатое травянистое,очень ядовитое при приёме внутрь растение ,так как содержит цино глоссин и консолидин, дающий курареподобный эффект. Его боятся и крысы. Но применяется наружно,так как обладает способностью быстро лечить переломы костей,раны на коже.Другое растение корнеплод,еще называют чёрной морковью,скорцонер и используется при диабете,так как содержит много инулина (инсулиноподобное ве щество).

ЧИСТОТЕЛ Содержит алкалоиды сангвинарин антимикробный и хелидонин спазмолитик. Чистотел применяется широко при многих заболеваниях.Действует губительно на бактерии (золотистый стафилококк и др.), на токсоплазмозную, дифтирийную инфекции, применяется,в частности, при миокардитах этой этиологии и дисбактериозах кишечника. Губительно действует на лямблии при холециститах. При лечении трихомоноза принимаются настойки внутрь и препарат из чистотела —сангвиритрин в тампонах. Также лечится папиломатозная инфекция и дрожжевая (кандидоз).Чистотел является иммунностимулятором, что используется наряду с его антимикробным,обезболивающим действием, в онкологии (рак молочной железы, печени, кожи, прямой кишки, мочевого пузыря). При желчекаменной болезни и болевом синдроме принимают настойку (с мятой и фенхелем) или препараты из чистотела,это же используется и при синдроме культи желчного протока после холецистэктомии, для устранения застоя желчи. При язвенных процессах в желудке отмечается заживляющее действие чистотела при его анитибактериальная способность. При миоме матки применяют настойку чистотела в спринцеваниях. Помогают настойки и при циститах.При почечнокаменной болезни способствует растворению оксалатных камней в сборах с календулой, дягилем, дурнишником, мелиссой). При мастопатии молочных желёз используют настойку чистотела с зверобоем,донником, лопухом для внутреннего применения. НЕ ПРИНИМАТЬ чистотел при нефрите, эпилепсии, бронхиальной астме, стенокардии. При не умеренном и длительном приёме могут возникнуть рвота, понос, угнетение дыхательного центра, раздражение по чечной паренхимы.

ЧИСТЯК ВЕСЕННИЙ Назван правомерно «весенним», потому, что рано просыпается весной и потому, что применимы только весенние листья чистяка, после появления ягод он становится очень ядовитым. Лист содержит алкалоиды,сапонины и много витамина С. Потому используется в салатах, как источник этого важного витамина. В народной медицине принимали отжатый сок весеннего растения с молоком для очищения крови. Отмечается мягкий послабляющий эффект при приеме салатов и сока. Используется и его ранозаживляющий эффект наружно при кожных ссадинах, ранениях.

ШАЛФЕЙ Относится к растениям, содержащим фитоэстрогены, медь,магний, кальций, цинк,кобальт, хром,бор. Лектины шалфея оказывают противовирусное и антисептическое действие.Эфирные масла антибактериальны и убивают даже туберкулёзную инфекцию.При хеликобактерийных гастритах, язвах кроме этих свойств проявляется его антиспастичесое качество. Инфекция дыхательных путей, герпетическая инфекция подавляются шалфеем.При этом в лечении воспалительных явлений принимает участие способность шалфея стимулировать иммунитет, так как это цинксодержащее растение. Иммуностимулирующий эффект, наличие микроэлементов и гормонов позволяет использовать шалфей при онкологических заболеваниях (при раке предстательной железы в сборах с крапивой,полынью,норочником, омелой и хитозаном). Другое свойство снижать холестерин, с этой целью проводят курсовые приёмы настоек шалфея по 1 2недели, 3 4 курса в год. При мочекаменной болезни используется шалфей,так как растворяет оксалатные камни и уменьшает воспаление.

ШАНДРА ОБЫКНОВЕННАЯ Применяется как охаркивающее средство при кашле,проявляет желчегонные свойства при застойных явлениях в желчных протоках.Содержит эфирные масла,что проявляется в противовоспалительных его свойствах. Ванночки при подагре и артритах снимают боли и воспаление.Принимается при бронхитах,

ОРЗ. При приеме настоек усиливается работа желез желудоч-нокишечного тракта и усвоение пищи. Действует успокаивающе на нервную систему.

ШАФРАН (крокус) Издавна известное, очень ценное расте-ние,описанное китайскими императорами 2600 лет назад и слу жив-шее иногда причиной войн. Содержит кроцинин, пикрокроцин, эфирные масла, каротины, флованоиды, витамины В1, В4,калий, кальций. В организме способствует выработки гормона радости — серотонина, стимулирует половые железы, является мочегонным и ранозаживляющим. В детской практике применяется для обезболивания без побочных эффектов. В Италии применяли в облегчении родов. Научные исследования показывают, что прием шафрана уменьшает явления предменструального болевого синдрома.При меняется в сборах в лечении миопии, снижение зрения (с очанкой, аиром, календулой и цикорием). Как антисептик помогает при лечении дисбактериоза. Много существует подделок продукта, так как шафран дорогой его подменяют календулой, подмешивая к шафрану и другими растениями. Очень опасное растение безвременник осенний внешне похож на шафран.

ШИПОВНИК Описан ещё Авиценной как «ускоряет роды и сводит бородавки». Иван Грозный на казённый счёт содержал сборщиков этой ягоды и за отвар из ягод платили соболями. Помогал при усталости, омывали гангренозные раны, при рожистых воспалениях лепестки цветков с мёдом принимали внутрь. В традиционной медицине так же применяли для лечения трофических язв местно и в микроклизмах при язвенных колитах масло из семян.Входит в состав препарата холосас, для лечения печени и холециститов. Содержит витамины С (больше чем в смородине в 50 раз), В2, Р, К, дубильные вещества, каротины. Столовая ложка шиповника включает дневную дозу витамина С и в период эпидемий вирусных является хорошим профилактическим средством. Содержит микроэлемент кобальт, необходимый для лечения анемии.Шиповник предотвращает развитие остеохондроза и артрозов., так как содержит витамины В2, РР,жировую кислоту GOPO,которая угнетает белок,раз рушающий суставы. Так же он активирует работу гена, ответствен ного за выработку каллогена и хряща. Шиповник усиливает лимфодренаж в стенках кишечника, печени, миокарда,скелетных мышцах, сосудах и лимфоузлах,что определяет широкий круг его применения и в лечении многих заболеваний.Каротолин, маслянистый экстракт из плодов шиповника, применяется для лечения кожных заболеваний псориаза, язв и дерматитов. Длительное и в больших дозах прием шиповника также неприемлим,так как это может вызвать дисбаланс в системе иммуноглобулинов (появление ИГ-Е). Также повреждает зубную эмаль настойка и после приёма её следует промывать рот водой.

ШЛЕМНИК БАЙКАЛЬСКИЙ Содержит флованоиды байкалин и вагонин, пирокатехины. Используется корень и корневище для производства препарта байкалин.Применяется при лечении гипертонической болезни. Подавляет симпатические ганглии и вызывает отчетли - вый седативный эффект. При синдромах отмены химических гипотензивных препаратов принимают настойку шлемника,не дающего синдрома отмены (в сборах с боярышником, мочегонными травами). В сочетании с мятой настойки дают противосудорожный, антиаллер гический и седативный эффект. При лечении ревматизма используют шлемник, как средство улучшающее циркуляцию крови. Флованоиды шлемника оказывают и противомикробный эффект и приме няется при лечении туберкулёза. Шлемник обладает также иммуномодулирующими свойствами,улучшая состояние гуморальных факто ров. При фитокоррекции химиотерапии в онкологии используется это качество и, кроме того его ослабляющее цитопеническое дейст вие цитостатиков. В исследованиях института фармакологии РАМН показано, что шлемник тормозит рост опухоли и развития метастазов на фоне удаления карцином. Настойки препараты малотоксичны. (В. Корсун 2008)

ШПИНАТ Содержит витамин В9 (фолиевая кислота), В2 (рибофлавин),которые играют важную роль в кроветворении и функции печени. Отмечено, что при ежедневном приеме снижает на 70% по мутнение хрусталика глаза (катаракта).Но содержит щавелевую кис лоту, при склонности к образованию камней в почках оксалатной или уратной природы неприемлим, вместе с тем при фосфатной природе камней желателен,так как подкисляя мочу, способствует разруше нию фосфатных камней.

ЩАВЕЛЬ КОНСКИЙ Это растение не поедают многие животные, в том числе не любят и лошади. Названо оно за свой бо шой рост. У римлян оно называлось копьё за форму листа. Авицен на в 10 веке писал о щавеле конском: «сваренное в уксусе помогает от болезни ног, в вине от лишая, отваренное в воде от часотки, от зубной боли полоскать, помогает это и от опухоли за ухом, если есть семена,то укусы скорпиона и змеи не принесут вреда».Растение содержит 4% производных антрохинона, вызывающих послабляющий эффект при большой дозе. 8% дубильные вещества(пирокатехины), которые проявляют закрепляющие свойства при малых дозах настоек. Органические кислоты в том числе щавелевую, что делает не пригодным применение растения при склонности к камнеобразованию и артрозах.Применяют при гипертонии начальных форм,при герпетической инфекции, папилломах мочевого пузыря, язвах желудка, колитах, энтеритах, при кровотечениях лёгочных и маточных.

ЩЕТИННИК Растение используется как декоративное и насчитывает более 100 видов. Сейчас считается сорняком, но в прежние времена ерзя (народ) применяли для заживления ран. Содержит щавелевую кислоту и не применяется при оксалатурии и камнях этого состава. Местно используется для лечения гематом (синяк) и ссадинах на коже, как хорошее ранозаживляющее.

ЦИНТЕЛЛА АЗИАТСКАЯ (тигровая трава) Из неё готовят препеарат медикасол для инъекций и в мазях. Широко стала применяться в косметических препаратах, так как особенно активно проявляет себя на коже, улучшая водносолевой обмен кожи, тонизируя её. Как регенерирующее средство пригодна для лечения поражений коже, применяется, например,после пилинга, при удалении пятен, веснушек. Цинтелла содержит сапонины, производные терпеновых кислот,витамин С, это основные вещества в процессах заживления. Содержит глюкозиды, эфирные вещества витамин В2, потому эффективна при лечении воспалительных процессов. Воздействием на систему простагландинов объясняется её антисклеротический эффект. На Мадагаскаре лечат туберкулёз лепру цинтеллой. Растет на Кавказе и листья употребляют в виде салатов в пищу, при этом они ускоряют обмен веществ и применяются для снижения веса.

ЦИКЛОМЕН Занесен в красную книгу, так как численность растений в природе сокращается из-за спроса лекарственного пользования. Применяется цикломен для лечения гаймаритов и синуситов, закапыванием в нос растения по 2 капли, фильтрованого через плотную ткань (3 слоя марли) и разведённого в 4 раза водой, сока клубней цикломена. Сейчас тбилиские и немецкие производители готовят препарат из него синусфорте. Осторожно пользоваться растворами и препаратами при наличии палипов и аллергии. Растение ядовито и необходимо соблюдение дозы.

ЦИКОРИЙ ОБЫЧНЫЙ Существует 12 типов цикория и примерно все содержат полезные вещества. Входящий в состав растения инулин (до 60%), аналог инсулина,может помочь в лечении диабета. Вместе с тем много других полезных веществ содержится во всем растении. Это витамины А, В, С, холин, фолиевая кислота, прокатехины в семенах. Недостаток холина, например, приводит к атонии кишечника перерождению печени, инволюции щитовидной железы, цикорий является природным источником холина (вит В 4). Стимулиретруя функцию гепаталямо-гипофизарной системы мозга, предупреждает потерю памяти,болезнь Альцгеймера. Уменьшает явления интоксикации при лечении наркомании, алкоголизма. При задержке роста у детей (карликовости) народная медицина советует ежедневно принимать,размешанную с медом, чайную ложку порошка в 3 приема за день. В онкологии принимается как стимулятор интерлейкина 2. В сборах для улучшения зрения (с аиром, календулой, манжеткой, шафраном). Местное применяется при экземе порезах как ранозаживляющее.В восточной медицине применяли от укусов скорпионов и змей Принимали также при усталости и можно использовать тем, кому кофе противопоказано.Это умеренно стимулирующий физическую силу и успокаивающее вместе с тем средство,широко при менявшееся на Руси с ячменным кофе.

ЭВКАЛИПТ Содержит эфирные масла и фитонциды, убивющие вирусы, расширяющие бронхи, используется при лече нии бронхитов и ренитов. Эфирные масла эвкалипта содержат терпины, подавляют туберкулёзную, стафилококковую, микотическую (грибки), протейную флору.Применяется при дисбактериозе кишечника этой этиологии в микроклизмах в отварах вместе с отваром семени льна (чайная ложка порошка двух растений на стакан кипятка, процедить посла настаивания1 час). При хронических гастритах прием эвкалипта не показан из-за раздражающего действия на слизистую желудка. При гайморитах проводят ингаляции эвкалиптовым отваром и применяют смоченные отваром,ватные тампончики в нос. Из эвкалипта прутевидного готовят суппозитории для лечения вагинальной инфекции, так как эвкалипт подавляет устойчивую к антибиотикам стафилококковую и стрептококковую флору, но можно пользоваться и настойками с этой целью. Против герпетической инфекции применяют также препараты, включающие эвкалипт, как содержащий терпены (эвкамилин и хлорофиллипт).Применяются настойки при лечении воспаления горла и ОРЗ, также при стоматитах, пародонтозе.

ЭЛЕУТЕРАКОКК Название от греческого слова «свободный» и «орех». Найден в Сибири случайно, учёными увидевшими большое пристрастие к растению лесных животных.При изучении найдены в растении элеутераиды 6 групп (фенольные вещества),которые и определяют действие растения, также кумарины,алкалоид аралин.

По характеру воздействия схоже растение с женьшенем и на Западе он называется сибирский женьшень. Так же как женьшень,тонизирует, стимулирует многие функции организма —сердечнососудистую, иммунную,нервную систему, улучшает зрение и слух, усиливает процессы заживлении. Так же как все растения группы аралиевых противопоказан при инфарктах,острых лихорадочных состояниях, высоком артериальном давлении,нарушении сна, нельзя принимать препараты и настойки беременным женщинам. Разработано сейчас десятки препаратов, но применять следует только под контролем врача во избежание серьёзных побочных проблем.

ЭСТРАГОН (тархун, драгунская трава) Содержит эфирные масла и большое количество рутина,сосудоукрепляющего вещества. Эфирные масла бактерицидны и воэбуждают пищеварительные железы. В переводе с греческого означает змеиный язык. Родиной считается Монголия. На Востоке применялось как противосудорожное средство при эпилепсии. Отмечено, что является стимулятором иммунитета в системе комплемента. Используется лист эстрагона широко в салатах и как овощ в приготовлении разных блюд.

ЭРВА ШЕРСТИСТАЯ (полапола) Трава с наиболее значимыми и выраженными лечебными свойсвами произрастает на Цейлоне. Выращенная вне зоны тропиков, она теряет многие свойства. Но её литические свойства при мочекаменной болезни по-видимому присутствуют и в северных травах. Трава содержит много калиевых со - лей поэтому вероятно благополучно может использоваться для лечения атеросклероза,при других состояниях калиевого дефицита. Как мочегонное она являет вместе с тем и калийсберегающий эффект. Трава содержит кобальт, необходимый в работе эндокринных желез.

ЭХИНАЦЕЯ Первым научным исследователем был профессор Томин,который по его сведениям, вылечил красную волчанку, применяя это растение.Исследован сейчас состав травы достаточно глубоко и найдены еще некоторые лечебное особенности травы. Содержит эхиназиды, которые прежеде всего и определяют антивирусное, антибактериальное, антигрибковое, антипростейшее действие. Эти компоненты также обладают антиоксидантными свойствами, и уменьшают ущерб от свободных радикалов. Найдена группа полисахаридов также весьма активная часть растения. Полисахариды,окружая клетку ткани организма, защищают её от вредных микроорганизмов. Инулин усиливает движение белых кровяных телец, носителей иммунитета к месту инифицирования. Вещества растения стимулируют тимус иммунный орган, подавляют фермент геалуронидазу (инвазирующую ткани на месте инфекции). Важно наличие противовоспалительного гормона фитостерина при этом. Содержится в растении не мало микроэлементов (калий, усиливают клеточные фак торы иммунитета). Кроме того в растении присутствует кальций, алюминий,железо ,селений, магний),витамины С (до10%) и А. Ещё в 1914 году найдено, что в растении содержатся полноценные, хорошо сбалансированные для человека, белки. Вещество алкималин дает мягкую анастезию. Поэтому трудно назвать болезни,где эхинацея была бы не применима. Различные воспалительные заболевания, депрессия,умственное и физическое переутомление, простатиты,нефриты и гепатиты, лейкопения, ВИЧ – инфекция, аденомы, ожоги, раны, псориаз.Не рекомендуется при аутоиммунных заболеваниях.Так что почти Панацея – мифическая целительница от всех болезней.

ЯЗВЕННИК При язвах и опухолях желудка применяются цветки растения (с чистотелом, кипреем, трифолью, подорожником, календулой и зверобоем). Относится к растениям усиливающим устойчивость организма к гипоксии при сердечной декомпенсации, защищает от поражения печень, почки и мозг, помогает при других вариантах гипоксии.

ЯКОРЦЫ Содержат сумму стероидных гормонов и глюкозидов, которые снижают уровень холестерина и уменьшают свёртываемость крови, улучшая её продвижение к тканям и органам (препарат трибуспонин). Цинк, входящий в состав растения, обеспечивает его иммуностимулируюшую функцию. При хроническом гепатите стероидные вещества растения предотвращают жировое перерождение печени, угнетают синтез холестерина, что хорошо и при лечении атеросклероза и нефроза. В лечении простатита также принимаются в сборах якорцы, так как цинк растения играет роль и в нормализации функции половых желёз. Осторожно в случае приема антикаогулянтов .

ЯРУТКА Издавна принималась как средство повышения половой потенции. Растение, действительно, содержит эстрогены и, прежде всего, может быть применимо при лечении атеросклероза и других состояний дефицита гормонов. На Руси лечили сифилис, гонорею,шум в ушах, боли в сердце, бесплодие, применяли как потогонное, отхаркивающее средство. Использовали в салатах, так как растение съедобное.

ЯСЕНЬ Лист содержит вещества способствующие растворению уратных камней в почках и применяется в настойках при подагре. Растение ядовитое. На Кавказе плоды его маринуют и едят. Обладает противоглистным, противогрибковым, противомалярийными свойствами. При наложении листов на рану отмечается быстрое заживление. Как все ядовитые требует соблюдения дозировки и контроля врача.

ЯСЕНЕЦ БЕЛЫЙ Содержит алкалоиды,близкие по строению противоглистному сантонину. Повышает тонус мышц кишечника при атонических его состояниях. Применяется при гастритах с низкой кислотностью и холециститах. Семена применяют при аменорее. Соком лечат гнойные раны, отеки на ногах. В Китае лечили лепру , (проказу). В народной медицине применяли для лечения истерии, меланхолии, эпилепсии.

ЯСМЕННИК ПАХУЧИЙ Содержит глюкозид асперупозид,кумарины, рутин, эфирные масла. Применяется как мочегонное, потогонное, регулирующее обмен веществ. При герпетической внутренней инфекции принимается в сборах с листом грецкого ореха, цветами липы, в сборах при лечении сосудов крови(рутин) и разжижения крови (кумарины).Как содержащее эфирные масла, может быть применим при ряде воспалительных процессов,ОРЗ,при нарушении обмена вществ, связанных с этим кожных проявлений гнойничкового характера,при этом настойки принимают внутрь и накожно.

ЯТРЫШНИК (салеп) Содержит большое количество слизи (до 50%). Также крахмал, сахара, белки, горечи, эфирные масла. Слизи растения помогают при лечении гастритов и язв желудка, кишечника, также при различных отравлениях помогают защитить слизистую белковой пленку. Клубни ятрышника очень питательны и употребляются в пищу. Но более всего в народе известен тем, что поддерживает половую потенцию. На самом деле,это общеукрепляющее и успокаивающее средство, которое рекомендуется для под держания жизненных сил в пожилом возрасте. Космонавтам дают настойки ятрышника для нормализации сна.

РАСПРЕДЕЛЕНИЕ ТРАВ ПО ХАРАКТЕРУ ВОЗДЕЙСТВИЯ НА ОРГАНИЗМ ЧЕЛОВЕКА

АДАПТОГЕНЫ Растения содержащие вещества,повышающие устойчивость организма к стрессам, балансирующие иммунную и нервную системы: аралия, женьшень, золотой корень, календула, кава-кава, лаванда, липа (цветки), солодка, спорыш, элеутеракок, левзея, бархатки амурские.

АНАБОЛИЧЕСКИЕ Растения, содержащие вещества, стимулирующие построение новых клеток в организме (катаболизм — разрушение, анаболизмпостроение). Естественным анаболиком очень активным яаляется тестостерон.   Растения, стимулирующие его выработку – крапива и ятрышник. Адаптогены также обладают этими свойствами. Мягкими анаболиками являются : имбирь, кава-кава, мелиса, лист осины и клюквы.люцерна, фасоль,стальник, пырей,грецкий орех, дягель.

АНГИОКИНЕТИКИ   Растения, содержащие вещества, улучшающие циркуляцию крови: дягель, можжевельник, крапива, зелёный чай, арника, аир, девясил, черный орех. Действуют на уровне капилляров –кровохлёбка,петрушка,розмарин, рута, синюха голубая,укроп и шишки хмеля.Сюда также можно отнести антикаогулянты и антиагреганты (см. дальше).

АНТИАГРЕГАНТЫ   Растения содержащие вещества, пре дупреждающие тромбообразование : арника, донник, каштан, логохилус, софора, якорцы стелющиеся, окопник, хмель, череда.

АНТИАЛЛЕРГИЧЕСКИЕ   Растения, уменьшающие сенсибилизацию или связываюшие аллергены,в организме : астрагал, арбуз, базилик, душица, груша, мелисса, мята, сливы, тысячелистник, таволга, яблоки, хвощ,фиалка трёхцветная.Наилучшего успеха можно добиваться применяя сочетанно травы: крапиву (органические кислоты) и солодку (сапонины); флованоиды череды и мелиссы; бузину (органические кислоты) и клубни стефании (алкалоиды); шишики хмеля и сушеницу топяную; (смотри в гл 4 «Аллергии»)

АНТИБИОТИКИ   Растения проявляющие эффект за счёт дубильных веществ: бадан, брусник (лист), лапчатка, подорожник, чистотел (чистотел и за счёт алкалоидов). Терпиноиды содержащие: гвоздика,мята,котовник,чабрец,чеснок,укроп,эвкалипт.За счёт лектинов: бузина, календула, котовник, мелисса, толокнянка. Обладают антимикробным свойствам бессмертник, брусника, брушанка, золотарник, календула,таволга,трифоль. Подавляют туберкулёзную инфекцию зимолюб, золотарник, софора, черноголовка, шлемник. Природным антибиотиком считается зверобой, свойства которого не уменьшаются и после кипячения. Медь содержащие растения усиливают действие антибиотиков.

АНТИВИРУСНЫЕ   К этой группе растений можно отнести мелиссу, мяту, иван-чай, календулу, кукурузные рыльца, котовник, пихту, чеснок. Антигерпетическую активность проявляют берёза (флованоды), коланхоэ, лепседаза, мальва, можжевельник,облепиха, солодка, эвкалипт и чистотел.

АНТИГИПОКСАНТЫ Растения, содержащие вещества, повышающие

устойчивость организма к кислородному голоданию, связанному часто с сердечной патологией и другими состояниями : астрагал, боярышник, донник, золотой корень, календула. Совмещение растений более эффективно, так как увеличивается эффект за счёт действия на разные участки системы: шлемник + мята перчная,шиш ки хмеля + сушениица, душица + фиалка. Растения, улучшающие утилизацию кислорода организмом барвинок и девясил.

АНТИГЕЛЬМИНТНЫЕ   Существует три вида глистной инвазии человека — круглые глисты,ленточные, трематоды (сосальщики). Производят много синтетических препаратов. Но иногда их принимать не приходится и тогда могут помочь растительные настойки. Чаще всего инвазируют круглые глисты, помогают при этом настойки берёзы, бессмертника,вахты,гранатника, пижмы, тыквы, чабреца, чеснока, золототысячника, тимьяна.При инвазии острицами применяют микроклизмы с отваром чеснока (5 зубчиков на 100мл. воды, доводят до кипения, остужают до температуры тела), процедура проводятся ежедневно в течение недели, лучше всего в полнолунье. Детям на ночь анальную область смазывать мазью с окисью цинка в период курса лечения. При ленточных глистах используют настойку мари цельнолистной, льнянки, папоротника мужского.

АНТИДЕПРЕССАНТЫ   Это литий содержащие растения: алоэ, белена, вереск, дурман, кассия, красавка, сабельник,шафран (стимулятор серотонина).

АНТИКАОГУЛЯНТЫ   Растения, содержащие гемостатики (кровесвёртывающие): астрагал, горец почечуйный, водяной и перечный, иссоп, крапива, кора калины, пастушья сумка. Уменьшают вязкость крови за счёт увеличения фибринолитической активнос: астрагал, логохилус, малина, таволга. Разжижающие кровь за счёт содержания кумариновых веществ: бедренец, василистник,донник, ирга,касатик германский (ирисы синие).

АНТИОКСИДАНТЫ   Растения содержащие вещества, увеличивающие устойчивость клеток организма к поражающему воздействию, обазующихся в организме отработок процесса усвоения кислорода, так называемых,свободных радикалов.К таким, прежде всего, относятся цинк и селений содержащие растения. Активным антиоксидантом является витамин Е, зелёный чай, соевый соус (активнее краснго вина в 10 раз), коэнзим Q10, растения,содержащие эллаговую кислоту, например,ольха серая, а так же календула, пижма, датис ка,расторопша,которые содержат свободный водород с антиоксидантной активностью.   Каротиноиды содержащие растения также являются антиоксидантными – морковь,рябина,липа, лист гречихи. К таким растениям можно отнести гинкобилобу, тысячелистник, корзиночки подсолнуха, хвощ, эхинацею.

АНТИОПУХОЛЕВЫЕ   Для **профилактики** принимаются растения из группы антиоксидантов (так как свободные радикалы играют роль в процессах малигнизации). С этой целью принимают настойки калины, подорожника, одуванчика, полыни, щавеля, и чеснок, лук хрен, свекла. С противораковой активностью растения кипрей,катарантус,норочник,подофил,полынь, омела, тис, чага, чистотел. Согласно В.Корсуна (2008),необходимо учитывать тропизм растений к восприятию растений.При опухоли ЖЕЛУДКА он рекомендует любисток, мяту, подофил, чагу, чистотел, чеснок,хрен. При раке женских органов наиболее эффективны бедренец,норочник,крушина, спо рыш, полынь. При поражениях опухолью КОЖИ безвременник, мак лея, подмаренник, чистотел, хрен. Рак КРОВИ безвременник, бо раго,норочник, кипрей, чеснок. Рак КОСТЕЙ окопник, омела, подмаренник, полынь, чага, чемерица. При опухолях в ЛЁГОЧНОЙ ткани аконит, безвременник, барвинок, подорожник. Рак МОЗГА исполь зовать арнику , аконит, бадан,дягиль, дурнишник, норочник, окопник. Рак МОЛОЧНОЙ железы поддается применению боровой матки, безвременника, грушанки, касатика, калины, кровохлёбки, подофила, тюльпана. При раке МОЧЕВОГО ПУЗЫРЯ применяют бедренец, борвинок, облепиху,омелу, чистотел. При раковом поражении ПЕЧЕНИ борвинок, бессмертник, зверобой, девясил, календула, подорожник, расторопша, репешок, свекла, чистотел. Рак ПРОСТАТЫ – грушанка, кипрей, можжевельник,осина,чистотел.Рак ПРЯМОЙ КИШКИ болиголов, барвинок, мята, полынь,подорожник, туя. **При ЛУЧЕВОЙ** терапии фитопрепараты могут улучшить общее состояние. При этом принимают настойки и препараты из растений алоэ, зверобой, колонхоэ, лапчатки,софора,зайцегуб, облепиха, полынь,тысячелистник. При проведении **ХИМИОТЕРАПИИ** рекомендуется принимать бессмертник, датиску, астрагал,мяту,пиж му, полынь, солянку, трифоль. **Антиметастатические** растения используют в процессе лечения. Этими свойствами обладают обле пиха,солодка, дудник(дягель), леспедаза,одуванчик,левзея,шлемник. В онкологии также активно используют растения коррегирующие иммунитет (см.соответствующую группу дальше). Надо сказать, что терапия травами (традиционная) имеет вспомогательное значение при лечении антопухолевыми препаратами нетрадиционной медицины.

АНТИСКЛЕРОТИЧЕСКИЕ   Это большая группа растений с подгруппами описанными выше – антиоксиданты,ангиопротекторы, антиагеганты. К числу противосклеротических надо отнести растения,содержащие йод (чёрная бузина, ревень, семечки яблок, водоро сли), растения содержащие кремний (горец птичий, овёс, кипрей, пикульник, пырей полевой, репешок, сушеница, череда), а также растения, уменьшающие количество холестерина в крови (механизм их действия описан для каждого растения выше в гл. 3) боярышник, диоскорея, золототысячник, змееголовка, каштан, лён, манжетка,одуванчик, смородина и якорцы, а так же все гепатопротекторы, которые так же нормализуют уровень холестерина.

АНТИСТРЕССОВЫЕ   Это две полярные группы растений, которые при выраженной стрессовой реакции следует принимать в таком режиме : утром тонизирующие – астрагал, аралия, женьшень, кассия и др. ; вечером принимаются седативные мелисса, валериана, пассифлора, пион, пустырник, синюха, хмель, череда , шафран.

АНТИФУНГАЛЬНЫЕ   Растения убивающие паразити рующих грибков. Принимаются обычно наружно, но при кандидозах, при дисбактериозе кишечника фунгального характера используют настойки для внутреннего применения. При **кандидозе** использу ются таволга,маклея, окопник, тмин,чабрец, базилик,лук,чеснок.При **рубромикозе** наружно календула,яблочный уксус, ромашку (или ро токан), внутрь настойки софоры, спорыша, вероники лекарсвенной, мокрицы, полыни, подорожника. Шрот из этих сборов применять для аппликаций на поражения. **Эпидермофития** поддаётся лечению местно аппликациями череды, коры дуба, тысячелистника. Против **отрубевидного лишая** применяют наружно чемеричную воду (осторожно,ядовита), сок лука, репейное масло или пихтовое, настойку календулы. При **грибковых простатитах** используют мак лею (беккони), сангвиритрин.

БИФИДОГЕНЫ   Препараты и растения, способствующие восстановлению полезной для человека кишечной флоры.Сейчас используются препараты (эубиотики) для коррекции флоры в кишечнике. Это классические –колибактерин и бифудобактерин. Комби нированные –бифолог,ацилол, ацилак, линекс. Иммобилизационные – бифидумбактерин форте. Продукты обмена микрофлорыхилакфорте. Биологически активные пищевые добавкивитабаланс 3000. Часто применение женьшеня или морковного сока с одним из перечисленных эубиотиков приводит к излечению 3- 4 степени дисбактериоза. При слабых степенях дисбактериоза могут помочь и только растения. Так можно применять сою, картофельный, тыквен ный и рисовый экстракты. Пектины подорожника, аира, девясила, образуют в кишечнике островки, где полезные микробы могут развиваться, так как эти растения убивают сальмонеллы,холерный ви брион, протей и другие патогенные микробы.

БРОНХОЛИТИКИ   Растения, содержащие вещества лик видирующие спазм бронхов. Это могут быть вещества, как непосредственно **действующие на мускулатуру бронхов** (валериана, багульник, базилик), так и вещества, **подавляющие центры мозга,** ответственные за спазм бронхов (анис, девясил, фиалка,эфирные масла, душица,мята,мелисса, солодка, кориандр, чабрец).

ВАЗОПРОТЕКТОРЫ.   Включают венотоники, ангиопротекторы (артерий, артериол), капилляропротекторы. *Венотоники* – это рас тения улучшающие тонус вен, в том числе геморроидалных бессмертник, хмель, элеутеракок.   Наружно применяют настойки травкалендулы,цветки конского каштана, соцветия ариники, сок сырого картофеля. Например,препарат варикол содержит семена конского каштана,шиповника,солодки, листья мяты и мелисы. Настойку этих трав можно готовить самим.К **ангиопротекторам** можно отнести рябину, овёс, корни шлемника, перчную мяту,цветки липы, арни ку,калган (лапчатка прямостойная),крапиву, хвощ,гречиху,софору,логохилус,горец птичий и водяной. К **капилляропротекторам** относятся   розмарин,боярышник,мелисса,   шлемник,тимьян,каштан,бадан, подорожник, рута, аир, кукрузные рыльца,крапива, пастушья сумка, петрушка, хмель. А также Омега 3 и содержащие её продукты.

ГОРМОНОРЕГУЛЯТОРЫ   Для восстановления и коррекции функции **щитовидной** железы могут применяться растения, снижающие уровень её гормонов (сабельник,дурнишник,дягель,дрок красильный, морская капуста). В растениях исландский мох, нетробе колючей, дроке красильном содержится дийодтирозин,необходимый при лечении гипертиреоза. Йод содержат хурма, ирга, топенамбур, дурнишник. Нормализуют действие тиреоидных гормонов, при гипофун кции их элеутеракокк, аралия, заманиха,лимонник. Для коррекции функции **половых гормонов** принимают стимулирующие их выра ботку ромашку, душицу, лапчатку ,тысячелистник. **Повышают активнсть** имеющихся гормонов зверобой, донник, хмель, лаванда. **Содержат эстрогеноподобные** вещества мята, соя, бузина, донник, орехи, клевер, кукурузные рыльца, софора, копеечник забытый, овёс, живица. Девясил **регулирует** гормональный баланс. Липовый цвет рекомендуется в период дисгармональной менопаузы. **Андрогенные (мужские)** гормоны стимулируют крапива, ятрышник. **Антиандрогенами** (блокирующими тестостерон) являются окопник лекарственный, синяк обыкновенный, валовик лекарственный, со пальмето, семена тыквы, крапива и слива. Гормон пролактин в организме усиливает восприимчивость рецепторов к эс трогену и растения **стимулирующие пролактин** – это пажатник (фенугрек), фенхель, солодка, анис, чертополох, корень крапивы. Нормализуют **кортикостероидную** функцию при недостатке их одуванчик,солодка,якорцы,горец змеиный и перечный, золототысячник, клевер, кипрей, лук, юкка,морозник, одуванчик, наперстянка,кра пива. Из паслена дольчатого получают стероидные гормоны. Усиливают **выработку серотонина** зверобой и шафран.

ГЕПАТОПРОТЕКТОРЫ Растения, содержащие вещества, используемые при лечении и профилактике печеночной патологии. Это те, стимулируют **выработку интерферона** (см. дальше), и содержащие **холин**- овёс,соя,одуванчик, зверобой, пастушья сумка,пижма, датиска и расторопша стоят первыми в ряду гепатопротекторов. К ним также относят крапиву,подорожник,артишок, одуванчик, солянка полевая, вероника лекарственная, бессмертник, зверобой, тысячелистник, бессмертник, чистотел.

ГИПОГЛИКЕМИЧЕСКИЕ Вещества в составе растений, снижающие сахар крови.Это растения **инулинсодержащие** цикорий, топенамбур, одуванчик, омела белая, коровяк.Галегинсодержащие галега,фасоль,горох. **Марганецсодержащие** растения вахта трех листная,свекла, багульник , лапчатка прямостойная (калган),череда. Снижают сахар крови аралия, лист берёзы, лист земляники, женьшень, капуста, крапива, лопух, лук, кукурузные рыльца, лист грецко го ореха,черника.

ГИПОТЕНЗИВНЫЕ Как много причин развития гипертонической болезни так много вариантов веществ в растениях дала целительни ца природа. Есть в этой группе растения**, разрушающие адренолин и блокируют рецепторы** адренергических везикул змеиная раувольфия. Есть действующие через мозг, **угнетающие сосудистый центр** – омела белая (препараты из неё эскадор и омелен). Другие растения **подавляют симпатические ганглии** (стражи стресса) шлемник байкальский (препарат байкалин). Вздутоплодник **расширяет периферические сосуды** и снижает давление, сушеница болотная имеет такие же свойства (природный нитроглицерин), препараты из неё фловерин, сафинор. При гипертонии **почечного происхождения** рекомендуется сбор хмеля, боярышника и пустырника. Алкалоиды **барвинка** малого **расширяют венечные сосуды сердца**, усиливают усвоение кислорода, снижают кровяное давление, из него готовят девинкан, винкопан, вин канор. Терпины астрагала регулируют **часто-**

ту **сердечных сок ращений** и снижают давление. К гипотензивным растениям относятся и те, которые **вызывают мочегонный эффект**. А также следует отнести к гипотензивным и растения снижающие холестерин. Снижают давление также спаржа и лист ирги.

ГИПОАЗОТЕМИЧЕСКИЕ растения, уменьшающие количество мочевой кислоты в крови, которая приводит к различным нарушениям и прежде всего в почечной ткани, к образованию камней в почках и мочевых путях, к развитию артрозов. Одни растения **блокируют обратное всасывание** в почках мочевой кислоты – ас трагал, берёза, медуница, черника, хвощ, другие растения **увеличивают растворение** мочевой кислоты и её выделение из организма барбарис, бедренец,брусника,земляника, золотарник,крапива, костяника, первоцвет,стальник, сыть,толокнянка, ясень. Из десмодиума канадского готовят препарат холедепинД, из астрагала – флоринол, из леспедазы –нефрил и леспефлан,с антиазотемическими и диуретическими свойствами. Эти растения так же можно использовать для лечебных в настойках с другими из этой группы растениями. Для **профилактики** азотемии после активного лечения рекомендуется курсами по 10 дней, 4 раза в год принимать настойку травы подмаренника настоящего.

ДЕТОКСИКАНТЫ Растения, содержащие вещества, нейтрализующие различные вредные продукты – токсины, принятые с пищей или образующиеся при размножении различных бактерий, вирусов, простейших, грибков и паразитов в организме человека. В растениях такими помошниками человека являются **органические кислоты**, содержащиеся во многих из них, в частности, в облепихе,ревене,свекле рябине, спарже, листе гречихи, аронии и др. Дру гие помошники – это **пектины**, способные связывать тяжелые металлы, носителий радиации. К ним относятся арония, бадан, барба рис, гречиха, календула, лапчатка, облепиха,корзиночки подсолну ха, ревень, рябина, спаржа, шиповник, элеутеракок, яблоки. Обезвреживают нежелательные продукты обмена расторопша и препараты из неё. Дезинтоксикантами являются семена тыквы, подорожника, трава коровяка и растения с антиоксидантной активностью, описанные раньше. Аптечные препараты сорбенты также выполняют эту функцию (активированный уголь, карбоктин, полифепан, нутрикон, белосорб, лингосорб).

ДЕРМОПРОТЕКТОРЫ Это растения, **улучшающие функцию кожи,**и прежде всего те,которые содержат кремний – кипрей, овёс, пикульник,манжетка, пырей, репешок, сушеница, череда.Другое важное звено это работа **надпочечников** и для её нормализации нужны растения, содержащие никель — мачек желтый, термопсис, пассифлора, к растениям, улучшающим функцию надпочечников можно отнести и облепиху, алоэ, смородину. Нормальная **функция печени**, сказывается на состоянии кожи и помогают в этом гепато протекторы. Дермопротекторами можно считать крапиву, фиалку, хвощ, манжетку, цинтеллу при их местном применении на кожу ли ца или приеме внутрь. Часто причиной кожных поражений является **нарушение липидного обмена** и помогают растения его нормализующие. При нарушении лимфодренажа в сосудах могут по явиться различные кожные проблемы — растения для этого смотри в группе лимфодренажных дальше.

ЖЕЛЧЕГОННЫЕ   Холеретики, стимулирующие образование желчи — аир, барбарис, берёза, бессмертник, вахта, володушка. Снижают тонус, снимают спазм, спорыш, зверобой, золототысячник, кукурузные рыльца, пижма, полынь, цикорий. **Повышают тонус желчных протоков и пузыря** - датиска, душица, календула, лопух, одуванчик, топинамбур, ромашка, пижма, тысячелистник, шиповник. **Снижают тонус их и снимают спазм** - арника, валериана, зверобой, календула, сушеница, мята, шалфей, мелисса, укроп, фенхель. При повышенной кинетике желчных протоков и пузыря и сопутсвующей низкой кислотности желудка принимают вахту, полынь, тысячелист ник, при нормальном состоянии желудка- бессмертник, ромашку, укроп, валериану.

ИММУНОМОДУЛЯТОРЫ   Иммунная система включает много ступеней и вариантов защиты организма, которые могут быть по давлены при разных заболевания. В природе целительнице есть растения, влияющие различно на систему иммунитета человека. Так при нарушении системы **комплемента** необходимо принимать такие травы арники, базилика, просвирника, эстрогена, чабера. При нарушении функции **лимфообразования** - настойки календулы, солодки, крапив ы, кипрея, свёклы, солодки, чаги. **Снижение интерферона** нивелируется травами - арникой, астрагалом, коланхоэ, мать-и-мачехой, подорожником, солодкой, фасолью, растениями, содержащими цинк ариника, барбарис, горец птичий, лист смородины, сушеница, имбирь, кукурузные рыльца. При нарушении синтеза **местного иммунитета (лизоцим)** рекомендуется прием лука, кориандра, лаванды, чеснок, редька, бриони. Снижение функции **фагоцитов** простимулируют цинк содержащие, также кремний содержащие - спорыш, клевер, медуница, пырей, репешок, имбирь, кипрей, календула, медуница, фиалка трёхцветная и хвощ. В эту же группу можно включить лектинсодержащие чагу , многоколосник, омелу. При недостаточной функции **киллер-ных клеток** кипрей, репешок, сабельник, чеснок, чага, туя ягодная. При снижении функции **антигенной дифференцировки лимфоцитов** (их узнавание микро бов) принимают настойки астрагала, горца птичьего, корневище заманихи, родиолу, крапиву, шалфей, золотарник. Нарушение функции **В - лимфоцитов**рекомендуются травы овёс, череда, исландский мох,шлемник,солодка,элеутерракок. **Тимуспо-добным** свойством обладает клоповник. **Интерлейкины** стимулируют медуни ца,топинамбур,туя. Улучшают **гуморальный иммунитет** подорожник, имбирь, мать и мачеха, шлемник. При ряде вирусных, лимфопролиферативных и каллогеновых заболеваниях проводится **иммунодепрессия**, для чего существует много синтетических препаратов, из растений же ,приводящих к иммунодепрессии, можно назвать омелу белую, тис ягодный, вереск, катарантус,зверобой (последний в больших дозах). В последнее время много уделяют внимания грибам,в частности, их способности стимулировать иммунитет, чем пользовались сибирские шаманы. Так **гриб рейша** стимулирует важный фактор иммунитета Т и В клетки, лимфоциты, фагоциты, обычно подавленные при злокачественных опухолях. **Гриб шитаки** также хороший иммунокорректор.

КАРДИОТОНИКИ Растения улучшающие тонус мышцы сердца это борвинок, пустырник, аралия манжурская, любисток. Желтушник улучшают утилизацию кислорода мышцей сердца. Омела белая снижает нагрузку на мышцу,тонизирует её. За счёт создания отрицательного ионотропного действия помогают боярышнк, а страгал, лимонник.К кардиотоникам относятся растения, содержащие эллаговую кислоту, сердечные глюкозиды(наперстянка, ландыш и др.) — кава-кава, лаванда, перец жгучий , коготь дьявола.

ЛИМФОДРЕНАЖНЫЕ Важные компоненты лечебного процесса вещества улучшающие лимфодренах. Лимфатические сосуды вездесущи, они есть даже в тончайших стенках кровеносных сосу дов, их дисфункция может стать причиной поражения последних. Растения, улучшающие лимфодренаж в сосудах— это лист и ягоды брусники. В почечной ткани эту важную функцию может улучшить мать-и-мачеха. В гладкой мускулатуре сердца и матки семена петртушки. В желудке, кишечнике — шиповник и подорожник. В моло чной железе подорожник, солодка, лапчатка, манжетка, шиповник. В лёгких астрагал, липа, таволга, любесток, тимьян. В слизистой рта крапива, солодка, софора. В мышцах шиповник, смородина, вишня, перец.

КЛЕТОЧНЫЕ ПРОТЕКТОЫ К ним можно отнести нормализующую простагландиновый эффект солодку. Защищают клеточные рецепторы растения мята,мелисса,кукурузные рыльца, козлятник, многоколосник,подорожник шалфей, эхинацея. Медь, цинк, магний и другие микроэлементы необходимы для этой цели. Витамины являются цитопротекторами. Так витамин В1 обеспечивает дыхание клеток,витамин С –процессы обмена в них и т.д. Все вещества антиоксидантного ряда (см. выше) также обеспечивают защиту клеток организма. В некоторых случаях пользуются цитодепрессорами,из растений можно назвать подофил,тую,шлемник, из которых готовят ряд препаратов для этих целей.

МИНЕРАЛСОДЕРЖАЩИЕ: БОР (недостаток приводит к энцефалопатии, стимулирует половые гормоны) – содержат его шалфей, можжевельник,яблоки,брокколи,мёд. ЖЕЛЕЗО– крапива, хвощ, бессмертник, синюха,сушеница. КАЛЬЦИЙ – горицвет весенний,горячевка,калган, трифоль, крапива, хрен. КОБАЛЬТ сушеница,лапчатка,земляника,свекла,горох,редис.КРЕМНИЙ – горец птичий, пикульник, пырей, репе шок, сушеница, череда, зверобой, крапива,спорыш,хвощ. кипрей,мать и-мачеха. ЛИТИЙ – зверобой,вереск,красавка,сабельник. МАРГАНЕЦ багульник, берёза, спорыш, логохолус,соя,горох. МЕДЬ– зверобой,по дорожник,фиалка трёхцветная,лён,тысячелистник,калган, солянка по левая,мать-и-мачеха,череда. НИКЕЛЬ мачек жёлтый, пассифлора, термопсис, белладонна, пустырник, гречиха,морковь,салат. ЦИНК логохилус, барбарис, горец птичий, смородина чёрная, сушеница, сабель ник, фиалка трёхцветная, тысячелистник, череда. О функции минералов в организме смотри в главе1

МОЧЕГОННЫЕ Часто при использовании препаратов, уменьшающих отеки, или мочегонных для других целей, имеет место выведение калия и магния, важных элементов здоровья, вызывают привыкание – отсутствие действия. Этих свойств лишены растительные мочегонные средства в большинстве случаев. Часто проводится такая тактика лечения: фитотерапия назначается параллельно с синтетическими препаратами, чтобы потом, при окончании приема синтетических, оставаться на растительных мочегонных более длительно и без побочных явлений. К мочегонным можно отнестится первоцвет,бруснику, берёзу,пырей,толокнянку, бедренец,камнеломку,хвош, подмаренник, эрву шерстистую (пола пола), горец птичий. При использовании растительных мочегонных необходимо учитывать состояние почек, так при воспалительных процессах не назначать хвощ,алоэ,стальник,чистотел,раздражающих паренхиму почек.

ОБМЕННОРМАЛИЗУЮЩИ **Углеводный обмен** в организме

прежде всего касается сахаров. При этом все растительная пища выполняют сахароснижающую функцию, ощелачивая,глюкоза в щелочной среде переходит в другие углеводы, для усвоения которых не требуется инсулин.Многие растения также обладают такой функцией, другие (галена, фасоль, горох) содержат галегин, который действует как препарат сульфомочевины, также нормализуют обмен углеводов.При нарушении **жирового обмена** наблюдается дефицит жиромобилизующих факторов,таких как кортикотропин,глюкогон, тиреотропин,и здесь могут быть полезными некоторые растения из группы адаптогенов,гормонорегуляторов.В частности,при ожирении рекомендуются настойки листа берёзы, одуванчика, укропа,цикория, подорожника,фиалки,крушины, различные фитосорбенты. При ожирении,связанным с снижением тиреоидных гормонов, реко мендуется настойки сабельника, дягиля,дрока красильного, дурнишника и морской капусты, язвенника и цинтеллы.

ОТХАРКИВАЮЩИЕ   Усиливают отхождение мокроты алтей, солодка, мать и мачеха, душица, подорожник, ипекакуана, багульник, эфирные масла растений анис, укроп,тмин. Разжижают мокро ту астрагал, липа, таволга, малина.

ОФТАЛЬМОСТИМУЛЯТОРЫ   Растения, содержащие вещества оказывающие влияние на зрение и состояние глаз.Во время второй мировой войны лётчики получали с пайком чернику, так как она усиливает остроту зрения. У многих растений адаптогенов отмечена способность положительно влиять на зрение. Софора уменьшает дегенеративные процессы в глазу (атрофия сетчатки,изменения зрительного нерва). Сирень уменьшает слезоточивость. Сушеница принимается при глаукоме. Коньюктивиты, иридиты, блефориты, свебоязнь лечат каплями очанки . Прием препарата тинкан (смесь алоэ с мёдом)или приготовленная в домашних условиях смесь этих веществ с добавлением настоек очанки, листа черники,софоры, могут значительно улучшит состояние глаза. Примочки шалфея и ряски помогают лечить воспаление, а приемы настойки трав внутрь улучшат зрение.Считается, что положительное действие на генетическом уровне оказывает шафран. При миопии рекомендуется пить настойки листа лопуха. Приём витамина В2 в течение 8-9 месяцев могут значительно уменьшить катаракту.

ПРОТИВОКАРИОЗНЫЕ   Это прежде всего растения, минерализующие организм человека - спорыш, хвощ,пырей,крапива, медуница. Противокариозные так же морская капуста, лист берёзы, засушенная шкурка яблока, хрен, арония, лист земляника. Некоторые травники советуют для профилактики жевать две недели ежеквартально корневище аира,после еды полоскать рот водными растворами коры дуба или сибирской пихты. Ежедневное жевание щепотки душицы предотвращает появление зубных камней

РАДИОПРОТЕКТОРЫ Это прежде всего растения,содержащие **пектины** — арония, гречиха, бадан, календула,облепиха, корзиночки подсолнухов,ревень,свёкла,спаржа,хвощ,шиповник,элеутеракок, яблоки. **Флованоиды содержащие** растений так же проявляют эти свойства (расторопша,солодка,череда,мята). Радиопротекторными будут такие меры ежедневно употреблять яблоки и свеклу в виде соков, клюкву и овёс во всех вариантах, периодически отвар семян льна. Замечено, что меньше всего концентрируют радиовещества берёза и чечевица.

РЕГЕНЕРИРУЮЩИЕ Многие растения обладают ранозаживляющим свойством. Это свойство применимо привосста новлении поврежденной **кожи**, при повреждений слизистых, в том числе **желудка и кишечника**. Свойствоми этими обладают скумпия (из неё получают чистый танин), элеутеракок, щетинник, чистяк, чистец, пырей, медуница цикорий и череда, хмель и сок ягод черёмухи. Стальник улучшает микроциркуляцию кожи слизистых, способствуя заживлению. У многих растений заживляющий эффект связян с наличиием стероидных гормонов, кремния,дубильных ве ществ(см. групп гармонрегулирующих растений).

СЛАБИТЕЛЬНЫЕ Большая группа растений оказывающих этот эффект. Прием настоек и препаратов этого плана проводится обычно курсами и в поочерёдности, так как часто возникает привыкание кишечника к слабительным. Касторовое масло в 12 перстной кишке превращается в глицерин и рициновую кислоту, которые тормозят всасывание воды и электролитов. Ламинария просто разбухает в кишечнике и раздражает нервные окончания слизистой кишечника, по этому же принципу действуют пшеничные отруби, которые принимают при длительных запорах по схеме увеличе ния с 0,5 до 3 чайных ложек по 3 раза в день в течение недели, по 3 ложки далее 3-4 недели, далее снижая до 0.5 чайных ложек в течение последней недели. В период этих курсов обязательно принимать не менее 1,8-2 литра жидкости в день. Часто необходимо принимать растения, одновременно действующие на гормональную и нервную систему кишечника в сборах трав, например, анис, корень одуванчика, трава репешка, корень аира, лист мяты, корень конского щавеля. Перед едой утром рекомендуется принимать чернослив, курагу, терн, яблоки. Как слабительное, могут помочь семена льна и подорожника.

СПАЗМОЛИТИКИ Это вещества снимающие различного рода спазмы в организме и обладают этими качествами флованоиды, кумарины и алкалоиды растений: шлемника, пастернака, боярышника, фенхеля, борвинка, душицы,ромашки, золототысячника, арники, валерианы, мелиссы, сушеницы, девясила,мяты, которые снимают спазм кровяносных сосудов. Спазм сердечных сосудов устраняют расте ния вздутоплодник сибирский, шлемник байкальский, астрагал. Спазм сфинктеров желчных протоков устраняют валериана, мелисса, сушеница, мята.

ФИТОКОРРЕКТОРЫ ПОЧЕЧНОКАМЕННОЙ болезни. Выводят камни ОКСАЛАТНЫЕ и песок — вереск, змееголовка, буквица, горец птичий (спорыш), календула, крапива, кровохлёбка, имбирь, мелисса, мята, смородина,сушеница,стальник, чабер,чабрец,чистотел, фиалка. При нимаются при этом ощелачивающие соки (огуречный, тыквенный, кабачковый). УРАТНЫЕ камни выводят - астрагаля., барбарис, берёза, брусника, василёк, золотарник, земляника, крапива, кукуруза, лимонник,первоцвет, пырей, стальник, и также ощелачивающие соки и минеральные воды. ФОСФАТНЫЕ камни являются щелочными, тут применимы кислые соки(виноградный, капустный, яблочный, сливовый) и кислые минеральные воды. Растения пригодные для увеличения выделения фосфатов из организма — стальник, подорожник, лён. Повышают их растворимость девясил, змеевик, лопух, марена.

ХОЛЕСТЕРИНМОДУЛЯТОРЫ **Тормозящие всасывание холестерина** — аралия, арника, калина, кровохлёбка, лопух, малина, мать-и-мачеха, облепиха, овёс, одуванчик, орех, ромашка,сушеница, чеснок. **Угнетают синтез холестерина и триглицеридов** глюкозиды женьшеня, элеутеракокка; лигнины заманихи,лимонника, манжетки,чаги; стероиды астрагала, вереска, подорожника репешка, якорцев; терпеновые сапонины аралии, боярышника, брусники,заманихи, зверобоя, истода, каштана, мыльнянки,омелы,ортосифона и толокнянки; фенольные соединения родиолы. **Уменьшают коли чество** холестерина также манжетка, боярышник, заманиха, змееголовка, красная смородина.

ЭРИТРОПОЭЗСТИМУЛЯТОРЫ крапива,земляника,ятрышник, чеснок (содержащий водород),фолиевая кислота и витамин В12.

ПРАВИЛА ПРИГОТОЛЕНИЯ ЛЕКАРСТВЕННЫХ ФОРМ

НАСТОЙ 2г. травы (чайную ложку) поместить в эмалированную, стеклянную посуду, залить 200 мл. кипятка, иногда догревают в кипящей водяной бане 10 15 минут (в кастрюлю с кипящей водой ставится другая,где находится растение с указанной мерой воды). Количество выпарившейся на бане воды восстанавливают,добавляя кипячёной горячей воды. ОТВАР – то же количество инградиентов, но кипятят на водяной бане до 30 минут. МАЗИ готовят, размешивая в вазелине или ланолине или в любом животном жире порошкоообразные инградиенты из трав. Иногда используют растительные масла для этих целей, обычно прокипятив, несколько охладив,насыпают измельченные травы в соотношениях равных таковым в настойках. Иногда просто настаивают несколько дней на растительном масле порошки из трав, корней.

СОЧЕТАННОЕ ПРИМЕНЕНИЕ ТРАВ

В фитотерапии нередко приходится пользоваться сборами. Это оп равдано тем, что травы дополняют друг друга в процессе лечения. Так душица с фиалкой проявляют успокаивающий,антиаллергический и антигипоксический эффекты. Мелисса вместе с чередой-седативное, иммунопротекторное. Цветки липы сердцевидной +плоды боярышника седативный,антигипоксический, иммуномодулирующий эффекты. Шлемник и мята –снотвотекторное, антисудорожное, ангиопротекторное. Синюха, ромашка лечат аллергию, уменьшают спазм, оказывают снотворное, антигипоксическое действие. Хмель и сушеница седативное,противосудорожное,сосудорасширяющее,антигипоксическое средство. Смотри также о таком синергическом действии травав группе антиаллергические выше.

ПРИЁМ ТРАВ В ЗАВСИМОСТИ ОТ ФИЗИОЛОГИЧЕСКИХ ОСОЕННОСТЕЙ

При составлении индивидуального плана лечения и реабилитации не лишены смысла назначение траволечения с учетом типа консти туции человека, так как каждый тип имеет свою гормональную стру ктуру,свои особенностифизиологии. Ф.Мамчур (1992г.) рекомендует специальную таблицу подбора в зависимости от типа конституции. Есть три типа конституции тела: ГИПЕРСТЕНИЧЕСКИЙ (избыток плот ного жира в соединительной ткани) им показаны гликозидосодер жащие травы(шиповник, берёза,бессмертник,пижма,расторопша,че реда,крушина, ревень, конский щавель, гречиха, грибы,бобовые, ра диола, брусника, толокнянка, аралия, липа, одуванчик,подорожник, синюха, солодка, хвощ,элеутеракок. НОРМОСТЕНИЧЕСКИЙ (нормаль ная, эластичная, относительно тонкая кожная складка на левом пред плечье, избыток воды или рыхлого жира) им рекомендуются алкалоиды и гликозидсодержащие травы (барбарис, кубышка,мордо вик, пассифлора, стефания, чистотел, якорцы, паслён, морозник, юкка и

и другие. АСТЕНИЧЕСКИЙ (кожная складка тонкая, легко берётся)
им желательно эфирномаслянные растения, глюкозиды и алкалоиды
содержащие растения, которых на земле около 3000.

ГЛАВА 4

ФИТОТЕРАПИЯ ПРИ РАЗЛИЧНЫХ ЗАБОЛЕВАНИЯХ.

АДЕНОМА ПРОСТАТЫ

Доброкачественная гиперплазия простаты у мужчин старше 60 лет. Развивается прерывистыми периодами ухудшения. Важным фактором в методике фитотерапии является наличие в применяемых растениях кремния и растительных гормонов .Одним из таких растений является кипрей (иван -чай), который включается в сборы или применяется в виде мононастоек. Чай из кипрея часто избавляет от необходимости операций.Готовят настойку чайной ложки на стакан кипятка,настаивая 15 минут и выпивают тёплым утром натощак и вечером перед сном. Другим растением, отвечающим этим требованиям, является пырей (корневище). По рекоммендации болгарских врачей пырей вымачивают 12 часов (2 столовых ложки травы на стакан воды), затем воду сливают (не выбрасывают), наливают свежую в том же количестве, кипятят 15 минут на слабом огне, выливают в сохранённую настойку, принимают по 100мл.жидкости перед едой. Можно готовить сборы трав,проводя периодически курсы с одним набором трав, рекомендуемых при аденоме и меняя их на другие. К таким травам относятся толокнянка, крапива двухдомная, череда, медуница, сушеница, хвощ, ромашка, репешок. Трава пикульник содер жит хорошо растворимый кремний, рекомендуется включать её в сборы. Хорошо утром принимать порошок толокнянки, запивая водой, проводя периодически такие курсы для профилактики воспаления и лечения простаты. Фитостарины порошка СОпадьмето также применимы в профилактике и лечении аденомы. Периодически проводить курс лечения микроклизмами с травами шалфей,календула, подорожник, пустырник (чайную ложку смеси прокипятить в 50 мл. воды охладить,процедить). Травники рекомендуют съедать ежедневно 15-20 тыквенных семечек, съедать вечером луковицу, принимать ванночки с листом тапенамбура, делать специальные упражнения, например « хождение на ягодицах».

АДЕНОИДЫ

Это разрастание носоглоточной миндалины, обычно вследствие хронического воспаления. Развитие этой миндалины начинается на первом году жизни и заканчивается к 7 годам, а к 12-13 годам железа атрофируется. Иногда заболевание может приводить к развитию хронического отита, синусита. Лечение наиболее часто предусматривает оперативное удаление миндалин.Иногда при не значительной клинике помогает масло туи по 1-2 капли в нос на ночь в течение 2 недель. Промывание носа йодными (слабыми) водными растворами.   Внутрь можно рекомендовать настойку смеси трав: подорожник,хвощ, шалфей по 2 части,цветки ромашки,календулы по 3 части. Чайную ложку смеси залить стаканом кипятка, принимать в течение дня в тёплом виде.Одновремено,промывать этой настойкой полость носа 1-2 раза в день.   Проводить такое лечение в течение 2-3недель.

АЛКОГОЛИЗМ

В лечении алкоголизма преследуется прежде всего отвыкание от алкоголя. Для этого применяют травяные настойки из сбора трав : золототысячник, чабрец, душица, и кора осины по 2 части,трава полыни и корень любистка по 1 части.Отваривают в 200мл. воды 3-4 минуты и принимают по 30 мл. 3-5 раз в день.В народной медицине используют настойку хрена: за 80 дней до дня рождения 1,5 кг. хрена измельчают, заливают 0,5 л. водки,настаивают 40 дней затем 40дней, принимают по столовой ложке 3 раза в день перед едой.Применяют настойки лаврового листа (3 листа на стакан кипятка настаивают час, принимают перед едой). Используют и водные настойки золототысячника. Алкоголь сильно закисляет организм, потому необходимо широко применять овощи в процессе лечения и содовые воды. Для снятия симптома похмелья применяют плоды малины, огуречный, капустный сок, смесь аскорбиновой кислоты и лимонного сока.

АЛЬЦГЕЙМЕРА БОЛЕЗНЬ

Заболевание мозга, проявляющееся в нарушении межклеточных связей в мозговой ткани,образованием амилоидных бляшек и клубочков из разрушенных нейронов. Причины пока не выяснены окончательно, предполгается вирусная природа болезни и другие причины. Чаще всего поражает людей старше 40 летнего возраста (есть случаи болезни в 28 лет). Поэтому можно предположить,что профилактика и лечение должны быть направлены на улучшение процессов циркуляции крови в мозговой ткани – это физкультура, умственная нагрузкаа для пожилых, прием средств, улучшающих лимфодренаж сосудов и кровоток в мелких сосудах гинкобилоба, манжетка, лист и ягоды брусники,земляники.Цикорий обладает свойством стимулировать мулировать гипоталямо-гипофизарную функцию, рекомендуется по жилым,кроме того он мягко снижает артериальное давление. Джон Рейти адъютант профессор Гарвардского университета отмечал, что самое лучшее,что можно сделать в борьбе с склерозом это тренинг для мозга,решая задачки,кроссворды,тренируя память запоминани ем стихов,изучая языки.Джон Коэн директор центра проблем старения университет Джоржа Вашингтона считает, что если задаём трудные задачи для мозга,клетки его будут производить дендриты-связи, ведёт к образованю синапсов или областей контактов.Хорошо весной проводить курс приема одуванчика (салаты из листа,отвары из кор ней) и трав,содержащих магний,который ускоряет мышление(берёза, бузина, логохилус, спорыш). Еще Авиценна считал, что лучшим от слабоумия в старости являются баклажаны.Часто с возрастом усилива ется вероятность анемии,потому принимать травы и продукты содержащие витамин В12 и фолиевую кислоту,а также железо и медь содержащие продукты и растения (см. ниже анемии). Прием малых доз красного вина, винограда, шоколада, сои и других продуктов оказывает (защитное) действие на сосуды.Рекомендуется ежедневное обтирание слабыми растворами уксуса, овощи предпочтительнее фруктов. Иногда рекомендуют принимать сало с чесноком, как продукты, усиливающие иммунитет, содержащие важный компонент арахидоновую кислоту.Употреблять кедровые орехи,содержащие аргинин, улучшающий функцию мозга. Индейцы говорят 2 листочка Готу –Кола (травы) и обманешь старость.Травники рекомендуют при ём настоек трав – лабазник,левзея, лимонник китайский, кукурузные рыльца,таволга,включая по 3-4 травы в сбор и меняя их периодически курсами по 10-15 дней, в течение года.

АЛЛЕРГИИ

В   предыдущей главе были названы растения,применяемые при аллергии (см. главу3,группа антиаллергических).Заболевание известно давно и описано ещё Гипократом,но термин «аллергия» предложен С. Пирке (педиатром) в 1906 году. Суть заболевания в превышении активности защитника иммунитета в процессе борьбы с антигенами пределов самообороны выработке веществ поражающих саморганизм. Разработаны сейчас масса методов лечения вве

Введение собственных лимфоцитов больного,введение повышающихся доз аллергена,нормализация уровня углекислого газа
(метод Бутейко). В традиционной медицине есть также много методов лечения,но разнообразие аллергенов не всегда позволяет
применять один метод для всех случаев,часто приходится проводить
выбор тех или иных средств для лечения. Однако, главным остаётся
принцип «не навреди», что при применении фитопрепаратов также
важно. Большинство методов народной медицины связано с внеш-
ним воздействием: аппликации настоек веточек осины, ванночки с
чистотелом, берёзовым листом, ряской.К примеру, при пищевой
аллергии принимают настойки ряски,при экссудативном диатезе
масло зверобоя и ванночки с чередой. Пищу готовят на воде
настоянной на яичной скорлупе, которая содержит легко усвояемый
кальций,являющийся антиаллергическим микроэлементом. В чаи
включать травы содержащие кальций – тысячелистник, трифоль.
Холодовые и некоторые другие аллергии могут быть следствием
хронической инфекции (ренит, гайморит, кариез зубов,холецистит и
т.д.), при излечивании которых не редко наступает избавление и от
аллергии. Надо отметить, что фитотерапия, проводимая при различных заболеваниях требует осторожности и проверки на возможные
аллергические реакции. Например установлено, что шиповник у 19
% людей может вызвать увеличение иммуноглобули на Е, который
способствует высвобождению гистамина и развитию аллергии. П.
Адамо считает, что исключение из употребления продуктов не рекомендуемых при различных группах крови,часто избавляет от всех
видов аллергий и даёт список этих продуктов в книге.
Дополнительную информацию можно посмотреть в главе 3 –
распределение по группам (антиаллергические).

АМЕНОРРЕЯ

Как правило,непосредственной причиной является нарушение гор-
нарушение гормонального баланса. Поэтому в процессе восстановления функции половых желез можно использовать растительную
терапию,тем более что известно большое количество растений,
содержащих фитоэстрогены и стимулирующих выработку их в
организме.Особенно упрощается лечение, когда диагносцирован
профиль гормонов в организме и остаётся выбрать растения, используя их настойки приготовленные по стандартному типу. Сюда
можно отнести орехи,клевер,кукурузные рыльца,софору,копеечник
забытый,мяту,бузину,донник,сою -они содержат фитостерины или
зверобой,донникхмель,лаванда,липа -стимулирующие выработку

гормонов. Смотри главу 3 гармонорегулирующие растения.

АНГИНА

Лечение воспаления миндалин включает применение средств про
тивомикробных (эвкалипт,календула,почки,лист берёзы),противовос-
палительных (чистотел,аир, бадан, багульник, соплодия ольхи), анти-
иаллергических (душица, фиалка трёхцветная,хвощ). Противомикробные принимать в виде частых полосканий тёплыми свежими настойками трав. Противовоспалительные и антиаллергические принимать
внутрь в виде настоек(чайная ложка одной или смеси трав на стакан
кипятка,настаивать 30 минут). Можно рекомендовать ингаляции прополиса,ромашки, эвкалипта (вдыхать ртом разогретый на водяной бане состав 15 минут).Эффективны также следующие полоскания горла
(в сочетании с ингаляциями прополиса и ромашки): протёртый хрен
залить кипятком в отношении 1:3,герметично закрыв, настоять 1 час,
добавить соли, сахара по чайной ложке. Другой вариант смеси для
полоскания горла: смешать соль,настойку эвкалипта, ромашки. Полоскания повторять каждые 30 минут в течение 10-12 часов. Одновременно при этом можно применить компресс на шею в области
горла: на горчичник накапать лукового сока или компресс с тканью
смоченной в растворе соли (чайную ложку) и столового уксуса (столовую ложку) в 100 мл. воды.

АНЕМИЯ

Ещё называется малокровием, но это не количественное умень ше-
ние крови, а качественные изменения в крови.Вариантов анемий
несколько и причин её вызывающих также много. Но наиболее
часто дело идёт об алиментарной причине − нехватке либо витаминов (В 12 и фолиевой кислоты) либо микроэлементов (железа и
меди). Железо это микроэлемен, которыйт почти не выводится из
организма, используется в нем снова и снова. И только при кровопотерях и недостаточном питании может возникнуть его дифицит.
Организм лучше усваивает гемное (из мяса и рыбы) железо медленнее негемное из овощей, фруктов,растений. Растения содержащие
железо берёза,бузина, логахилус, спорыш,лапчатка. Ускоряет усвоение негемного железа витамин С. При этом замедлить всасывание
гемного железа может кальций или растения, продукты,содержащие
щавелевую кислоту (шпинат, щавель и другие), яблоки,груша выводят щавелевую кислоту,потому улучшают всасывание гемного
желелеза,сами являются источником этого минерала. Считается, что

марганец, цинк и кобальт также замедляют усвоение железа, сочетать эти минералы не следует. Например, кальций принимать утром, когда не используются мясные продукты, печень, содержащие гемное железо. Вегетарианцам, принимающим только негемное железо, больше употреблять фруктов или витамина С. В таких растениях как гречиха, зерновые железа больше, чем в мясе, а в фасоли, сое в несколько раз больше. Доктор В.М Делягин из Москвы РГМУ считает, что задерживают всасывание железа особые вещества фитаты, при квашении и варке продуктов они разрушаются и железо из таких продуктов усваивается лучше. В зерновых фитатов больше, чем в бобовых, и железо бобовых усваивается лучше. Витаминдефицитные анемии лечить можно либо растительными добавками, либо витаминными препаратами. Отмечено, что часто дефицит витамина В12 имеет место у пожилых и последствие этого анемия, при этом количество железа может быть нормальным или даже повышенным. Можно рекомендовать проводить периодически курсы настоек трав, включаю щих кобальт, например, окопник, ромашку, пола-пола. Стимулируют эритроцитообразование крапива, ятрышник, женьшень. По мнению учёного из Финляндии Солонена избыточное железо, окисляясь представляет собой те вредные свободные радикалы, которые приводят к бляшко образования в сосудах и старению. Физические упражнения это расход избытка железа, а, следовательно, профилактика склероза и старения.

АСТМА БРОНХИАЛЬНАЯ

В процессе лечения бронхиальной астмы существуют некоторые общие принципы: исключение аллергена, гипосенсибилизация, антивоспалительные, прием улучшающих иммунитет веществ. Желательно знать какие факторы иммунной схемы страдают в каждом индивидуальном случае, принимать средства, в том числе растительные, уже с учетом действия на дефектный фрагмент. Существуют растительные продукты, воздействующие на широкий спектр факторов иммунитета и прежде всего растения адаптогены аралия, родиола розовая, левзея, корень женьшеня и другие. Но важнейшим компонентом и наиболее сложным является исключение аллергена и десенсибили зация организма. Антиаллергизирующими травами принято считать солодку, крапиву, череду, мелиссу, душицу, тысячелистник, лабазник, хвощ, астрагал. Не редко причиной или последствием, под держивающим патологический круг может быть дисбактериоз ки шечника и его лечение – это мероприятие по удалению аллергена.

Другие хронические инфекции также могут быть причиной астмы, лечение их и профилактика очень важны.Для комплексного лечения можно рекомендовать некоторые сборы трав. *СБОР №1*: кипрей, зверобой,лист земляники,эвкалипта и клевер по 1 столовой ложке, 5 ложек семян льна залить 3 стаканами воды, кипятить 7 минут.В горячий отвар добавить 4 ложки из сбора трав – мелиссы,череды,крапивы, багульника, мать-и-мачехи, душицы,первоцвета,взятых в равных частях.Настоять час, в этот настой добавить 2 чайные ложки валериановой травы.В течение месяца принимать по60 мл. настойки 3 раза в день после еды. *СБОР №2*: розмарин, сосновые почки, плоды можжевельника, корень алтея в равных частях смешать из смеси 2 столовые ложки, залить 200мл. воды и протомить на водяной бане 2 часа,процедить и 30мл. отвара развести в 200мл. воды и принять в течение дня. *СБОР №3*: тысячелистник 1 часть, девясил, тмин, солодка, почки сосны по 2 части, багульника 3 части, тимьяна травы 4 части смешать столовую ложку из смеси залить стаканом кипятка, настоять 30 минут и принимать по 30 мл. 2-3 раза в день после еды в течение 2-3 месяцев. При частых простудных заболеваниях следует принимать следующий состав: 100гр. натёртого хрена и сок 2 лимонов смешать, принимать 1-2 чайные ложки после еды,не запивая и не заедая. Сразу за этим курсом принимать настойку имбиря (2 столовые ложки порошка имбиря на 200мл. водки настаивать 2 недели). недели).Чайную ложку имбиревой настойки развести в стакане воды принимать после еды в течение недели,перерыв 2-3 дня и ещё недельный курс, 3-4 раза в год.

АРИТМИИ

Всякая аритмия требует контроля врача,точной постановки диагноза. В народной медицине известны травы, которые или замедляют ритм или его ускоряют. Знание этих трав помогает или применять с пользой,или исключить осложнения в виде нарушения ритма сердечных сокращений при фитотерапии других заболеваний.При ТАХИ КАРДИИ принимаются настойки трав, замедляющих ритм : все содержащие сердечные глюкозиды (принимаются под контролем врача),а также боярышник, горицвет, вербена,сушеница топяная (расширяет перифирические сосуды как нитроглицерин), водный раствор прополиса, кефир с петрушкой. Рецепт целительницы Ванги – растолочь 20 ядрышек персиков,смешать с лимоном,мёдом,принимать по столовой ложке натощак при тахиаритмии. При БРАДИКАРДИИ ис пользуются настойки трав репешка, подорожника, мужского папоротника и отвар овса.

АПНОЭ

Задержка или остановка дыхания во сне. Различают апноэ обструтив-
ного происхождения и центрального нервного происхождения.Апноэ
часто приводит к нарушениям работы сердца, внезапной сонливо-
сти днём. Обструктивное апноэ сна лечатся исключением причины
об струкции искривление перегородок носа,жировые отложения,сла-
бость мышц глотки, утолщение небных тканей. Чаще апноэ встречается у мужчин с широким диаметром шеи и лишним весом. В США
38 000 человек умирает от апноэ и его последствий ежегодно. Со-
здан прибор для создания положительного давления в носоглотке,по-
могающий исключить апноэ.Не редко приходится проводить хирургическое вмешательство.При апноэ нервного происхождения,часто
наблюдающегося у растущих молодых людей и при склеротических
поражениях у пожилых, лечение должно направляться на регулиров-
ку ритма : утром принимаются тонизирующие организм лекарства —
настойки левзеи, аралии, лимонника, стеркулии и другие, вечером
успокаивающие средства пион, душица, мята, валериана и другие.
другие. Можно у постели помещать мешочек с травами валерианы,
лаванды или открытый флакончик с их маслами. Принимать курс
ванн с травами 7 ванн через 3 дня , повторять их каждые 3 месяца.
Для ванн использовать хвою ели или экстракты из неё, йодо-бром,
кислородное насыщение или посещать курорты с натуральными ис-
точниками сероводорода и йодо-брома.

АРТРИТЫ

Существуе т несколько форм артритов, но чаще всего встречаются
ревмартриты и артрозо-артриты. При ревматической природе артритов лечение направлено на укрепление иммунитета, борьбу с инфекцией и уменьшение воспалительной реакции. Для укрепления
иммунитета применять сборы трав из всех групп корректоров иммунитета (см. 3 главу). Например, комплемент стимулятор чабрец или
просвирник; лизоцима стимулятор чеснок; кремний содержащие,
как стимуляторы фагоцитоза спорыш или клевер, и также цинксо-
держащие шалфей или кукурузные рыльца; Влимфоцитов стимулятор – солодка. Одно растение из каждой группы включить в сбор в
равных частях сухого материала,готовить настойки по стандартной
методике,принимая не менее месяца с перерывом на 2 недели и
следующий курс 2 недели,повторяя спаренные курсы весной, осе-

нью. Для борьбы с инфекцией и противовоспалительная терапия в остром периоде проводится по определённым схемам с применением антибиотиков и противовоспалительных гормонов, включение включение растительной терапии часто позволяет уменьшить дозы не безвредных для организма синтетических препаратов, уменьшать действие токсинов, например, применением детоксицирующих-брусники, толокнянки, лапчтки прямостойной, грушанки. Принимая для обезболивания ванны с запаренными листьями малины,осины (при родныеисточники аспирина),можно также уменьшить дозы аналгетиков синтетических. Травы, обладающие противовоспалительным действием, как правило содержат фитостерины с меньшими побоч ными эффектами, не заменяют синтетические препараты, но могут позволить значительно снизить дозы их. К ним относятся одуван чик, паслён, солодка, морозник и другие.Использовать их можно как мононастойки, меняя через 2-3 недели. С этими травами можно про водить фитомассаж с втиранием масел приготовленных на их осно их основе (в разогретое растительное масло 1-2 чайных ложки травы и настаивать 1 неделю, встряхивая периодически). Другая распространённая форма заболеваний суставов обменные *артрозо-артриты*. В этих заболеваниях проводится терапия травами, оказывающими защитное действие на хрящ молодило,манжетка, ряска,медуница. Считается, что шиповник подавляет кислоту, разрушающую хрящ в суставах (кислота GCPO). Имбирь удаляет влагу из суставов. Сабельник улучшает состояние при обменных артритах. Также оправдан прием трав, выводящих избыток кальциясабельник, лабазник. Рекомендуется фитотерапия кальций выводящими настойками трав (буквица, ива, берёза,лабазник, хвощ,семена дикой моркови. Принимая щавелевую кислоту продукты или травы, содержащие щавелеву кислоту (например любисток), можно выводить кальций из организма,так как она связывает кальций и выводит его в виде нерастворимы соединений. Рассасывающее действие на «наросты» в суставах оказывает следующие мероприятия: ежедневно в течение не менее 15 дней утром натощак съедать, замоченный вечером рис,вместе с водой.Другой способ: кедровые орехи со скорлу пой подержать 5-7 минут в кипятке, слить воду, в орехи добавить 300 гр. сахара и 0,5 л. водки, настаивать 1 месяц, принимать по чайной ложке 2 раза в день.Орех содержит хорошо усваиваемый, оказывающий рассасывающее действие, йод. Ещё метод: смесь 50 гр. камфорного масла, яичный желток применять в компрессах;втирать настойку сабельника на водке, приготовленной в отношение 1:3; настойку ягод можжевельника, пырея, хмеля на водке; настойку шкурок бананов на водке (втирать в остром состоянии каждые 2 часа); компрессы из свежих овощей капусты, картофеля, свеклы; настойку на масле из розмарина,семян сельдерея,одного острого перца (настаивать 10 дней); соль и соду по чайной ложке смешать с 7 10 каплями йода, втирать в сустав 10 минут, провести курс 15 дней Сейчас часто рекомендуют принимать пророщенную пшеницу, но следует отметить,что росточки её содержат много лектинов,приводящих к артрозу. Препарат при артрозе — хондротин пролечивает,связывая лектин. Для нормальной функции суставов необходимы витамины, в частности жирорастворимые А и Д. Известно, что зимой их количество в организме уменьшается и необходим дополнительный приём. Принимать их надо во время еды.Хорошим протектором хряща является настойка травы медуницы проводить короткие недельные курсы 2-3 раза в год для профилактики хондропатии.

АТЕРОСКЛЕРОЗ

Все ещё загадочный враг человечества. Процессы атеросклероза на чинаются в юности и отмечено,что в 10 летнем возрасте имеют место бляшки в 10% сосудов, с каждым десятилетием их количество возрастает на 5%.Огромное множество гипотез о причинах его происхождения скорее свидетельство неразрешённости вопроса. Вместе с тем, очевидны некоторые причины – это эндокринная дисфункция желёз (щитовидной и половых); нарушение обмена холестерина (тефлонсодержащая посуда способствует этому и следует избегать её применения);наличие свободных радикалов, травмирующих сосудистые стенки; гипоксия и малоподвижность. Фитотерапия и профилактика включают средства корреляции холестерина настойками трав,содержащих сапонины,уменьшающие всасывание его (липа, одуванчик, подорожник, хвощ,репешок, аралия, женьшень). Для угнетения выработки собственного холестерина включать растения, содержащие флованоиды (расторопша, череда,шиповник, бессмертник, каштан конский, заманиха).Для выведения холестерина из организма использовать гепатопротекторы (расторопша,датиска,красная смородина), непредельные жирные кислоты Омега 3,6,9. Другую причину – снижение функции половых желез,можно коррелировать мягкими фитогормонами растительного происхождения настойками шалфея,красного клевера,сои,кукурузных рылец. Возрастное снижение функции щитовидной железы можно предупреждат,принимая растения и продукты содержащие йод(ламинария, кедровые орехи, 10 12 семечек яблока обеспечивают дневную дозу йода, можно просто ежедневно делать ванночки для рук с йодом (в теплую воду несколько капель йода). Гипоксию,снижение кислорода, поглощаемого сосудистой стенкой,можно предотвратить курсами витамина В15(пангамата кальция)или использовать продукты его содержащие (пшеничные отруби, пивные и пекарские дрожжи).Закисление организма (ацидоз) часто имеет место у пожилых или связан с хроническими болезнями и сам по себе снижает устойчивость организма к инфекции и атеросклерозу. Употребление овощей, ограничение калорийности пищи сдвигает РН в щелочную сторону и предотвращает атеросклероз,увеличивает устойчивость к инфекции, также снисахара,увеличение которого — одна из причин повреждения сосудов. С целью снижения ацидоза вечером пить талую воду, так как к вечеру особенно закисляется организм. Сладкий картофель (батат) рекомендуется лицам пожилого возраста,так как содержит витамин В6,подавляющий гемоцистеин,которому сейчас уделяют много внимания,как одному из виновников атеросклероза.Витамин содержит ся в фасоли,горохе,зародышах пшеницы.Чеснок используется с древвних времен как средство «консервации» молодости и возможно имеет основание быть таким,потому настойки на спирту или просто ежедневное использование зубчика чеснока желательны. В нём содержится 17 микроэлементов, в том числе селен, который нейтрализует вредное воздействие свободных радикалов, стимулирует выработку глутадионпероксидазы, предотвращающей развитие атеросклероза. Другой важный микроэлемент — хром предупреж дает развитие атеросклероза (хрома много в кукурузе, почках, перловой крупе, редисе и есть в свинине,говядине, гречке, пшенице,томатах. Суточная потребность в нем 0.17 мкг. на 1 кг. веса тела). Аллацин чеснока тоже предупреждает повреждение сосудистых стенок. Считается,что нет атерогенных свойств в кисломолочных продуктах, кукурузе,сое,гречихе,орехах,ягодах.Несколько слов следует сказать о роли в предотвращении атеолсклероза витамина С,который в малых дозах благотворно влияет на процессы деления клеток,есть мнение, что ускоряет превращение обычных клеток в стволовые,а значит замедляет старость и её проявление атеросклероз.Пересматривается сейчас и роль витамина И (У)метилметионин сульфоброма, который был открыт сначала в капусте,в 50 годах выявлены эпителизирующие свойства при язвенных процессах в желудке,но позднее и его антисклеротические свойства.Есть этот витамин в свекле (15 мг%), кольраби, петрушке(6мг%), сельдерее (1,8мг%). Не разрушается этот витамин при варке 1.5 часа.И конечно,важно использование продуктов и периодически настоек трав из группы антиоксидантов (см. главу 3). Периодически следует проводить чистку сосудов, при нимая настойки конского каштана с молоком, настойки сабельника 2 недели2 раза в году, ежедневно пить сок морковного и свеклы.

АРТЕРИАЛЬНАЯ ГИПЕРТОНИЯ

Различают гипертоническую болезнь(эссенциальную гипертензию) и симптоматическую гипертензию (как симптом при эндокринной и другой патологии). Существуют многочисленные доказательства, что постоянный прием гипотензивных средств значительно снижает смертность от данного заболевания.Издавна применяли фитолечение при высоком кровяном давлении.Большое количество гипотензивных препаратов готовятся из растений: девинкан из барвинка малого; раунатин и аймалин из раувольфии змеиной; байкалин из шлемника байкальского, эскадор и омелен из омелы белой. Множество других трав можно применять для нормализации АД: хмель,свинорой,боярышник,красная герань.   Астрагал снижает артериальное давление, действуя успокаивающе на нервную ситему и при этом снижая силу сердечных сокращений. Барвинок расширяет сосуды в том числе сердечные. Раувольфия разрушает адреналин и снижает потребность в нём. Шлемник подавляет симпатические ганглии и снимает спазм. Омела белая подавляет сосудистый центр продолговатого мозга.Существует не мало рекомендаций в народной медицине довольно эффективных,особенно в начальной стадии болезни,пока не сформировался порочный круг,не страдают паренхимные органы от гипертензии,при этом начинают вырабатывать вещества поддерживающие высокое давление. Вот несколько из таких методов : по столовой ложке в день принимать хреновое масло (сливочное масло и измельчённый хрен смешать, добавить лимонный сок и мёд, хранить в холодильнике, принимая по чайной ложке 2 раза вдень. Сельдерей по 20-30 грамм ежедневно (снижает холестерин).Хрен, свеклу, морковь измельчить, замочить на 36 часов. Слить воду, в овощи добавить мёд, принимать по столовой ложке 2 раза в день. Клюкву протереть через сито,добавить мёд, принимать в течение 3 месяцев по столовой ложке 3 раза в день.Один день в неделю ничего не есть кроме1,5–2 кг.винограда и пить воду.Повторять еженедельно в течение 4-5 недель.   Зелёный лук нарезать и высушить,хранить в тканевом мешочке.Одну чайную ложку сушёного лука прокипятить в 1лит. воды и выпить в течении дня.Квас из свеклы по столовой ложке во время еды(3 свеклы очистить,залить 1 л. воды, варить 2 часа. Отвар остудить и положить кусок черного хлеба, оставить на 3 суток). Вишнёвые соки, компоты снижают вязкость крови, артериальное давление. Черноплодная рябина в компотах и сыром виде снижает артериальное давление, принимать курсами по 3 недели 3 раза в год.Принимать отвар смеси яблочной кожуры,подорожника, боярышника, содержащими кварцетин 1 часть смеси на 10 частей воды,вскипятить и настоять 3 дня в темноте, процедить, хранить в холодильнике, принимая по столовой ложке 3 раза в день в течение 5 недель. Курсы повторять 3 раза в год.

БЕСПЛОДИЕ

Чаще встречается вторичное бесплодие при хронических заболева болеваниях, после абортов,травм,при онкологических болезнях и так далее. Отмечается в последние десятилетия рост бесплодия и не только связанных с состоянием женщин,но и мужчин, и связан с изменениями сперматозоидного пула снижения количественное и их жизнеспособность. Традициоиная медицина при бесплодии имеет очень давнюю историю.Так в древнем Египте после войн бесплатно выдавали женщинам шалфей и следили, чтобы они его принимали, что увеличивало деторождаемость. Лечение бесплодия, связанного гормональной дисфункцией проводится,травами,содержащими гормоны и стимулирующими их выработку в организме. Травы, содер жащие женские гормоны(фитоэстрогены)-донник (21 000 МЕ\100гр.), хмель(530МЕ 100,) шалфей (430 МЕ\100гр.), зверобой продырявленный (214 МЕ\100гр], лапчатка гусиная содержит эстрогены и стимулирует их выработку в организме.К средствам лечения бесплодия мужского надо отнести травы,стимулирующие выработку мужских гор монов – семена подорожника(столовую ложку семян на стакан воды кипятить 5 минут,выпивать в течение дня), настойки ятрышника(чайную ложку травы на стакан кипятка,настоять час принимать по трети стакана 2 раза в день),адамов корень(чайная ложка на стакан кипятка,принимать по столовой ложке 2раза в день).В традиционной меди цине имеются и другие советы: мумие с морковным или черничным соком в отношении 1:20; сок граната; живица сосновая (жевать еже дневно); настойку горицвета кукушкина на водке(30 гр.травы на поллитра водки,2 недели настаивать,принимать по столовой ложке до еды 1,5 литра на курс), настойку травы молодило (заячья капуста) в соотношениях травы и воды 10гр.на200 мл.Надо также помнить,что многие травы увеличивают риск бесплодия. Так при высоких дозах и длительном приёме может вызвать бесплодие зверобой, мята, женьшень, валериана.

БЕССОННИЦА

Причинами нарушения сна часто могут быть стресс, кофеин и некоторых лекарств (антидепрессантов, адреноблокаторов, противосудорожных,гормонов щитовидной железы). Также прием растительных адаптогенов, стимуляторов как элеутеракокка,лимонника,левзеи, родиолы розовой. Иногда плохое засыпание связано с гипогликемией (снижение сахара крови),а просыпание в 2-3 часа ночи может быть связано с проблемами желчного пузыря.В не тяжёлых случаях может засыпанию употребление продуктов,содержащих триптофан(инжир финики,овёс, грибы, горох,творог и молоко,арахис,мясо куры).Также надо помнить,что вечером не следует принимать продукты содержащие стимулирующие мозг вещества,например,тирамин,который содержится в беконе, сыре твердых сортов, шоколаде, алкоголе,цитрусовых фруктах, кислой капусте,соевом соусе. Влияет на качество сна гормон мелатонин,который образуется в эпифизе мозга,количество его может снизиться, если пребывание на свету будет менее 4 часов, а также отмечается его снижение не редко у пожилых людей. Желательно недостаток мелатонина возмещать короткими курсами препарата мелатонина. ТРАВОЛЕЧЕНИЕ: В течение недели пить отвар семян укропа(кипятить 3-5 минут) 2 раза после 6 часоввечера; Отвар перегородок грецкого ореха (кипятить 10 минут), принимать отвары вечером 2 раза по100 мл.; Настойку смеси трав пустырник, хмель, тимьян, душица (столовую ложку смеси на стакан кипятка настоять 30 минут, принимать 2 раза вечером по 100 мл.); Сок свежей капусты вечером по 100 мл.; Принимать ванны с укропом перед сном (0,5 кг. укропа на 5 литров кипятка ,настоять 30минут, вылить в теплую воду, принимать ванну 30 минут) или ванночки с йодом для рук (15 капель йода в теплую воду и держать в ней руки 15-20 минут). Перед сном проводить массаж точек под ладонью спереди на линии мизинца. Приведу одно из «бабушкиных средств» борьбы с бессонницей-стакан соли растворить в 3 стаканах воды, смочить этим раствором хлопчатобумажную ночную сорочку, отжать, надеть на себя,сверху махровый халат, полотенце, подожать пока не высохнет. Снять всё, переодеться, не смывая, утром принять душ.

БОРОДАВКИ

В народной медицине существует множество методов выведения

бородавок и полипов кожи. Приведу несколько: Размельчить чеснок или лук,добавить уксуса столового,муки,сделать лепёшку, поместить на пластырь,наложить на бородавку,не меняя повязку, держать 2-3 дня,на месте бородавки остается ямочка,приложить к ней мазь Вишневского уже на другом пластыре.Или ежедневно смазывать смесью соли и кашици из хрена,или соком рябины, или чистотелом, или соком стебля одуванчика или чесноком. Мякоть сливы залить водой и настоять сутки, затем слить воду и добавить уксуса, приложить к бородавке,держать сутки. 10 - 12 раз день прикладывать на 5-7 минут лёд. Пипеткой капать на бородавку уксусную кислоту несколько раз в день.

БРОНХИТ и ПНЕВМОНИЯ

ОСТРЫЙ бронхит вирусной и бактериальной природы необходимо лечить антибактериальными, противовоспалительными, отхаркивающими, иммуностимулирующими средствами, в том числе растительного происхождения (в 3 главе приведены травы относящиеся к этим группам). К примеру, используется сбор трав – спорыш, чабрец, солодка, сосновые почки, семя укропа, из смеси взять столовую ложку на стаканн воды прокипятить 3 минуты,настоять час и принимать по 50 мл. 3-4 раза в день в тёплом виде. В сборы трав при бронхите рекомендуется включать ромашку (содержит салициловую кислоту – аспирин), синюху голубую, тимьян, астрагал, липу, таволгу и либестоку, улучшающие лимфодренаж в лёгочной ткани. Также включать травы, содержащие противовоспалительные фитогормоны – солодка,ярутка. Цинк содержащие травы, например, сушеница – стимулируют иммунитет. Хвощ,как антитоксическое, выводящее экссудат, разжижает мокроту Разжижают мокроту также примула (первоцвет), тысячелистник, фенхель. Успокаивает кашель чабер. Отвар (проваренных в течение 10 - 15 минут) корней мальвы особенно рекомендуется как дополнительное средство для курильщиков. Отхаркивающим, хорошо известным средством, является редька.Сделать углубление в её клубне, налить мёда,настоять ночь (чистый мёд не рекомендуется, так как часто провоцирует усиление кашля). Затем натереть мякоть редьки и принимать по чайной ложке. Мёд также можно использовать в напитке: прокипятить в течение 10 минут лимон, слить воду,отжать лимон и добавить в воду мёда, чайную ложку глицерина. Пить глотками, обввволакивая горло, каждые 15 минут в течение дня,продолжать про цедуру 2-3 дня. ПОЛОСКАНИЕ для горла: настойка из эвкалипта, ромашки,календулы, взятых в равных частях на стакан кипятка,настоять 30 минут, полоскать горло тёплым раствором каждые 40 минут в течение не менее 3 дней. МЕСТНО на область горла, грудины и лопаток компресс из натёртой чёрной редьки или с составом : растопленное свиное сало остудить,добавить ложку скипидара и втереть в область грудины, шеи, над и под лопатками. И ещё один из вариантов: 3 ложки муки, 1 ложки сухой горчицы развести водой до сметанообразного состояния, добавить 2 столовых ложки водки, 20 мл. скипидара или камфорного масла. Поставить компресс на грудину и спину, держать не менее 15 минут. Повторить 3 раза через день. В более лёгких случаях помогает растирание грудной клетки смесью уксуса,соли пополам с водой,последующее укутывание в шерстяное одьяло. Можно проводить ингаляции трав,приведенных выше и добавлением растений с отхаркивающими (аир, анис, термопсис, тимьян, фиалка) и муколитическими (алтей, валерана,донник,иссоп) свойвами. ХРОНИЧЕСКИЙ бронхит диагносцируется при наличии кашля в течение года. Причиной могут быть воздействие полютантов (табачный дым, промышленная,городская пыль,другие),повторяющиеся инфекции, дисбактериоз в бронхиальном дереве. Определённую вспомогательную роль играет фитотерапия отхаркивающими, муколитическими, иммукоррелирующими средствами. Основные направления фитотерапии при хроническом бронхите: 1 Регуляция иммунитета — коланхоэ,алоэ, подорожник,аралия. Для длительного приёма лучше использовать составы с маслом и мёдом, включая эти травы или сок из них. Например, «ёловое» варенье – 1 кг. еловых, сосновых игл сварить в 3 литрах воды,на 1литр готового отвара добавить 1 кг.мёда, 20 грамм прополиса. Погреть до 45 градусов на водяной бане и, разлив по сосудам, хранить в холодильнике», принимать по чайной ложке перед едой.

2 Улучшить состояние слизистых дыхательных путей ингаляциями настоек лаванды, мяты, аниса, семян кориандра, пихты.

3 В настойках, принимаемых внутрь, использовать активаторы фагоцитоза,факторов местного бронхиального иммунитета.К ним относятся крапива, хвощ, репешок, медуница,фиалка, спорыш, исландский мох.

4 Удалить мокроту помогают настойки багульника,солодки, щалфея, ипекеакуаны, мачека.

5 Обезболивание и борьба с инфекцией обеспечивается антибиотиками синтетическими, дозу которых можно значительно уменьшить, принимая настойки трав – багульника,подорожника,шалфея, девя-

сила и почки берёзы,сосны, тополя. Например, приготовить отвар ба гульника и добавить мёд, принимать не менее 2 недель. Другой пример 2 столовых ложки ягод тмина, почек берёзы или сосны за лить кипятком в термосе,настоять 2 часа,принимать по 60 мл. 3 раза в день не менее недели.

6 Принимать общеукрепляющие настойки трав из группы адапто генов. Как пример: 1 килограмм алоэ, 500 грамм мёда, 0,5 л. кагора, 5ложек какао порошка смешать,настоять3 дня, принимать столовую ложку за 15 минут до еды . Вместо алоэ можно использовать крепкие (по 2 столовых ложки на стакан кипятка) настойки любых трав группы адаптогенов (см. главу 3).

При хронических бронхитах нетрадиционная медицина советует при нимать следующие сборы трав: *№1*- Сосновые почки прокипятить 7 минут (чайную ложку на стакан воды) в отвар добавить столовую ложку из смеси трав: крапива, подорожник,чабрец, эхинацея, дон- ник, вероника, девясил, мать-и-мачеха.Принимать настойку по сто- ловой ложке за 15 минут до еды. *№ 2* - 4 части мать-имачехи, по 3 части корня девясила,травы трёхцветной фиалки, почки берёзы, 1 часть плодов тмина смешать, взять чайную ложку смеси,залить ста- каном кипятка, настоять 20 минут и принимать в горячем виде по 60 мл. перед едой. Для детоксикации принимать липовые,малинные, шиповниковые чаи и сиропы, клюквенный морс. Дыхательная гимнастика,массаж способствуют повышению функции бронхиаль- ной системы,массируя грудную клетку применять масляные настой- ки трав багульника, камфоры,мяты,чайного дерева,для этого зали- вать травы маслом,хорошо добавлять прополис и другие продукты пчеловодс тва смешать и настаивать 3-4 дня. ПНЕВМОНИЯ протекает с преимущественным поражением межуточной ткани лёгких, аль- веол и сосудов. Поэтому терапия в отличие от бронхиальных воспа- лений кроме антибактериальной, должна улучшать лимфодренаж, включать кардиотоники и детоксиканты. Иногда при этом необходим прием средств подавляющих кашель, так как сильный кашель мо- жет ока зать разрушающее действие на паренхиму лёгочной ткани. Хорошо использовать в фитотерапии траву медуницы, которая сти- мулирует интерлейкин 1, уменьшает кашлевой процесс на уровне центральной нервной системы. Для уменьшения кашля принимать ромашку,корни алтея,сосновые почки-отвар.Ромашка содержит азу- лен -активное антивоспалительное вещество. Тысячелистник, корень девясила также содержат азулен и сапонины протививоспалитель- ного действия. Хорошо при пневмонии принимать кремнийсодержащие как хвощ, медуница, горец птичий, кипрей (иван-чай). Иммуно-модулирующие растения также необходимы, особенно при затяжных пневмониях.Имеется ряд растительных препаратов,которые следует принимать при этом. Например, принимая элекасол, который содержит эвкалипт череду и мяту, добавив медуницу и хвощ в настойке можно быстро справиться с пневмонией. Также необходимо добавлять травы, содержащие медь и цинк – крапива, мать-и-мачеха, лист и ягоды смородины, земляники. Принимать настойки листа малины – природный аспирин, мягко снижающие температуру и улучшающий кровообращение в лёгких. Дополнительную и нформацию можно прочесть в главе 3 о бронхолитиках и лимфодренажных .

ВЕНЫ (варикоз и флебиты)

Варикозное расширение вен и их воспаление, связаны часто с профессией, требующей длительного пребывания на ногах, поднятия тяжестей и других. С наследственной слабостью венозных клапанов, прводит к расширению сосуда,нередко воспаляющемуся. В тяжелых случаях приходится проводить оперативное лечение. При начальных варикозах может быть успешной фитотерапия . К варикозным болезням относятся варикоцеле (варикоз вен мошонки), геморрой (варикоз вен прямой кишки) и в их фитотерапии много общего.Лекарственная терапия должна предполагпть улучшение циргуляции крови уменьшения вязкости и слипчвости тромбоцитов. Например, софора относится к растениям, уменьшающим тромбо образование и при этом повышающее тонус вен. У меньшают агрегацию тромбоцитов настойки листа малины, чеснок, а черника укрепляет стенку сосудов. Повышают тонус вен также календула, сушеница топяная, хрен рекомендуется принимать их водные настойки.Конский каштан сотни лет назад применялся для лечения вен. И сейчас из него готовят много препаратов. Можно применять кору, цветы, листья растения (которые содержат сапонин эстизин) для местных процедур. Например, приготовить мазь: кору или листья или цветки каштана 50 гр., ромашки 50 грамм, 5 грамм картофельного крахмала, 200 грамм куриного жира смешать и протомить на водяной бане 2 часа, остудить за ночь и утром, снова разогрев, про цедить, хорошо отжав шрот, смазывать варикозные узлы или вены 2 раза в день, одновременно принимая по 20 капель 3 раза в день до еды в течение месяца настойку каштана на водке (цветы кашта на 50 гр. и 500 мл. водки настаивают 14 дней, периодически встря хивая). Для укрепления стенок венозных сосудов можно рекомен довать настойку размельчённых плодов каштана, корни элеутеракока по 15 гр., шишки хмеля 25 гр., бессмертника 45 гр., взять 2 грамма из сбора на стакан кипятка и настаивать сутки. В течение дня принимать по 50 мл. 3-4 раза в день не менее недели. На воспаленные вены и узлы 2-3 раза в день привязывать кружочки зеленых помидор (держать пока не «защипит») в течение 7 дней, далее 1 раз в день до рассасывания. Мелкую сетку варикозных вен травники рекомендуют лечить соком коланхоэ или отваром шишек хмеля в компрессах. При этом отвар (кипятить 15 минут) можно принимать по 50 мл вечером. Ванночки для ног с отваром коры ивы, после которых забинтовать ноги с травой полыни. При воспа лении не снимая носить повязку с раствором воды и водки поровну. Проводить ежедневно физические упражнения с поднятыми нагами – всртяхивания, подъёмы и опускание. Максимально чаще лёжа, ноги держать чуть выше головы. 3-5 раз в день поднявшись на носочках, резко опуститься на пятки(дважды по 30 раз с пере рывом в 10 сек.). Препараты из растений – троксирутин из (софоры), варикол (каштан), эсфлазил, эскузан и др.

ВЕС

Борьба с весом, развернувшаяся по земному шару–это не просто дань моде, а борьба за жизнь.Лишний вес часто является причиной многих болезней человечества и преждевременой смерти. Существуют сотни диет и складывается справедливое мнение, что они все не работают, пока человек не примет простую иститу, пос тоянно ограничивать количество и калорийность пищи – это путь к здоровой жизни. Вот примерное меню академика Ф.Углова: в 9 ут ра чашка кофе с ложечкой сахара, в 11 часов варёное яйцо, 8 вечера ч е р нослив,в2 часа отварное мясо или рыба с овощами, в 5часов сыр, яблоки, в 8 часов кефир. Это было сказано в его интервью, которое он давал на рабочем месте в свои 103 года. Это ли не пример. София Лорен ограничивает калорийность пищи до 1200 ккал в день и перед едой съедает грейпфрут. Я провожу раз в неделю дынные или виноградные дни2 дыни не большие или 2 кг. винограда и вода. Виноград снижает давление и укрепляет мышцу сердца, дыня содержит много полезных микроэлементов. Для ускоре ния очищения организма от старых клеток и ненужных вещей япон ские врачи рекомендуют 1 раз в месяц не принимать белковой пищи и воды. После этих дней принимать неделю каши (в объеме горсти сухих круп). Иногда можно проводить курсы приема настоек трав, которые нормализуют обмен веществ, ускоряют метаболизм, к таким можно отнести дягидь, логохолус, морозник, мальва, лопух, одуванчик, эвкалипт, хмель,череду, цикорий,пчелиную пыльцу,смородину выбор большой, остаётся только учесть противопоказания применения этих трав при индивидуальных условиях (см. в конце книги). Восстановление обмена надо проводить курсами в течении месяца ,2 раза в год.

ВЕСНУШКИ, ПИГМЕНТНЫЕ ПЯТНА

Народная медицина предлагает много рецептов для удаления веснушек. Залить семена огурца водкой в отношении 1:10. Настоять 2 недели и ежедневно протирать лицо настойкой.Втирать в кожу лица в течение 20-25 дней смесь 1% уксуса и белка яйца.Вечером протирать кожу лица медовой водой и через 5 минут умыться, смазать кожу смесью касторового масла и сока лимона, взятых в равных количествах. Прикладывать к пигментным пятнам кашицу разведе ной в воде паприки, лепёшки из соевой муки (помогают и при па нариции), отвар любистка или золототысячника, умывание водой с настойкой петрушки или смазывание и маски с соком её корней. Веснушки и пигментные пятна заметно бледнеют зимой, начинать борьбу с ними надо зимой, продолжая весной, летом ограничивая пребывание на солнце. Пигментные пятна могут быть свидетелями глистной инвазии, болезни яичников,надпочечников, печени, появляются при ТБС и малярии или длительном пребывании на солнце. Лечение этих болезней приводит к их исчезновению. Пятна на руках (гречка) бледнеют если ежедневно втирать смесь касторового масла с соком свежего лимона (хранить смесь в холодильнике).

ВИТИЛИГО (песь)

Потеря кожей пигментации связная с дисфункцией нервной системы и нарушением обмена веществ. Предполагается генетическая предрасположенность к заболеванию.Часто сочетается с красным плоским лишаём, псориазо, склеродермией,что говорит о близости патогенеза этих заболеваний и вероятно аутоиммунной природе. В 20% случаев имеет место семейная предрасположенность.Витилиго часто имеет место у работающих с фенолом. В насстоящее время витилиго делят в зависимости от результата теста на физостигмин на аутоиммунное (нормальная реакция) и связанное с состоянием кожи и адренергическим факторами (высокая). В лечении важную роль играет фототерапия ультрафиолетовыми лучами в диапазоне 320-400 нм. (установлено, что в диапазоне 290-320 менее эффективно – поэтому вероятно встречаются случаи, когда при одних и тех же мазях и препаратах одним помогает больше, другим мень ше). Облучение проводится 3 раза в неделю, продолжительность сеанса облучения вначале составляет 3 минуты и через каждые 2 сеанса увеличивается на 3 минуты, доводят до 12-15 минут, курс 15-25 сеансов. Затем 3 недели перерыв и повторяют курс. Иногда требуется для полной пигментации 3-5 курсов. За 2 часа до сеанса принимаются фотосенсибилизирующие препараты, в том числе и настойки растений, повышающих чувствительность кожи к ультрафиолету, а также смазывание маслами и кремами, содержащими фотосенсибилизирующие вещества.   Препараты в этом случае применяются следующие: псорален, метоксалан,бероксан, пувален. Растения с такими свойствами: ряска,зверобой, лист амаранта, лист и перегородки грецкого ореха, инжир. Местное применение красной глины и имбиря   (лепёшки их смеси), аппликации к белым пятнам, борную кислоту   перемешивать с мукой и водой, прикладывать лепёшки к пятнам или просто смачиватьих раствором борной кислоты.   Салициловую кислоту добавить в детский крем или ланолиновый крем в отношении 1:10 , втирать в кожу на месте пятен, затем ультрафиолетовое воздействие. В случае невозможности   проведения ультрафиолетового воздействия принимать настойки трав из   сбора: зверобой, календула, душица, ромашка 20 гр., шалфей,крапива по 40 гр., взяв 2гр.из смеси,залить кипятком настоять 30минут, принимать по 60 мл.3 раза вдень.Лечение требует нор мализации работы поджелудочной железы, например,прием триптофана (допегил) и прием трав (см. панкреатит).   Для общего лечения принимают настойку аралии и валерианы,   взятых поровну, по чайной ложке 2 раза в день до еды. Субэритемные дозы кварца через день с предварительным смазыванием пятен зверобоем или экстрактом плаценты. Хвойно-валериановые ванны 2 курса в год.

ВОЛОСЫ (уход и лечение)

Древние говорили: «Волосы – зеркало лёгких». Для роста волос необходимы витамины, ряд органических кислот – гуаниновая, молочная и кремневая. Волос содержит около 80 % белка представленного кератином, включающим серосодержащие цистин и метионин. С возрастом, как установили учёные Йоркширского университета Великобритании, в волосах увеличивается количество перекиси и снижается количество минералов (в нормальном волосе из около 20, в седом только никель и пузырьки воздуха). В составе средств лечения должны включаться вещества, улучшающие структуру белка, витамины (А,В1,С), микроэлементы железо, цинк, сера. Показано, благотворноть для волос потребления продуктов богатых метионином, который имеется в овсе, гречке, молоке, бобах, подсолнечных семенах, мясе и рыбе. Существует множество рекомендаций по укреплению волос местно в виде полосканий, масок, втираний, Некоторые из них: Перед мытьём головы втирать отвар смеси корня лопуха, календулы и шишек хмеля. Развести йод 5% водой, втирать в кожу головы за 1 час до мытья. Настойку коней лопуха на вод ке втирать за 2 часа до мытья волос. Маску за 30 минут до мытья волос с составом: взбитое яйцо и авокадо. Втирать в кожу головы настойку из коньяка, лука, измельчённых корней лопуха в отношении 1:4:6., или настойку зверобоя смешать с уксусом, втирать в кожу головы. 2 раза в год в течение месяца перед мытьём втирать соль(морскую лучше). Корни лопуха размельчить на кофемолке, растолочь грецкий орех, чеснок, смешать и за 1 час до мытья нанести на кожу головы. Чайную ложку растительного масла и мёда с 2 желтками тщательно перемешать и нанести на кожу головы, сверху целлофан и теплый платок, 30 минут экспозиция. Маску на 2-3 часа с смесью масла касторки, яйца делать еженедельно в течение 2 -3 месяцев или маску с составом соль, яйцо, коньяк, настоять 2 недели или маску с составом кефир, яйцо, какао. Мытьё головы с яи цом (хорошо взбить содержимое яйца втереть в кожу головы и смыть без мыла) или с ржаным хлебом (размочить хлеб и нанести обильно на волосы подержать 7-10 минут, втереть и смыть без мыла), мытье кислым молоком: экспозиция 5-7 минут, втереть, смыть, при жирных волосах с разведенной горчицей, это также и стимулятор роста волос – эти процедуры можно проводить 2-3 раза в неде лю без вреда для волос. Для мытья головы пользоваться шампунями с РН 5,5, а с РН 8,1 только 1 раз в 3 недели. Лучше не пользоваться шампунями постоянно, заменяя мытьем выше описаными средствами При АЛЛОПЕЦИИ (облысении) кроме всех этих местных воздействий, необходимо принимать настойки женьшеня или элеутеракока утром. Для устранения авитаминоза и дефицита микроэлементов настойки крапивы, шиповника и рябины. Для нормализации функции надпочечников настойки череды, смородину, облепиху, алоэ. Вечером ежедневно втирать в кожу головы, чередуя, настойки валерианы с элеутеракоком, смесь сока подорожника с колонхоэ.   При ПЕРХОТИ используются сок лайма (цитрусовые типа лимона) или густой отвар свеклы вместе с листьями для масок на волосы перед мытьем с экспозицией 1 час.

ГАЙМОРИТ

Воспалительный процесс в полостях костей черепа часто теребует оперативного вмешательства типа проколов и введения антибиотиков в полости. Но в начальной стадии или при не выраженном воспалении может помочь фитотерапия, направленная на приме нение средств разжижающего, сорбирующего, антимикробного и противовоспалительного свойства. Тампоны с настойками лавро вого листа на роме (настаивать не менее суток), с облепиховым маслом с добавлением сока колонхоэ, или настойки эвкалипта, или со ка алоэ и лука. Взять лист колонхоэ, свернуть мякотью наверх тру бочку и налить сок рябины или облепихи и тампонировать нос. Держать не менее 3 часов и делать это 2 раза вдень. Одновременно применять аппликации слоя мази на 6 – 8 минут на область пазух носа: корень цикломена(можно купить в цветочном магазине), сок лука, колонхоэ, алоэ смешать с мёдом и добавить мази Вишневского или дегтярной. Хранить в холодильнике и пользоваться мазью 2 раза в день. Другой вариант : смешать измельчённое хозяйственное мыло с козьим молоком и соком лука по столовой ложке нагреть до кипения, остудив немного добавить прополис (1 грамм) и упаренной до половины мочи 2 столовых ложки, смазать кожу носа и около него, держать не менее 2 часов. Вместе с местным лечением следует проводить терапию по укреплению иммунитета, прием средств противовоспалительного характера. Для этого можно применять такие сборы трав: №1 зверобой, шалфей, фиалка трёхцветная, солодках, череда, чистотел в равных количествах смешать, из смеси взять столовую ложку, залить стаканом кипят ка, настоять ночь и днём принимать по 100 мл. 3 раза в день не менее 2 недель. №2 корневище аира, фиалка трёхцветная, календула по 10 грамм и почки берёзы 15 грамм смешать, чайную ложку смеси залить кипятком, настоять 30 минут и пить тёплым по 60 мл. 3 раза в день до еды. Можно самим готовить сборы трав, включая одно, два растения из каждых групп следующего характера – противовоспалительные : чистотел, корень аира,соплодия ольхи,фиалка трёхцветная, череда, антимикробные : календула,эвкалипт, почки березы. Обычно имеет место интоксикация организма при воспалительных процессах и, пользуясь детоксикантами, вводя 1-2 травы в сборы, улучшая общее состояние,значительно, ускоряем излечивание. К травам детоксикантам относятся расторопша, солодка, семена подорожника большого, лист лопуха, бурая водоросль, чеснок. Д ля профилактики и предупреждения рецидивов желательно 2-3 раза в неделю проводить промывание носа солевыми растворами, которые способствуют очищению пазух. Налив солёной воды в тарелку, опускают ноздри в воду, зажав одну вдыхают воду другой и выпускают из той, что была зажата и далее тоже с другой ноздрёй. Отмечается, что при этом даже улучшается у некоторых зрение. Иногда в воду можно добавлять настойку календулы. В остром периоде кроме мазей на область пазух желательно вечером прогревать нос и область пазух синей лампой не менее 8 процедур, после чего провести ингаляции эвкалиптовой настойки или настойки календулы.

ГАСТРИТЫ

ГИПЕРАЦИДНЫЙ гастрит характеризуется болями после еды, изжогой, отрыжкой кислым, иногда запоры. Частые «дринки» могут привести к этому заболеванию, а также стрессы, алкоголь и курение. Можно рекомендовать сбор трав : зверобой 4 части, лист мяты и пижмы по 1 части, столовую ложку из смеси залить стаканом кипятка, настоять 30 минут, процедить, принимать по 60 мл. 3 раза в день до еды. Помогает отвар листа кипрея, который содержит много кремния, ранозаживляющее действующего на слизистую, принимать длительно, 2-3 раза в день после еды. Травники рекомендуют жевать золотой ус, принимать морковный сок или картофельный по 4050 мл. до еды. Диета с отварной пищей и уменьшением белка, так как белок повышает кислотность желудка. Высокая кислотность способствует связыванию кальция из организма, необходимо восполнять его, принимая ежедневно чайную ложку промолотых на кофемолке яичных скорлупок. Минеральные воды при этом принимаются следующие: Смирновская, Славянская, Арзни и их аналоги. Для укрепления организма утром принимать 15-20 ка пель настойки аралии. Травники советуют пить ежедневно воду после отваривания картофеля. Не принимать травы раздражающие желудок (см. противопоказания глава 3), кофе и крепкие чаи.
ГИПОАЦИДНЫЙ гастрит связан с атрофией слизистой желудка или снижением её функции. Часто имеет место у пожилых людей. Характерны для этого состояния отрыжка воздухом, запоры, поносы, снижение веса тела. Можно рекомендовать лечение травами следующих сборов : цветки пижмы 3 части, корневище аира и трава тысячелистника по 2 части,мята ,тысячелистник по 1 части смешать,

из смеси столовую ложка залить стаканом кипятка,настоять 40 минут,принимать по 60 мл.3 раза в день до еды. Помогают настойки смеси зверобоя и подорожника, приготовленные по той же схеме. Перед едой принимать сок подорожника по столовой ложке или настойку сухой травы и семян. Минеральные воды рекомендуются : Москов ская, Моршин, Миргородская или их аналоги. Пищу принимать неспешно, хорошо пережёвывая, не отвлекаясь на чтение и телевизор. ОСТРЫЕ гастриты иногда требуют промывания желудка, но при этом надо помнить о необычных симптомах инфаркта. Принимать настойки трав дезтоксикантов и антимикробных после промывания и сорбенты уголь, синий йод (насколько капель в заваренный до сметанообразного состояния крахмал) и другие.При аллергических гастритах включать антиаллергические настойки в лечение из трав солодки, череды, фиалки, трифоли. Мята обладает антиаллер гическими свойствами и снимает спазм, принимается в настойках с травами зверобой, подорожник.Настойку пиона принять вечером, как успокаивающее и расслабляющее средство. В течение 1-2 дней желательно не принимать пищу, затем есть слизистые супы из риса 1-2 дня. ХЕЛИКОБАКТЕРИОЗ — воспалительный и язвенный процесс, связанный с наличием бактерий, способных существовать в кислой среде, приводя к гастритам и язвам слизистой желудка и 12-перстной кишки. Методы лечения включают использование сред ств,снижающих уровень или нейтрализующих соляную кислоту. Тра вы обладающие такими функциями — аир, алтей, кипрей, сушеница, цветы липы. В лечебный процесс необходимо включать средства антимикробного характера, из трав можно применить зверобой, бессмертник, золототысячник, исландский мох, календулу. В сборы т надо включать травы с спазмолитическими свойствами шалфей, мята, сушеница, лапчатка прямостойная, подорожник, мать и мачеха. Не редко необходимо включать растения, содержащие эсторогены, так как во время обострения снижается их количество и увеличивается количество андрогенов. Это травы — клевер, шалфей, кукурузные рыльца, мята перечная. В остром периоде для профилактики кровоточивости включать в сборы растения кровоостанавливающего характера — пастушья сумка, кровохлёбка лекарственная, крапива, кукурузные рыльца. После пролечивания острого состояния применять средства с регенерирующими свойствами и стимуляторы пищеварительных желёз это корень солодки, лист лесной земляники, корень девясила, трава чистотела, зверобоя и золототысячник. В межрецидивный период (зимой и осенью) принимать средства иммуномодулирующего характера, устранять дисбактериоз и дискинезию желчных протоков (см. 3 главу распределение трав по группа воздействия на организм). Пример лечения в незапущенном случае заболевания : лист вахты трёхлистной, сушеницы, шалфея, тысячелистника взять по половине чайной ложке залить стаканом кипятка, прокипятить 4 минуты, процедить и выпить в 3 приема, за час до еды. Курс 25 дней. За 30 минут до еды принять настойку корней девясила и крапивы, взять по половине чайной ложки этих трав залить кипятком и настоять 30 минут. В период затихания острых явлений настойки солодки пить не менее месяца (заваривая в термосе 1 чайную ложку на 2 стакана кипятка), принимая после еды через 1 час.

ГЕМАТОМЫ

Подкожные кровоизлияние при травмах и разрывах сосудов (внеш ние гематомы),называют синяками и ушибами.   Средств лечения много. Назову некоторые их них: Сразу при получении травмы прикладывать лёд к травмированному месту на 8-10 часов. Семена льна размолоть в кофемолке, сделать кашицу на воде и приложить к гематоме. Порошок бадяги развести водой, приложить к гематоме на 3-4 часа.В течение 2-3дней после льда прикладывать лепёшку из муки, намешанную на водке и воде. - Лист подорожника прикладывать к гематоме или ссадине 2 -3 дня. Примочки из настоя чеснока в уксусе (головку чеснока с шкуркой на зубчиках замочить в 3% ук сусе на сутки). При разрыве связок и гематомах суставных приме няются меры по уменьшению гематом – холодные компрессы в течении 20-24 часов после травмы. Далее смешать белок яйца с мукой, сделать лепёшку и приложить к суставу. Или натереть луко вицу и добавить чайную ложку сахара, положить на сустав, сверху целлофан и в течение 1х суток на целлофан класть лёд, а затем 2 - 3 дня тепло - укутывать поверх целлофана шерстяной тканью. Хорошо после компресса проводить 20 минутное облучение красной лампой. Вместо лука можно приложить лепёшку из муки со ли и водки. В стадии затухания и уменьшения боли и гематомы несколько дней прикладывать к суставу капустный лист, провареный в молоке.

ГЕМОРРОЙ

Заболевание сосудов прямой кишки .

Проявляется сильной болью, отёком, температурой и затруднением дефекации. Лечение направлено на прием средств, смягчающих каловые массы, обильного питья, противоотёчных, противовоспалительных и антибактериальных средств.В пище исключается острое и кислое. Травники, например, не рекомендуют при геморрое гречневую кашу, меньше употреблять веществ, вызывающих запоры (см. запоры дальше). Употреблять овощи (особенно рекомендуется капуста, содержащая кроме того полезные для слизистой кишечника вещества как витамин У). Фитотерапия для внутренненго применения схожа с таковой, которая проводится при варикозных болезнях (см. выше). Надо только отметить, что особенно рекомендуются настойки просо на кипятке (в отношении 1:3 с водой настаивать 4 дня и принимать по 100 − 200 мл. ежеднев но2-3 раза). Просо обладает и бактерицидными, и ранозаживляющими свойствами (лечат даже переломы костей). Курс 4 дня,пере рыв 4 дня и ещё 2 таких курса с перерывом. Местное лечение так же необходимо и в остром состоянии и при межрецидивном пролечивании для профилактики. Можно назвать несколько методов и средств: мазь − свиной жир разогреть на водяной бане добавить смесь трав чистотел, корни девясила, водяной перец, порошок коры дуба, ромашку или календулу, - сок вербены, дымянки, по дорожник для тампонов в прямую кишку, - мазьв разогретый куриный жир добавить порошок чистотела и крапивы, - облепиховое масло на тампонах в прямую кишку, - сделать из картофеля сырого тонкие палочки вставить в прямую кишку на 1-2 часа 2 раза в день до выздоровления, - метод лечения бедуинов − на разо гретый кирпич насыпают толчёный чеснок. кирпич кладут в ведро и садятся на ведро, положив дощечки по краю ведра, - на Кавказе лечат льдом −вставляют тонкие палочки гладкого льда в отверстие ануса на 10 секунд, потом увеличивают по 10 секунде до 1 часа в течение 3 дней.

ГЕПАТИТ

ВИРУСНЫЙ гепатит вызывается РНК − содержащими (тип А , Е ,С, Д) и ДНК − содержащими вирусами (типа В). Заражение вирусом типа А происходит через воду, загрязнённую пищу,не приводит обычно к хронизации процесса,тогда как заражение вирусом типа В приводит к хронизации,а при сочетании с типом Д к агрессивному течению болезни. При гепатите, вызванном вирусом типа С часто имеет место развитие системных заболеваний аутоиммунного характера.

Фитотерапия в остром периоде заболевания предполагает применение средств противовирусного действия (календула, полынь, чистотел, аир, лопух, расторопша, горец птичий, зверобой). А также препаратов растительного происхождения – флакозида из амурского ба рхата, ализарина из копеечника желтеющего, которые принимают не менее 10 -15 дней. Важным при лечении являются средства, стимулирующие выработку интерферона, к ним относятся травяные настойки из алоэ, подорожника, крапивы, спорыша. Утром и днём при нимать настойки и препараты, содержащие растительные адаптогены (см. 3 главу). Трава расторопша является часто средством выбора (препараты из неё легалол, карсил,салибор, салимар, эраксол, гепабен, марнол, ЛИВ 52 и другие). Содержит силимарин, который обезвреживает токсины вирусные, укрепляет защиту клеточных мембран в печени, восстанавливает клетки печени) и силибин, содержащий индол, который способствует выведению токсинов. Травники рекомендуют принимать составы трав при гепатите следующие : чистотел, ромашка, вахта в равных частях, проварить на водяной бане 15 минут, выпарившееся количество воды восстановить и принимать по 100 грамм утром и вечером до еды. Курс 23 недели, затем провести курс 2-3 недел и с другим составом трав: вахта трёхлетняя, корень горячёвки, чистотел, одуванчик, мята пе речная (при сопутствующих поносах добавить крушины) в равных количествах. Из смеси брать столовую ложку на стакан воды, прокипятить и настоять 30 минут. Принимать по 100 мл. 2 раза в день. Таких спаренных курсов провести 4-5 в год пить в течение не менее 6 месяцев отвар кукурузы вместо чая. В период лечения и реабилитации принимать лечебный состав протёртые ягоды барбариса, чёрной смородины, мёд, пчелиное маточное молочко и яблочный сок – столовую ложку состава 1 раз в день. При желтухе пить ежедневно сок квашеной капусты. Настойка хрена снижает билирубин крови. Пить 3 раза в день. Для печени нужен метионин – употреблять продукты его содержащие гречка, овес, яйца. Рекомендуется молоко с морковным соком ежедневно. ТОКСИЧЕСКИЙ ГЕПАТИТ может быть вызван промышленным отравлением и бытовыми ядами, грибами, радиационным поражением и токсикозом беременности. Переход острого токсического   гепатита в хроническую форму обусловлен специфическими иммунологическими нарушениями. На этом этапе перехода может быть полезным применение фитотерапии. Для лечения используются лекарственные растения, содержащие поливитамины (рябина, смородина, облепиха, крапива, шиповник), гепатопротекторы (барабарис, бессмертник, чистотел, пижма, расторопша, тысячелистник, горячевка, зверобой), противоаллергические (череда, солодка, хвощ, лабазник), иммуномодуляторы (алоэ, элеутеракокк, аралия, подорожник), противосклеротические (клевер, расторопша, диоскорея, овёс, мята, лён, ламинария). Подбирая по 1 -2 тра вы из группы, можно готовить составы для лечения. Например, курс лечения травами следующего сбора: плоды укропа,цветки пижмы, лист крапивы, цветки бессмертника по 20 грамм, цветки зверобоя и ромашки по 15 грамм, лист мяты 10 грамм, 2 столовые ложки из сбора заварить 0.5 литра кипятка, настоять 30 минут и принимать по 100 гр. за 20 минут до еды. Состав сбора желательно менять каждые 3 месяца, подбирая растения из описанных выше групп. В перерывах между курсами сборов пить настойки одной из трав расторопша, пижма и датиска. Желательно в период лечения токсических гепатитов делать тёплые клизмы с раствором ромашки,тысячеличтника,очищающие кишечник от токсинов.

ГЕПАТОЗ

В основе лежит процесс нарушения липидного обмена при ряде заболеваний: гепатите хроническом, диабете, алкоголизме, токсическом воздействии ядов, лекарств, при патологии сердца проявляющейся в недостаточности, стеноз, перикардит и другие. В клетках печени накапливаются жиры, в основном триглицериды, клетка погибает, замещаясь соединительнотканными клетками,не обладающими функцией печоночных. В профилактике и лечении ге патоза первостепенным является исключение причин его развития, применение средств нормализующих жировой обмен, прием средств защитного характера для печени. Для нормализации жирового обмена прием растений, тормозящих всасывание холестери на — аралия, арника,калина, лопух,малина,мать-и-мачеха облепиха, овёс, одуванчик, сушеница, чеснок и растения, угнетающие образование его в организме (около 90% холестерина вырабатывается в организме и только 10% поступает с пищей) — чага , женьшень, манжетка, боярышник, зверобой, каштан, истод, толокнянка, ортосифон. Расторопша также важна при лечении и предупреждении гепатоза и надо проводить курсы приема настоек или препаратов из неё. Травы,предупреждающие жировое перерождение печени тысячелистник, кипрей, ламинария, одуванчик, ортосифон, якорцы и улучшающие лимфодренаж в печени подорожник, шиповник, следует принимать курсами, меняя травы. Можно рекомендовать следующие **сборы** трав: **1**зверобой, подорожник, сушеница, трава репешка по 3 части, ромашка 4 части, боярышник 3 части, столовую ложку смеси залить стаканом кипятка, настоять 30 минут и принимать по 100мл. 3 раза в день перед едой в течение 2 –2,5 месяцев. Или сбор: **2** расторопша ,чистотел, куркум принимать по 100 мл.перед едой настойку (чайную ложку смеси на стакан кипятка) в тече ние месяца, перерыв 1 месяц и еще курс. Делать тюбажи в 7 часов вечера с травами ежедневно. Употреблять брокколи, содержащую индол – удаляющую токсины, принимать витамин С ежедневно. В питании исключить острое, жареное, жирные сорта мяса, консервы, сосиски, сардельки, трансжиры, торты, сдобы. Минеральные воды Ессентуки, Смирновская, и их аналоги, принимать перед едой, лучше в подогретом виде.

ГЕРПЕС

Вирус простого герпеса насчитывает около 70 штаммов (разновидностей), постоянно циркулирующий в организме, он приносит вред иммунной системе и может стать причиной многих патологических процессов. Поражение вирусом герпеса на земле составляют 90% ,скорее это не паразитирование а, как считают некоторые ученые, симбиоз. Вирус, проникнув в организм, застревает в ганглиях спинного мозга и проявляется при любом ослаблении иммунитета. Герпес – это индикатор слабости иммунитета и лечить надо иммунитет, укрепляя те его фрагменты, которые наиболее эффективно борются с вирусом. Одновременно можно проводить антивирусную терапию, особенно местного характера и прием средств внутрь. Антивирусные препараты аир, бессмертник, кип рей, софора, тысячелистник, конский щавель. Эти средства, принятые в настойках, тормозят размножение вируса и помогают иммунитету с ним справиться. Замечена хорошая антивирусная активность трав копеечника желтеющего и лииспедазы копеечниковой – из них можно готовить настойки или принимать готовые препараты: ализарин и хелипин. Отдельными дополнительными средствами являются травы, укрепляющие клеточные мембраны, не позволяющие проникать вирусу в клетки организма – это мята, мелисса, шалфей, козлятник, многоколосник, кукурузные рыльца. Набирая по 1-2 травы из перечисленных групп, можно самостоятельно готовить настойки по стандартной методике и принимать не менее 2 недель. Многочисленны способы местного лечения. В начальной стадии до появления пузырьков густо намазать хозяйственным мылом или солью, или йодом, или прикладывать лёд каждые 10 минут, у кого длинные волосы натирать кончиками волос или над горячим паром проваренного проса держать 10 мину т и далее смазать противогерпесной помадой. При урогенитальном герпесе, приготовив настойки сбора трав, шрот использовать для аппликаций, а настойки для спринцевания. Можно настаивать травы на облепиховом масле или любом растительном (предварительно его прокипятив и настояв с травами 1 2 дня) и использовать для тампонирования (лучше всего применять смесь календулы, ромашки, шалфея). В период молчания герпеса укреплять иммунную систему, особенно в фрагменте интерферона, для че го применять адаптогены, препараты пчеловодства, чаще кушать стручковую фасоль, весной проводить одуванчиковые циклы — са латы из наземной части не опушившихся одуванчиков и их корней, пить чаи из просушенных листьев и семян подорожника или шалфея осенью. Следует отметить положительное влияние на процес лечения острого герпеса приёма Л-лизина (пищевая добавка) не заменимой аминокислоты, которая схожа по строению с аргинином, используемым вирусом на построение своих структур.Но Л-лизин и аргинин можно сравнить как бетон и песок в строительс тве. Построенные не Л-лизине вирусы разрушаются, что приводит к быстрому заживлению высыпаний. На вирус, хранящийся в нервных ганглиях он не действует, до периода его размножения, на ступающего при снижении иммунитета, стрессе, переохлаждении.

ГЛАЗНЫЕ БОЛЕЗНИ

БЛЕФОРИТ — воспаление края век, часто сопровождающее авитаминоз, гастрит, глистную инвазию, анемию. Применение настойки очанки в виде наружных примочек и приема внутрь дает хорошие результат. Помогает также отвар коры сибирской пихты в примочках. Для приёма внутрь можно рекомендовать сбор трав: полынь, плоды черники по 2 части, плоды рябины красной по 3 части, крапива двудомная и плоды шиповника по 4 части. 2гр. смеси настоять на 200 мл. кипятка 30 мину, принимать по 60 мл. 3 раза в день, 2 - 4 не дели.

ГЛАУКОМА - Повышение глазного давления с развитием трофических расстройств в сетчатке и зрительном нерве. В лечении необходимы меры по снижению глазного давления (настойки астрагала, боро вика, сушеницы, пустырника), мочегонные средства (лист берёзы, земляники, петрушки, хвоща и кукурузные рыльца). Настойки арники в виде капель для глаз. Прием рутина уменьшающего глазное давление. Принимать 2-3 месяца ежедневно порошок корней аира, запивая водой. Для остановки дегенеративных процессов принимать курсами чередуя настойки трав подорожника, софоры японской, так же женьшень,чёрную смородину.

КАТАРАКТА — изменение хрусталика с понижением зрения. В народной медицине есть множество рекомендаций: Ежедневно есть шпинат 4-5 раз в день, курсами настойки травы мокрицы. В кусок черного хлеба «ввернуть» стакан и все поставить в духовку, после прогревания собрать влагу с поверхности стакана в пипетку , капать по 2 капли в глаз. На восходе солнца, когда меняется химический состав организма, закапать по 1 капле в глаз смеси сока лука и тёмного мёда. Цветки шиповника, траву лопуха, ромашку поместить в сосуд с водой, закрыть чистой стеклянной крышкой и вскипятить раствор, с крышки пипеткой собрать выпот и закапать в глаза. Проводить несколько раз в год лечение настойкой сбора: 50 мл. сока алоэ,0,5 гр.мумиё, настоять 2 дня, добавить меда и цветочной пыльцы по чайной ложке и снова настоять 2 дня. Из полученного состава капать по 2 капли 3 раза в день в глаза. Постоянно принимать семе на укропа, пророщенную пшеницу в любом виде. Отмечено активное влияние приема витаминов на лечение и предупреждение катаракты. Так витамин С может почти на 80% снизить риск развития катаракты. В эксперименте показано, что приём витамина В2 в течение 9 месяцев приводил к рассасыванию катаракты. При предрасположенности к катаракте избегать приема продуктов и приправ, содержащих глутамин, которым изобилует китайская кухня.

КОНЬЮКТИВИТ — воспаление оболочки глаза лечить промыванием глаз и примочками из отвара просо(столовую ложку просо прокипятить в стакане воды) или кожуру огурца залить водой (1:2), доба вить соды питьевой, сока чистотела и 15 грамм багульника прокипяченого в стакане воды все смешать и делать примочки.

МИОПИЯ-снижение остроты зрения (близорукость) возрастного, ин-фекционного, травматического происхождения изменение длинны предне – задней оси глаза.Возрастные и диабетические связаны с нарушениями сосудистого характера или эндокринными сдвигами, Сейчас есть много рекомендаций по проведению различного рода упражнений, коррегирующих зрение. Например, чтение мелкого шрифта при свечном освещении,ношение очков с перфорирован-ными пластиковыми пластинками вместо стёкол, но нельзя обой-тись без лечебных средств и препаратов. Известно, что черника является целительницей глаз ,она содержит марганец важный микроэлемент для зрения, содержит антицианозиды –снижающие напряжение в сосудах, улучшающее их структуру, витамины С, РР, В1, каротины. Народная медицина советует : **Астрагал** залить кипятком, настоять, пить 2недели в течение каждого месяца. **Имбирь**– настойка на водке (120 грамм на 0,5 л водки) настаивать 14 дней, принимать по чайной ложке 2 раза в день. Или просто добавлять в чай порошок имбиря. **Прополис** – 10 грамм развести в 200 мл водки, настаивать 8 дней и принимать по чайной ложке, разводя в воде. Считается,что шафран улучшает зрение на генетическом уровне. **Аппилак** пчелиный яд. Использовать для массажа окологлазничной области 2 месяца в год. Настойка **сбора трав** – корень аира, очанка, корень цикория, по 4 части, манжетка 3 части, полынь, цветки шафрана по 1 части смешать, столовую ложку смеси залить стаканом кипятка и принимать по 60 мл. до еды. Провести 2 курса в год по 1 месяцу приема.

СЛЕЗОТЕЧЕНИЕ часто связано с воспалением глаза и лечить надо воспаление. Помогают примочки настойки василька синего (10 гр. на пол.литра кипятка), тмина (столовую ложку на стакан кипятка), отвар пшена для промывания и примочек, тертые листья буквицы черной. Внутрь принимать отвар: семена тмина чайную ложку на стакан воды прокипятить, добавить в кипяток чайную ложку очанки, василька, подорожника, настоять сутки, профильтровать через ватку и нагреть снова до кипения. Из этого отвара брать столовую ложку, развести в стакане воды, пить по 100 мл. 2 раза в день перед едой.

ОТЕКИ ВОКРУГ ГЛАЗ (мешки под глазами). – в разогретое сливочное масло всыпать петрушку и шалфей, настоять 2 дня и делать примочки или натереть сырой картофель положить на веки и вокруг глаз на 20 минут, можно использовать кашицу огурца.

ГЛИСТНАЯ ИНВАЗИЯ

Различают 3 группы гельминтов, паразитирующих в организме человека – черви круглые, ленточные и сосальщики. Чаще всего встречаются круглые паразиты – аскариды. Для аскаридоза характерны боли в области пупка, расстройство стула, плохой аппетит, тошнота. Глисты наиболее активны после 2 часов ночи и это часто пороявляется тревожным сном и просыпанием. Отрицательные анализы на аскаридоз не исключают полностью вероятность их наличия, желательно и анализы и лечение проводить в фазу наибольшей активности глист – полнолуние. В народной медицине есть множество средств борьбы с АСКАРИДОЗОМ :Головку очищенного чеснока прокипятить в молоке, настоять ночь в термосе и утром до еды выпить, пищу принимать через 2-3 часа. Натереть лук, залить водой на ночь в закрытом сосуде и утром выпить за 2 часа до завтрака. Утром натощак принимать настойку зверобоя (2гр. на стакан кипятка) и принимать пищу через 2 часа. Смесь по полчайной ложки пижмы и полыни залить кипятком и пред сном ввести в виде клизмы. Повторить 5-6 дней — лучше проводить лечение с марта по август. 300 грамм семян тыквы размолоть в кофемолке залить 500мл. кипятка, прогреть на водяной бане 2 часа и в тече ние дня принимать по столовой ложке 7 8 раз через каждые 15 минут, через 2 часа принять слабительное (английскую соль) и поставить очистительную (большую) клизму.Помогает и прием настоек трав льнянки, девясила, тимьяна или золототысячника по ут рам. Сборы трав для этих целей: бессмертник, полынь, пижма, тысячелистник, из смеси взять 5 грамм на стакан кипятка, принимать лучше вечером, после чего полежать на правом боку 15 минут, на спине 30 минут и на левом боку 15 минут. Этой настойкой вместе с шротом смазывать анальную область, затем при подсыхании, смазать цинковой мазью на ночь. При ОСТРИЦАХ применять микроклизмы с отваром чеснока (5 зубчиков чеснока залить 100 граммами воды и довести до кипения). Для клизм отвар ис пользовать в тёплом виде, делать в течение недели ежедневно, лучше в полнолуние. Детям на ночь сделать ванночку для кистей рук с полынью и не вытирать, чтобы не брали в рот пальцы. Еще один метод — на пластырь положить ихтиоловую мазь и приклеить на пупок, а в области ануса намазать цинковой мазью. ЛЕНТОЧНЫЕ глисты изгоняют арбузными, тыквенными семечками, настойками травы марь или мужского папоротника,лнянки.При солитёре принимают отвар плодоножек банана, тыквенные семечки. Травники советуют от всех паразитов сразу тройчатку: полынь,гвоздика, пижма в настойках 2 грамма смеси на стакан кипятка. При приеме всех глистогонных правила таковы ,что они требуют приема за 2-3 часа до еды настоек, приема слабительного и очистительных клизм в заключении, а также учета фаз луны и фаз активности паразитов.

ГРИП и ОРЗ

Вирусные заболевания требуют приема антивирусных растений — настойки солодки, чистотела, лист облепихи, которые обладают эти ми свойствами.Также необходимо ситмулировать иммунитет,помогут мелисса и шафран — для местного , солодка для гуморального, подорожник для интерферона. Отхаркивающие смотри в главе 3.

Смесь готовить с учетом качеств растений по стандартной методике 2гр. смеси трав на стакан кипятка, настаивая 30 минут. Принимать витамин С, в большей чем обычно дозе, в 3-4 раза. Помните малина – природный аспирин, противовоспалительное и улучшает кровоток в сосудах при гриппе. Для профилактики на смене сезонов, принимать витамин С и принимать 2-3 недели состав : 2 лимона, 300 гр. моркови, 0,5 кг. кураги измельчить, смешать с сливочным маслом и какао (можно не использовать последнее),принимать по столовой ложке 2-3 раза в день.

ГРИБКОВЫЕ ЗАБОЛЕВАНИЯ КОЖИ

Многочисленная группа заболеваний,возникающих при«готовности организма» к восприятию инфекции, так как в природе везде нас окружают грибы и плесень с различной степенью вирулентности (заразительности),но не всегда это сопровождается заболеванием. К этим заболеваниям прежде всего надо отнести кандидоз (описан ниже), лишаи, рубромикоз и эпидермофития (описанвы дальше), которые наиболее часто встречаются и требуют активного лечения. От рубевидный лишай (разноцветный) это поражение рогового слоя и устьев фоликулов , появление на коже желтовато –бурых пятен размером с горошину, которые затем сливаются в большие очаги с мел кофистончатыми краями, цвет их становится тёмно-бурый. Диагноз можно установить, проводя йодную пробу (проба Бальцера). Сма зать участок кожного поражения йодом. Поражённый участок активнее окрашивается, чем здоровая кожа. При люминисцентном освещении эти участки светятся красновато-желтым светом.Для лече-ния используют чемеричную воду, которая при местном применении убивает грибки, не пачкает бельё и хорошо переносится больными. Следует помнить о том, что чемеричная вода при попадании внутрь или на слизистые может привести к сильному отравлению и необходимо тщательно мыть руки после её применения, а в случае отравления промывать желудок, принимать отвар коры дуба, зверобой и другие танин содержащие. Принимать седативные средства пустырник,валериану. При поносе использовать препараты подорожника, алтея. Иногда необходимо принимать сердечные средства (карволол, валокардин, кардиамин), желательно проводить терапию гепатопротекторами (см. главу 3). Из других средств лечения ли шая следует рекомендовать смазывание соком лука 2-4 раза в день, втирание репейного масла, настойки или масла календулы

ГРЫЖА ПИЩЕВОДА

Симптомы характерные для этого заболевания перебои в работе сердца, ночной кашель, отрыжка воздухом, изжога. Рекомендуется при этом принимать пищу небольшими порциями 5-6 раз в день,при занятиях физкультурой избегать наклонов вперёд, не пить газированные напитки. Избегать острой пищи. До и после еды делать глоток растительного масла. Принимать алмагель, боржоми, разведенный в тё плом молоке прополис, настойки семян моркови, отвар корня алтея (настаивать 2 часа и принимать по столовой ложке 5 раз в день

ДЕПРЕССИЯ

Отмечается, что чаще развивается у женщин и при этом у бере меных, после родов, в предменопаузный (50 %), менопаузные периоды(до 30%), что наводит на мысль об участии эстрогенов в развитии   депрессии.   Различают ситуационные депрессии, сезонные, климактерические,   невротические,   интерферон индуцированные,   серо тонин дефицитные   и т.д. В основе депрессии   лежит   гормональный дисбаланс. При обследованиях отмечается   снижение некоторых гормонов (дофамина, серотонина и др.), повышение адренолина, норадренолина и кортизола. Но длительный подъём кортизола, циркулирующего в крови, приводит к снижению иммунитета, снижению числа моноцитов, вырабатывающих интерферон и других защитных факторов (например,йога вызывает рост моноцитов на 40% при лечении стресса);гипергликемии,снижению   мышечной   массы,нарушению нер вных связей,усиливаются процессы высвобождения,   распада энер гии, преобладая над процессам и роста её. В норме в мозговой ткани образуется   особый гормон, названный нейростероидом ДГЭА, нейтрализующий действие кортизола, он иногда подавлен на гененетическом уровне или стрессом, хроническими болезнями. Антидепрессорные гормоны стимулируются веществами,названные аугментантами.К ним относятся литий содержащие препараты и растения (алоэ, сабельник, белена, красавка, вереск, зверобой); тиреогор моны или растения,содержащие их аналоги; цинк и содержащие его растения (арника, шалфей, кукурузные рыльца, имбирь и другие); мелотонин,Омега3. Гормон хорошего настроения серотонин образует ся из триптофана в эпифизе,кишечнике,матке. По разным причинам может быть блокировано его выработка,и потребление продуктов, содержащих его предшественника,значительно ускоряет лечение депрессии.Триптофан содержат сыр (голландский 780 мг), чечевица(280мг.), мясо говяжье (200мг.), яйцо (90мг.), молоко (40мг.).

Из трав наибольшим стимулятором выработки серотонина является зверобой. Рекомендуется принимать ванны с шалфеем, с гераниевым,ромашковым маслами (по 15 капель в ванну). Обтирание по утрам, чередуя уксусные и солевые растворы для этого. Промывание носа подсоленной водой.

ДИАТЕЗ

Смазывать кожу рыбьим жиром.

Измельчить сосновые иголки,проварить

в сливочном масле смазывать кожу.

При мокнущем диатезе делать примочки с настоями трав трилистника или зверобоя, с отваром трав хвоща полевого, коры дуба. Делать ванночки с чистотелом, ромашкой, валерианой. Часто диатез сопровождается болями в животе у ребенка, настойки подорожника или семени укропа помогают при зтом (по капле настойки на возраст).

ДЕРМАТИТЫ

ЭКЗЕМА хроническое,рецидивирующее заболевание нейроаллергического происхождения, проявляющееся в полиморфных поражениях кожи. В лечении экземы используются фитотерапия наружно в три этапа: 1 - при мокнущем этапе применяются настойки, отвары для примочек из трав с дубящими,противовоспалительными свойства ми калган, гравитал, тысячелистник, ромашка. При наличии зуда добавить трав из ряда мята, крапива, вероника, чистотел. Желательно на этом этапе в сборы трав для настоек, отваров брать не более 3-4, обязательно применять охлаждённые или с льдом настойки. Лечение требует применения настоек несколько дней в виде примочек марлевыми салфетками,менять их каждые 25 минут в течении 3 часов, после перерыва 2 часа повторить лечение, на ночь прибинтовать салфет-ку, смоченную в лечебном растворе. Когда экзема подсохнет пере-ходить к 2 этапу – применяются пасты (цинковая,борно-нафталано-вая), меняя повязки 2 раза в день и только при хорошо заметном улучшении переходить осторожно к 3 этапу применению кремов и мазей лечебных. Осторожно, так как мази создают парниковый эффект и могут спровоцировать обострение.Одновременно проводится лечение причин экземы: надо отметить,что применение солодки и девясила иногда также приводит к обострению. Применяются травы стимулирующие иммунитет сначала в остром периоде хвощ, багульник, ряска, вероника, чистотел в настойках.

В период ремиссии малочай, копеечник. При проблемах печени и желчного пузыря ка лендула, льнянка, клевер и др. При лямблиозном холециститебар барис, бессмертник, лист берёзы. При дисбактериозе цетрарию,клодонию, алтей, семена льна. При себорейном характере экземы лопух, хмель, шалфей, крапиву внутрь и в примочках. При гипотиреозе дурнишник, нарочник, календулу,шандру,зюзник. При диабетической см. дальше диабет.

СЕБОРЕЯ - заболевание связанное с изменением баланса гормонов ,проявляется в виде гипертрофии сальных желёз, присоединением воспалений ткани кожи. Себорейный дерматит характеризуется гипертрофией сальных желёз и изменением состава их секрета их, в частности, уменьшением количества бактерицидных низших жирных кислот.Различают жидкую,густую,жирную, сухую и смешанную формы себореи. Лечение направлено на общеукрепляющие меры: пить настойки трав стимулирующих тканевой иммунитет(цветки чёрной бузины, корни солодки, алтея),травы — адаптогены (см гл. .3), настойки порошка яичной скорлупы, применять в сборах расте ния с эстрогенными свойствами (шишки хмеля, шалфей, сальвину). При высокой кислотности желудочного сока включать травы бес-смертник, зверобой,кукурузные рыльца. При спастическом колите плоды фенхеля, лист подорожника.При дисфункции печени — расто-ропшу и желчегонные травы. Для местного лечения, проводимого одновременно с внутренним,используют растворы тиосульфат нат-рия,салициловой кислоты (1-2%),борную,лимонную кислоты. На ночь присыпки серы.При сухом себорейном дерматите применять кремы с травами и витаминами,делать ванночки и примочки с раствором на стоек —7 грамм крапивы,3 грамма лопуха,2 грамма зверобоя,1 грамм мяты,1 грамм листа смороды залить стаканом воды, кипятить 10 минут.Желательно умывание горячей водой с применением дегтярного,борно-дегтярного,борно-тимолового мыла, протираться водой с настойкой листа подорожника или соком его.

ДИАБЕТ САХАРНЫЙ

Различают инсулинозависимый диабет первый тип, когда отмечает ся недостаток инсулина,инсулинонезависимый, когда клетки организ ма теряют чувствительность к инсулину второй тип, а также мигрирующий,стрессозависимый третий тип. Траволечение наиболее эф фективно при втором и третьем типе диабета. Известно более 200 трав, оказывающих сахароснижающий эффект.Одним из механизмов воздействия растительной терапии является её ощелачивающий эффект,так как в щелочной среде глюкоза переходит в другие углевдыне требующие для своего усвоения инсулина. Есть несколько ратений,которые стимулируют образование бета-клеток островков Лангенгарса в поджелудочной железе, вырабатывающих инсулин (галена лекарственная).Большинство же растений стимулируют выработку инсулина или содержат вещества схожие по действию с инсулином.Для обеспечения эффекта обычно используют травы в сборах, разные травы имеют различные действующие элементы:черника содержит мертилин, фасоль и горох — гелегин (действует как бигуанин), капуста бетулин, лук репчатый — фениланалин,козлятник — галегин, одуванчик — инулин, лопух — фитостерин, цикорий ингибин,топенамбур — инулин, подорожник — аукубин, ралия — аралозиды, полынь — лактон, женьшнь — гинзенин.Состав фитосборов необходимо периодически менять. Настойки трав пить по 50-70 мл. до еды. Пример сбора трав: побеги черники, створки фасоли, хвощ,плоды шиповника по 2 части, зверобой, ромашка, аралия по 1 части. Д ругой вариант: побеги черники 5 частей, крапива и одуванчик по 4 части. Из смеси сбора брать столовую ложку на стакан кипятка, настаивать 1 час.Снижают сахар крови сельдерей и корица.Рекомендуется выпивать вечером стакан кефира с 1 гр. корицы. Важным элементом в лечении является диета с ограничением углеводов до 300 гр.и легко усвояемых сахаров. Лекарственные растения в ряде случаев не могут заменить противодиабетические препараты, но параллельное их применение смягчает побочные эффекты,повышает устойчивость тканей организма к воздействию сахара.

ДИСБАКТЕРИОЗ

Нарушение микроэкологии кишечника, синдром избыточного роста кишечной флоры, когда в желудке и тонком кишечнике растет количество кишечной палочки, лактобацилл и энтерококка, а в толстом кишечнике исчезают бифидобактерии и увеличивается содержание стрептококка, стафилококка, протея, являющихся патогенными для организма. При этом развивается вторичная иммунная недостаточность и авитаминоз. Одним из факторов значимых в развитии дисбактериоза является недостаток в питании пищевых волокон, поэтому в процессе лечения необходимо принимать пищевые добавки, содержащие пшеничные, ржаные отруби, плоды шиповника. Другим компонентом должны быть пектины из продуктов(обладают антибактери альным действием), трав и овощей. Например,продукт пепидол или пекто, которые в сочетании с бефидумбактерином, бификолом, лактобактинои и бифилизом дают большой процент излечивания. Бактерицидные травы применяются в зависимости от характера инфекции в кишечнике. Так при стафилококковой инфекции рекомендуется эвкалипт, земляника, малина, аир, рябина, черника, барбарис. При дрожжевой инфекции целесообразно принимать овёс, морковь, тысячелистник, календулу, фенхель, можжевельник, лаванду. При

гнилостной флоре настойки трав – полынь, тысячелистник,подорож-
ник, лапчатка прямостойная, аир и брусника. При дисбактериозе
значительно снижается пищеварительная функция, для восстановле
ния которой используют тысячелистник,полынь,трифоль,одуванчик,
аир, подорожник, капуста.Иногда возникают продолжительные по
носы для закрепления стула рекомендуются гранат,кора ольхи,кру
шины, дуба, лапчатка, горец. Спазмы снимают настойки ромашки,зо-
лототысячника, мяты, подорожника, мелиссы, тмина, укропа,сельде-
рей. Например, использование одного стакана свежего морковного
сока (с обязательным исключением сахара) вместе с биопрепарата-
ми (бификол,бифидумбактерин, лактобактерин) приводит к быстрому
излечению многих форм дисбактериоза кишечника.При лечении
может наступить улучшение с последующим уменьшением пула
полезных микроорганизмов под действием антибактериальных
настоек и препаратов. Поэтому необходимо своевременно
прекратить их прием, оставив в лечении травы, улучшающие
пищеварение и снижающие воспаление.

ЗАЕДЫ (трещины в углах губ)

Принимать витамины В6, В2. Натирать заеды «серой» из слухового
прохода уха,обладающей сильным бактерицидным действием. Аппликации сока колонхоэ, алоэ, облепихи оказывают
эпительзирующеедействие.

ЗАПОРЫ

Причиной часто является дискенезия желчных путей, обструктивные
процессы в кишечнике (травмы, опухоли, ректоцеле) или нарушение
автономной нервной регуляции в кишечнике при хронических за
болеваниях – диабет, гипотиреоз, болезнь Паркинсона,психические
расстройства, радикулиты (которые вызывают нарушение
иннерваци кишечника),глистная инвазия,а также не правильное
питание.Иногда запоры вызывают лекарства ганглиоблокаторы,
антогонисты серотонино рецепторов, алюминийсодержащие
антациды, мочегонные средства – отбирающие воду. При лечении
запоров необходимо учитывать причину   их, проводя лечение по-
слабляющими средства ми, не использовать одно из них длительно,
делать перерывы или прекращать приём. При нарушение функции
желчевыделения при менять желчегонные травяные настойки, при
снижении тонуса кишечника раздражающие слизистую кишечника
(сена, ревень, алоэ, крушина, в клизмах касторовое масло, в
которые 80% рециноловой кислоты, раздражающей кишечник)
или размягчающими кишечную массу (вазелиновое, миндальное
масло). В питании избегать применения продуктов способствующих
запору, содержащих много дубильных веществ (айва, груша, хурма,

грецкий орех). Сало, сыр, яйца и растительные масла в обычной дозе способствуют послаблению. Пищевые балласты в виде пшеничных или овсяных отрубей принимать в повышающихся дозах 2 недели, а затем в том же темпе снижая (1-5-1 столовых ложки) при обязательном одновременном приеме достаточного количества воды (6-9 стаканов в день). Аналогичный пшеничным отрубям препарат из подорожника «нутриклинц». Послабляющим действием обладают травы стальник, хвощ, золототысячник, конский щавель,плоды аниса,корни солодки,татарник. Принимать одну траву также следует курсами не долее 2х недель и менять травы.

ЗУБЫ и ДЁСНА

Чаще всего встречается кариез к которому приводит наследственая предрасположенность, питание, условия жизни, отсутствие гигиены полости рта и другие причины. В лечении должны присутствовать средства, содержащие минералы магний, кальций,кремний. Их содержат травы крапива, хвощ, спорыш, медуница, горицвет весенний, горечвка желтая, калган, трифоль, хрен.Также необходимы для профилактики и как средство лечения полоскания с травами, обладающими бактерицидными свойствами — календула, подорожник, чисто тел. Пользоваться укрепляющими дёсна пастами — смешать порошок мела, сухую горчицу, морскую соль, камфару. Для профилактики или удаления зубных камней, приводящих к кариезу, рекомендуется жевать душицу. Полоскать периодически рот с настойками женьшеня. При болях пользуются пастой: чеснок, соль, перекись водорода, мел. Применять эту пасту 2-3 дня. Можно применить полоскание: белок яйца, новокаин 1%,чайную ложку соли, все растворить в отваре расторопши. Аппликации: ватку, смоченную в йоде, положить на больной зуб, стараясь не касаться слизистой рта (лучше положить ватку на ложечке). Помогают аппликации с женьшенем. В народной медицине есть такие рекомендации — положить в ушной слуховой проход на противоположной больному зубу стороне, завёрнутый в мешочке из марли, измельчённый репчатый лук. Или на больной зуб положить ватку с раствором кукурмы и соли. Другое заболевание весьма нередкое — пародонтоз. В лечении используются настойка коры дуба,пихты. Полоскание, массаж с растворами мумиё.Массаж дёсен с содой (половину чайной ложки) и 5 каплями перекиси водорода, 5 минут после этого не полоскать рот. Утром принимать настойку яичной скорлупы, размолотой на кофемолке и вит. Д .Е (подробнее смотри ниже ПАРОДОНТОЗ). Стоматиты требуют применения прежде всего антисептических средств: кора дуба, подорожник, календула. Противовирусных: шалфей, душица, почки берёзы, сосны.   Противоотёчных : колонхоэ,лопух,софора,алоэ,лапчатка. Улучшающих лимфоток в дёснах: манжетка, ольха, крапива ,солодка, софора. Эпителизирующих (заживляющих):   окопник,   облепиха, кипрей, солодка, колонхоэ, лапчатка. Подбирая по 1 растению из группы, можно   приготовить смеси трав для полоскания.   Следует принимать иммуномодулирующие средства: арнику, женьшень, прополис, а также травы, стимулирующие фагоцитарную активность: чага, имбирь, многоколосник, кипрей, клевер.

ЖЕЛЧЕКАМЕННАЯ БОЛЕЗНЬ

Обусловлена   нарушением   коллоидного   состояния   желчи и оседнием   в   просветах   сосудов   или   в   желчном   пузыре конгломератов,содержащих холестерин. Фитотерапия возможна при отсутствии осложнений и прямых показаний к операции, а так- же в послеоперационном периоде и для профилактики рециди- вов. Лечениетравами проводят длительно не менее 2-3 месяцев. начинать желательно в период с 7 февраля по9 апреля. В этот же период   проводить   для   профилактики   курсы   приёма сока одуванчика,подорожника, капусты, чёрной редьки по 10мл. 1-2 раза в день втечение 2-3 недель.Эффектом рассасывания желчных камней обладают корни аира (принимать за 30 минут до еды), арника,отвар петруш ки (50 грамм на стакан воды кипятить 3 минуты), хрен (натереть, за мочить в молоке, принимать по чайной ложке ежедневно), семена укропа (прогреть на водяной бане семена в воде), отвар овса (1 стакан овса кипятить в 6 стаканах воды 1 час в закрытом сосуде и настоять 12 часов, пить утром и днем по половине стакана). Можно рекомендовать приём сбора трав: зверобой и корень шиповника по 4 части, спорыш 5 частей, мяты и репешка по 2 части, семена моркови, лист земляники по 3 части, взять столовую ложку из смеси, залить 0,5 литра кипятка, настоять 30 минут , принимать по 100 мл 3 раза в день за 20 минут до еды.Шрот из трав использовать в аппликациях в области желчного пузыря и поясничную область в тёплом виде (38 – 40 гр.С). Слой шрота 3-5 см. завернуть в 4 слоя марли, сверху целофан и шерстяная ткань. При метеоризмах, неустойчивом стуле пить настойки или включать в сборы мелиссу, мяту, ромашку. При длительной диспепсии плоды фенхеля, цветы бессмертника, тысячелистник, полынь, горячевку. При болях чистотел,лист мяты, фенхель.Приём настоек желательно сочетать с ваннами (800-1000мл. настойки на ванну), используя травы полынь, мяту,душицу, тысячелистник, корни аира, корень марены,лист подорожника. Продолжительность ванн 15 минут, на курс 10 – 15 ванн. Совет из народной медицины для растворения камней желчного пузыря – заварить густо ромашку положить в льняном мешочке на область желчного пузыря, сверху целофан и грелку на 2 часа. Затем также положить кашицу из семян льна,тоже на 2 часа, а грелку оставить на ночь. Утром выпить оливкового масла 40 мл.3   раза   через каждые 30 минут (если подташнивает съесть щепотку соли) и эти 1,5 часа лежать с грелкой на правом боку.

ИЗЖОГА

Это кислотный рефлекс, когда часть кислого содержимого желудка попадает в пищевод.Чаще всего связано с высокой кислотностью желудка, гастритами, язвами, эзофагитом, грыжами пищевода. Иногда изжога может быть при низкой кислотности желудка, например,при приеме антиастматических средств, которые снижают пищеводный рефлекс или при гастритах с атрофическими явлениями в слизистой желудка.Помогает в случае изжоги прием растворов соды,но кратко временно. Необходимо лечить заболевание,ведущее к изжоге.Иногда помогает прием перед едой за 5-10минут чего либо кислого (квашеной капусты,раствора сока лимона в небольшом количестве).Рекомендуется в течение 2 недель перед едой принимать настойку ро машки и полыни:половину чайной ложки ромашки залить половиной стакана кипятка, настоять 30 минут вы пить,через 10 минут выпить, приготовленную таким же способом (но настаивать 4 часа) на стойку полыни.Ещё способ: перед едой выпить столовую ложку настойки горячевки желтой (чайную ложку травы залить стаканом кипятка, настоять 30 минут). Есть сырую брюкву каждый день, хорошо пережёвывая. Можно рекомендовать вечером и утром принимать имбирь(в чай или кефир),пить растворы(столовую ложку на стакан) яблочного уксуса, принимать настойки семян укропа перед едой.

ИМПОТЕНЦИЯ

Фитотерапия имеет тысячелетнюю историю. В настоящее время становится актуальным отрицательное влияние многих препаратов на потенцию.Так отрицательно влияют клофелин, метидопан, фенфлурамин, дигоксин, антабус,наркотики, длительный прием валерианы, пустырника, а так же алкоголь. Экологический фактор также играет большую роль. Вместе с тем,в целительной природе не мало растений, оказывающих положительное влияние на потенцию мужскую – адаптогены (см. главу 3), травы,усиливающие кровообращение в половых органах – аир, арника, девясил, алоэ, ятрышник. Стимуляторы нервной системы – препараты стрихнина. Продукты пчеловодства. Транквилизаторы шишки хмеля, кипрей, пассифлора. При импотенции, сопровождающейся расстройствами нервной системы в виде нарушения сна, утомляемости, вялой эрекции рекомендуются настойки трав душицы и шиповника по 4 части,шишки хмель, цветки липы, кукурузные рыльца по 2 части – принимать после еды утром и вече ром (чайную ложку смеси на стакан кипятка настоять 30 минут). Если сопутствует заболевание пищеварительного тракта, добавлять прием отвара посевного овса (на1 л. воды стакан овса – выпарить половину объёма и принимать по 100 мл.3 раза в день до еды). Пример сбора трав при возрастных нарушениях потенции : крапива двудомная, корень одуванчика, плоды облепихи по 3 части, кипрея и аира по 4 части 1 часть элеутерокока смешать, из смеси чайную ложку залить стака ном кипятка, настоять 30 минут,принимать по 70 мл.после еды3 раза в день в течение 3 месяцев. Рекомендуют в народной медицине принимать ежедневно по столовой ложке высушенные ягоды малины, которые до высушивания выдерживают в водке 5 дней. Пить настойки на воде ятрышника, ряски, чабера, ярутки, крапивы.

ИНСУЛЬТ

Предупреждение инсульта включает все мероприятия и средства профилактики, лечения атеросклероза и гипертонической болезни. Приём средств улучшающих кровообращение можно считать специфическим средствами профилактики, в том числе и растительного происхождения.Это настойки гинкобилобы,таволги, тысячелистника, софоры, арники, девясила, листа малины, пиона. Также необходим прием курсами трав, улучшающих метаболизм (обмен веществ), к которым относятся одуванчик, петрушка, манго плоды. Капельный курс перекиси водорода (ежедневно в стакан воды капать перекись водорода, начиная с одной капли ежедневно и прибавляя по одной до 10 и далее снижая по одной). Утром выпивать раствор с скорлупой яйца (хорошо размельчить скорлупу, залить стаканом подкисленной воды на ночь). Выпивать 2 раза в неделю сырое яйцо. Вечером кефир с порошком корицы. Принимать периодически синий йод (взять 2 ложки крахмала, добавить лимонного сок, прогреть до загустения в 0,5л воды, добавить чайную ложку йода– этот состав можно хранить в холодильнике месяц). Принимать по 3 ложки в день курсами 2-3 раза в год по 1-2 недели. Тибетские монахи применяют траву многоколосник для поддержания хорошего состояния в старости. Для нормализации тонуса нервной системы рекомендуется прием настоек пио на за 15 минут до еды вечером. Утром слабые настойки арники.Отвар семян морозника курсы 1-2 раза в год – чайную ложку на 0.5 л.кипятка и прием 50 мл. в день в течение недели. Все эти средства используются для профилактики инсульта или при динамическом (проходящем) нарушении мозгового кровообращения и головокружении.

ИММУНОДИФИЦИТ

Это состояние возникает при инфекционных заболеваниях, онкологических процессах, при старении, эндокринной патологии, когда защитные силы организма значительно снижаются. Иммунная система человека многопрофильна и включает множество факторов. Часть препаратов и растений действуют на всю систему, стимулируя её, другие же вещества действуют на определённые фрагменты иммунной системы, и есть растения подавляющие иммунную систему, что например, необходимо при ряде аутоиммунных заболевания. Оптимальным условием эффективности лечения будет наличие лабораторных данных о недостаточности какого-либо звена иммунной системы, но обще-стимулирующими можно считать рад растений и препараты из них. Такими являются эхинацея, левзея, женьшень, лимонник, аралия. При наличии лабораторных данных иммунодефицита определённой фазы иммунитета можно применять растения целенаправленно : При нарушении со стороны СТВОЛОВЫХ клеток рекомендуются настойки и препараты из календулы, кипрея ,крапивы, чаги и сок свеклы. При нарушении со стороны КОМПЛЕМЕНТА, которое выражается в частых рецидивирующих инфекциях и отеках Квинке (при дефиците С1), гломерулонефритах (дефицит ингибитора С1), артралгиях (дефицит С6), поражениях кожи и тяжелых кишечных инфекциях (дефицит С5), необходимо принимать соответствующие препараты и настойки просвирника,чабера,эстрагона,лист женьшеня арнику. При нарушении в системе ИНТЕРФЕРОНА, часто проявляющееся при вирусной инфекции, рекомендуется арника,алоэ,астрагал, колонхоэ, исландский мох, мать-имачеха, подорожник, спорыш. При дефиците ЛИЗОЦИМА и нарушениях в слизистой рта, кожных заболеваниях, следует принимать сок лука, чеснока, свеклы, брионии, использовать для полосканий, тампонад, аппликаций эфирные масла кориандра, гвоздики, пихты. ФАГОЦИТАРНАЯ недостаточность в иммунитете коррегируется адаптогенами (см. главу 3), лектинсодержащими (кипрей,чага,кукурузные рыльца),полифенолсодержащими(зверо- бой,мелисса,можжевельник,череда, чистотел, отвар гриба рейши). Растениями, препаратами стимулирующими интерферон, так как интерферон создаёт оптимальные условия для проявления фагоцитоза.При недостаточности функции Т-КЛЕТОК экстракт чеснока, соя, омела белая, экстракт чеснока. При нарушение клеточного звена в ЛИМФОЦИТАХ — астрагал, корневище заманихи, родиола, лист крапивы, золотарник, шалфей, майоран, мирт, цетрария исландская, гриб рейша. При нарушении ГУМОРАЛЬНЫХ факторов иммунитета (иммуноглобулинов) принимать препараты бересклета европей- ского,мха исландского ,овса, череды, шлемника байкальского, солодки, элеутеракока. Стимуляторами ИММУНОГЛОБУЛИНОВ А и М являются настойки мать-и-мачехи и подорожника. При ряде заболеваний как вирусные, пролиферативные, системные коллагеновые, аутоиммунные, необходимо проводить иммунодепрессивную терапию.Проводится специальными препаратами. Но такой эф- оказывают омела белая, тис ягодный, вереск, катарантус, зверобой. Для усиления и имунокорекции рекомендуются, так называемые, общеукрепляющие мероприятия: Раститирание весной и осенью йод ной водой (2 стакана воды,стакан водки,2 столовых ложки морской соли и 25 капель спиртового раствора йода). Хранить в холодильнике и растираться 1 раз в неделю жесткой мочалкой перед душем. Зимой делать йодные ванночки для рук перед сном (на литр воды 10 капель йодной настойки). Принимать ягодные соки, настоянные на водке в отношении 5:1. Утром натощак пить горячую воду. После душа обтирание водным раствором яблочного уксуса. Сок свеклы обладает иммунностимулирующим действием,но кроме того с помощью его можно определить состояние иммунной системы в пищеварительном тракте, так если моча после его приёма окрашивается в свекольный цвет—иммунитет снижен. Смесь лимона с измельченным чесноком — является мягким иммунокорректором. Смешать 2 лимона и 2 головки чеснока, залить 1 литром кипятка, настоять 3 дня и принимать по 1 столовой ложке натощак (хранить в холодильнике). Другой вариант смеси иммуномодулирующей : красный клевер, герань красная (цветы) по 3 части, мальва чёрная, Иван чай(кипрей),гипискус по 2 части, василёк, незабудка полевая по 1 части. Из смеси стакан залить 0,5 литра водки, настаивать 14 дней. Принимать по 2 чайных ложки 3 недели, перерыв неделя и ещё курс 3 недели. Это также хорошее средство от старения, которое непосредственно связано с снижением иммунитета.

КАНДИДОЗ

Дрожжевые грибки «кандида» в огромном количестве находятся на овощах, фруктах, на коже, в воздухе и так далее. Но для заражения нужны готовность организма к восприятию инфекции и возникает при авитаминозе,снижении иммунитета,новообразованиях,длительном приеме больших доз антибиотиков, кортикостероидов и цитостатиков. Для лечения используют ряд специфических препаратов, но фитотерапия в ряде случаев позволяет улучшить общее состояние и оказать антимикотическое действие. Например,активным действием на кандида обладают масла котовника и монарды, менее активным масла лаванды, шалфея, мяты, их применять можно при дрожжевых эрозиях. Из растений этими свойствами обладают также клоповник, черноголовка, чистотел, маклея (из которой готовят препарат сангвиритрин, подавляющий грибки типа кандида). Можно рекомендовать сборы растений: ягоды можжевельника, цветки пижмы и почки берёзы по 20 гр., шалфей 15 гр., тысячелистник и эвкалипт по 10 гр. Столовую ложку сбора на стакан кипятка и прогреть на водяной бане 10 минут. Затем настоять 30 минут, принимать по 60 мл.3 раза в день после еды в течение 2-3 месяцев. Дополнительно к этому в течение 2-3 недель делать клизмы с этими настойкам, прибавляя настойку календулы, рокотана или эвкалипта.Особенно важны эти процедуры при урогенитальных поражениях кандидой. Для повышения иммунитета использовать настойки и препараты из трав – аралия, родиола (принимать утром), череда, женьшень.

КАПИЛЛЯРОПАТИЯ

Состояние капилляров в большинстве случаев является определяющим в здоровье человека. Об этом писал ещё 100 лет назад известный врач А.С.Залманов. Капилляр тоньше волоса. Но если всю сеть капилляров вытянуть в линию, то она составит 100 000 км., а площадь 600 кв. метров. Такое количество сосудов обеспечивает кровоток и считается, что не сердце, а капилляры играют главную роль в кроводвижении. Из артериальных капилляров выдавливается в ткани организма вода и питательные вещества , а в венозные из тканей переходят отработанные продукты и жидкости. Капилляры обеспечивают питанием наши ткани. Их состояние зависит от многих факторов,например,недостаток витамина С приводит к хрупкости и ломкости под действием гистамина и разрушению капилляров. Наблюдаются, так называемые, сезонные спазмы капилляров. Гаген установил,что в сентябре и октябре имеет место сужение капилляров, почему часто обостряются болезни пищеварительного тракта. Капилляропатия лежит в основе почечной патологии, болезни Рейно, головокружения, глаукомы и других заболеваний. Недомогание после радиотерапии, как показали исследования, связано с гибелью огромного количества капилляров. Лечение капилляропатии более всего направлено на применение оздоравливающих процедур водных, массажей различного типа, бальнеотерапии. Последней много уделял внимания 100 лет назад А.С.Залманов. Он рекомендовал прием скипидарных ванн,которые как бы тренируют капилляры.Сам до 90 лет оставался «молодым»,как обещал. Из растений, которые улучшают состояние капилляров, можно отметить таволгу, манжетку, петрушку, лист черники, грибы вешанка, ишитаки, соевые продукты. К. Ниши рекомендовал укрепление капиляров периодическим голоданием. При этом увеличивается соде ржание CO_2 в организме, вены суживаются, увеличивая вакуум в капиллярах и общий кровоток. Вероятно, приемы регуляции дыхания по Бутейко, задержки дыхания в йоготерапии имеют теже действенные элементы оздоравливающего характера в капиллярах. Можно рекомендовать для чистки капилляров состав – 300 гр. чеснока размельчить до кашицеобразного состояния и, положив в закрытый сосуд, держать в темноте 2 дня. Затем образовавшийся сок, залить 200 мл. спирта,10 дней настоять в банке закрытой другим сосудом, как колпачком. Процедить и ещё настоять 3 дня. Принимать по 1 капле до завтрака, увеличивая до 15 и далее снижая каждый день. Хорошим очищающим средством для сосудов и крови является смесь соков моркови и свеклы. Конский каштан в каплях на молоке в течение 10-15 дней,перерыв неделя и ещё 10 дней курс.Сабельник в настойках курсами по 2 недели 2-3 раза в год.

КЛИМАКС

Климактерический синдром, возникающий на фоне возрастных изменений, характеризующийся нейропсихическими, вазомоторными, обменно-эндокринными нарушениями, которые осложняют естественное течение климактерии. « Климактер» в переводе означает ступень, т.е. возрастной период, в которой снижаются процессы в ре продуктивной системе организма. Наблюдается у 30– 40 % женщин Обычно менопауза наступает в возрасте 51-52 лет. Сейчас термин климакс и менопауза заменяют следующей терминологией – пременопауза - от 45 лет до наступления менопаузы и перименопауза пременопауза и два года после менопаузы. Гормоны половых желёз в доменопаузный период активно участвуют в обмене веществ в организме и при их снижении наступают различные нарушения. Как показали исследования (В.В Безруков 1980), в гипоталамусе мозга нарушается структура и функция ядер и он изменяет свой контроль над выработкой и функцией половых гормонов. Во многих клетках нарушается их способность воспринимать вещества, даже при большом количестве этих веществ, в том числе и гормонов и лекарств. Возникает компенсаторное повышение уровня гонадотропина и снижение уровня эстрогенов при климаксе. При выраженном патологическом течении климакса рекомендуется приём гормональных препаратов и настойки трав в этом случае мягко поддерживают уровень гормонов. Однако,заместительная терапия противопоказана при опухолях, маточных кровотечениях не ясного генеза, тромбофлебите,почечной и печеночной недостаточности. В целительной природе есть травы, содержащих гормоны или стимулирующих выработку организмом собственных (см.главу 3 гаромоностимулирующие растения).

Курс лечения травами должен проводиться 21 – 35 дней (в зависимости от продолжительности менструального цикла до менопаузы). В течение года проводят 3 курса и в последующем проводится поддерживающая терапия: прием настоек один раз в день по утрам. Сбор трав для курсового лечения: лист чёрной смороды, крапива по 4 части, солодка голая 3 части, корни любистка, хмель, шалфей, тысячелистник по 2 части, красный клевер 1 часть. Взять 2 грамма смеси на стакан кипятка, настоять 30 минут. Принимать в течение дня до еды. Курсами принимать лист черники с девясилом, зверобоем 10 дней 1-3 раза в год. Пить постоянно липовый чай. При низком давлении уторм принимать 8-10 капель настойки аралии, а при гипертонии, повышенной возбудимости, бессоннице - настойку пиона.При аритмии принимать настойки плодов шиповника,соплодия хмеля,мелисcы, мяты.Весной проводить курсы салатов из одуванчика и календулу. Постоянно принимать витаминные сборы - шиповник, крапива, кипрей. Хорошим мероприятием при климаксе являются ванны с травяными настойками из ромашки, мяты, мать- и- мачехи, шалфея побегов сосны, пустырника , взятых в равных частях,заварить и нас - тоять 2 часа и использовать для ванн с температурой 35 -36 градусов и продолжительностью 8-10 минут. При выраженном неврозе для ванн применять смеси трав таволги, тмина, соломы овса, мелиссы и чабреца. После ванны не следует принимать душ, слегка просушив кожу, лечь в постель. Бальнеотерапию проводить лучше курсами по 8 -10 ванн, принимать через день. Дополнительным средством лечения также является аромотерапия с компонентами смеси лаванды, мяты, аниса, персика. Как показывают наблюдения, после 7-8 сеансов отмечается нормализацию состояния.

КОЖА (уход за кожей)

Питательные, очищающие, освежающие, регенерирующие вещества содержат многие растительные продукты и травы.Разные продукты и травы по-разному влияют на кожу и выбирать надо для ухода в зависимости от потребности того или иного воздействия - питания, очищения,стимуляции, пилинга и т.д. Дыня - питает,сок яблока с мё-дом питает и увлажняет,белая глина с овсяной мукой и маслом шиповника питает, отбеливает, улучшает структуру кожи (японская маска),сок лука и капли сока лимона – питают и отбеливают,творог, желток яйца или фасоль с маслом касторовым питают, сок лука с белком яйца питают и отбеливают. Размягчают кожу маски с виноградом, овса с молоком. Омолаживают отвары травы манжетки, луковые маски,

маски из кашицы размолотых корок и перегородок граната продляют жизнь фибробластов,предупреждают старение,папая расщепляет роговой слой,отбеливает,омолаживает кожу.Увлажняют бананы с яблоком, лепестки роз с кабачками. Отбеливают не зрелые ягоды чёрной смородины с мёдом, огурцы отбеливают и разглаживают кожу, петрушка отбеливает, капустный сок предохраняет от воздействия ультрафиолета. Освежают зелёный горошек со сливками. Для жирной увядающей кожи хорошо маски с морковью, для сухой – морковь с маслами растительными. Овсяные маски с подорожником противовоспалительные, ромашка дезинфицирует, освежает, снимает раздражение, повышает тонус дряблой кожи(применяются горячие ком прессы настойки ромашки). Черника суживает расширенные поры. Хурма с яичным белком применяется при расширенных сосудах, угрях. Кожа лица требует постоянного ухода. Например, рекомендуется протирание кожи ежедневно настойками трав манжетки или хвоща, или цветков липы, чередуя их каждый месяц (улучшает лимфодренаж, вносит микроэлемент кремний, увлажняет). Желательно раз в неделю проводить чистку кожи лица, например, взять соевых зёрен размолоть, развести в горячем молоке до консистенции сметаны, сделать маску на 15 минут. И далее смыв, на мокрую кожу нанести масло авокадо (при сухой коже) или тертую морковь (при жирной коже) или другие питательные маски. Другой вид пилинга: в оливковое или касторовое масло насыпать соли или кофе до густоты сметаны.Пользуясь ласьёнами для снятия макияжа, добавлять в них масла касторовое, розмарина, лаванды или настойки трав алтея и крапивы. Можно приготовить ласьён из огурца, залив его водкой, настоять 2 дня, добавить воды 1:1,разлив по мелким ячейкам, хранить в морозилке, при расширенных сосудах применять после размораживания. Маски для лица делать раз в неделю, меняя их в течение месяца 2-3 вида.

Кремы используются для сухой кожи. Например, 2 столовых лож ки манжетки высыпать в разогретое касторовое масло (100 гр.) и костный жир (100гр). Хранить в холодильнике. Под глаза применять мази с гепарином. В готовые кремы добавлять ромашку и манжетку, хорошо измельчив траву и смешав с кремом. В питании использовать продукты, улучшающие структуру кожи. Отмечено, что флавины какао и просо обладают этими свойствами. Для кожи нужны кремний содержащие продукты - овес, яблок. Метионин нужен печени и коже - в сыре содержится около 800мгр, в мясе 515 мгр., в рисе 500 мгр, в яйце 430 мгр., в кукурузном масле 95 мгр.

Массажи (3 -5 минут мягкими поглаживаниями) после умывания и физкультуру для мышц лица необходимо делать ежедневно. Спать рекомендуется с подвязанным подбородком. Для этого из эластической ткани полоску сшить по размеру головы от подбородка до макушки, с двух сторон пришить ленточки для завязывания на затылке. Для рук приготовить ласьён: в касторовое масло налить сока лимона, держать в холодильнике (обесцвечивает возрастные пятна на коже рук). Или огурец размяв, смешать с воском и глицерином. Хранить можно год.

Для шеи компрессы – соль, уксус, вода или варёный картофель, сметана, желток, или дрожжевое тесто. Компрессы держать по 20 минут и проводить 2 раза в неделю, меняя их поочередно.

Болезни кожи описаны в выше (дерматиты,грибковые заболевания, Рожистое воспаление, рубромикоз, угри, укусы, зкзема).

Общее состояние организма играет может главную роль в поддерживании кожи в хорошем состоянии. Потому витаминизация, меры по предупреждению старения, описаны выше (старение),исключение курения (даже пассивного – т.е. вдыхания дымя от курящих рядом), злоупотребления алкоголя позволят дольше выглядеть хорошо и избежать проблем с кожей

КОЛЬПИТ

Воспаление слизистой влагалища у женщин,вызванное различсного рода микробами,грибами и простейшими. Предраспологающими моментами могут быть общая инфекция,длительный приём антибиотиков,хронические болезни. Различают также аллергический кольпит, менопаузный, связанный с изменением гормональной картины, беременных и так называемый, эмфиматозный. Трихомонадный требует специфического лечения и описан в главе 4 , там же описано лечение грибковых, хламидиозных и герпесных. Все кольпиты лучше лечить после лабораторного определения возбудителя, назначая работающие антибиотики. Но спринцевание настойками ромашки, шалфея,орошение перекисью водорода, сидячие ванночки с этими растениями, помогут восстановить силу палочки Додерляйна, которая обычно присутствует в слизистой, убивая патогенные микробы.

КОЛИТЫ

Различают острый, язвенный, инфекционный, ишимический (связанный с нарушением кровообращения), лекарственный, радиационный, хронический. **ОСТРЫЕ** колиты - воспаление толстого кишечника,связанное с нарушением бактериального баланса в нём. Принимать нужно средства восстанавливающие полезную микрофлору кишечника (см.дисбактериоз) также средства противовоспалительсвойства. В народной медицине предлагают следующие средства:
* Настойка корней окопника и алтея (10 гр. смеси 200мл. кипятка настаивать 1 час).
* Настойка полыни, по 10 капель на ложку воды 3 раза в день до еды.
* Свежую траву расторопши пропустить через мясорубку, развести водой 1:2,принимать столовую ложку 3 раза в день или отвар сухой травы (30 грамм на 0,5л. воды),или отвар сухой травы чертополоха 30 гр.на 500мл. воды,выпарить до половины воду, принимать первые 2 дня по 1 столовую ложку 2 раза в день, далее в течение месяца по 50 мл. 4 раза в день. Можно добавлять отвар сельдерея, сок свежей капусты и сок шиповника. **ХРОНИЧЕСКИЕ** колиты чаще всего имеют язвенную природу,связаны с генетической предрасположенностью, а также могут быть последствием лечения не стероидными гормонами или при нарушении иммунологического баланса в организме. Фитотерапия включает приём настоек и препаратов трав содержащих танины (девясил,аир,лапчатка прямостойная,бадан, соплодия ольхи). Слизь содержащих (подорожник трава и семена, алтей), гормоноподобных (смородины лист, солодка, череда,клевер), кремнийдержащих (хвощ, кипрей, медуница,тысячелистник, пикульник), кровоостанавливающие (водяной перец, крапива, астрагал, споспорыш,пастушья сумка). Включая одну из этих трав, готовят сбор и настойки из него, принимают не менее месяца. Настойки готовить по стандартной методике -2 гр.смеси в 200 мл кипятка.Настаивать не менее 30 минут. Принимать по 60 – 100мл. до еды.
* Принимать масло облепихи или шиповника в период лечения и ремиссии.
* Пить отвар сельдерея вместо чая. В остром периоде и в период ремиссии готовить чай из сушёных корок арбуза.
* Один раз в год надо проводить очищение кишечника от микробов,которые часто провоцируют обострение. Это курс настойки из ты сячелистника, подорожника, аира, брусники. В период ремиссии принимать печёные яблоки, они богатые пектином с антимикробными

свойствами,но и создают в кишечнике островки, в которых погибает плохая флора.

* В период ремиссии принимать средства, способствующие регенерации слизистой кишечника — масло облепихи перед едой, алантоин из корней девясила, настойки чаги, лакрицу (солодку), каши из манкой крупы и крапивой.

* Раз в год проводить гормоностимулирующую терапию - настойки солодки, череды, клевера, ягода смородины, 10-12 стаканов свежей ягоды за сезон.

* Для нормализации иммунитета принимать мумиё, женьшень, прополис, длительно (но малыми дозами) 3-4 месяца и настойки иммуностимулирующих трав — алоэ, подорожник, аралия.

* В диете избегать сырых овощей, и фруктов, копченостей и острого. В течение недели есть каши, меняя каждый день, в размере 1-2 горстей сырой крупы на день — так как необходима минерализация организма для регенерации тканей кишечника. * При кровоточивости настойку крапивы или включать её в сборы лечебные (кровоостанавливающими являются также астагал, спорыш, пастушья сумка).

* Есть мнение, что хорошим средством лечения является библейское лекарство — оливковое масло (холодного отжима) и действующий компонент его олеиновая кислота. Она также содержится в авокадо, миндале, арахисе, мясе птицы и свинине. Вероятно, следует этим широко пользоваться в период ремиссии. **ПОЛИПОЗНЫЙ** колит часто требует оперативного вмешательства. В народной медицине советуют натощак принимать настойку девясила. Или принимать настойки сборов трав: полынь, семя тыквы, хвощ, гвоздика — всё смолоть на кофемолке, полчайной ложки порошка смешать с мёдом и принять в виде шариков, разделив на 2 порции, утром и вечером. Или принимать водную настойку сбора трав : по- дорожника, чистотела и омелы , стандартные соотношения и при ём по 40 мл 2 раза в день. Пить отвар сельдерея с корками сушёного арбуза.

ЛЕЙКОЗ

Заболевание костного мозга с перерождением лейкоцитов. Лечение специфическое, но принимаемые средства фитотерапии могут улучшить общее состояние и ускорить процесс выздоровления. чаще всего принимают травы душицу (3 столовых ложки травы на 500мл. кипятка, настоять 6 часов , принимать по 50 мл.3 раза в день). Пить пока не появится отвращение, организм не захочет принимать её. Конский каштан (настойки 1 столовую ложку трав на стакан кипятка настоять 6 часов и по глотку выпивать в течение дня 1 – 1,5 литра) следует принимать длительно. При этом пить неделю по 50 мл. 3 раза в день настойку медуницы, приготовленную также. Настойку солодки пить как выводящую токсины, можно принимать одновременно. Рекомендуют пить сок свёклы и моркови. Периодически заменять соки отварами игл сосны или ели, принимать их 2-3 недели. Доктор Уокер рекомендует смесь соков грейпфрута 2 стакана, апельсина 2 стакана и стакан сока лимона, разбавить смесь талой водой в отношении 1: 1, выпить в течение дня, одновременно сделать очистительную клизму. Далее 2 дня без клизмы пить соки и снова очистительную клизму. Так проводить лечение 2 недели. Рекомендуется также менять настойки, включая другие составы, напри мер черника, вишня,ежевика по 2 части, земляника 3 части, бархата амурского и шелковицы по 1 части. Смесь немного подвялить, залить водкой в отношении 5:1, настоять месяц. Или просто настоять бруснику и чернику на водке и принимать 4 столовых ложки 4 раза в день. Доктор Н.Н. Аулетский из Архангельской медицинской академии применяет для лечения лейкозов, по его данным с успехом у 80% больных,средство известное в ветиринарии АСД-2. (антисептик, стимулятор Дорохова, разработанный Дороховым 1947 го ду). В архивах есть сведения об использовании этого препарата советской элитой , по словам дочери Дорохова. Получают препарат путем высокотемпературной возгонки костно - мясной муки. Сейчас препарат снова реабилитируется и выпускается, приготовленным по правильной технологии, в виде таблеток и кремов.

ЛИПОМЫ ПОДКОЖНЫЕ

Доброкачественные опухоли из жировой ткани. В некоторых случаях удаляют оперативно. В традиционной медицине есть ряд рекомендаций по консервативному лечению: Компрессы из плёнок куриного яйца,затем после исчезновения компрессы из травы золотого уса (калиссия душистая). Чеснок прикладывать на жировик пока не появится дырочка на опухоли, с появлением её лечить мазью Вишневского или прикладывать лист алоэ. И ещё рекомендация из народной медицины – запечь в духовке луковицу до коричневого верхнего слоя. Мякоть растереть, затем добавить столовую ложку натертого хозяйственного мыла. Смесь хранить в холодильнике. Два раза в сутки делать компрессы из состава пока не рассосётся липома и не вскроется и далее пролечить мазью Вишневского.

ЛЯМБЛИОЗ (двуустка)

Относится к классу простейших,в вегетативной форме паразитиру-ет в тонком кишечнике человека, образует цисты, которые находят ся в толстом кишечнике и выносятся из организма, распространяясь и снова заражая человека. Заболевание может протекать в кишеч-ной,печёночной и смешанной форме.Для лечения народная ме-дицина рекомендует следующее: Смесь хрена и чеснока в виде кашицы четверть стакана залить водой (0,5 литра), настоять 1 день, принимать по полстоловой ложке, разведенной в воде 3 раза в день до еды. Или взять поровну травы репешок, кровохлёбку, золототы-сячник, почки берёзы и шишки хмеля смешать, из смеси 2 столовых ложки на 0,5 литра кипятка в термосе настоять 1 час, принимать по половине стакана 3 раза вдень до еды в течении 1-2 месяцев. Также можно готовить смесь трав - цветки бессмертника, корень девяси-ла,сабельник, тысячелистник. Взять 2 гр. смеси на стакан кипятка принимать по 50 мл в день перед едой. Или просто берёзовые почки прокипятить 15 минут и принимать 4 раза в день по 100мл. Прини-няют настойку чеснока на водке, начиная с 1 капли, разведенной в стакане воды и доводят до 10 раз в день, затем снижают по одной в день. Проводить 3 курса по 10 дней. Лямблии не любят кислого и, приняв разведенный сок лимона, сделать тюбаж на печень (лежать на правом боку 2 часа, положив на печень тёплую грелку), можно выпить воду Есентуки перед тюбажём. Принимать таблетки девяси ла 3 раза в день на фоне любого из этих лечений. Делать из тех же настоек смесей трав ежедневно микроклизмы в теплом виде. На ночь смазывать область ануса цинковой мазью.

МАНИАКАЛЬНО – ДЕПРЕССИВНЫЕ СОСТОЯНИЯ

В настоящее время насчитывается около 17 миллионов американ-цев, страдающих от этого синдрома. Этиология не достаточно ясна. Более эффективно лечение в гипоманиакальной и судепрессивной стадии (не ярко выраженных). Известно, что эти больные не любят обращаться за медицинской помощью. По данным Университета Дюка США Сев. Каролина физические упражнения иногда более эффективны, чем препраты золов и сертрали. Ричард Браун из пси-хофармакологического института Колумбийского университета Нью-Йорка США советует активное занятие дыхательной физкультурой по системе йогов, использует настойки трав зверобоя и родиолы розовой. Препараты ЕПА и ДНА. – полиненасыщенные жирные кис-лоты входящие в группу кислот Омега 3. Исследования показали, что

Омега 3 не только значительно улучшает проводниковую систему в сердце, но и активирует йоннё передачи в мозговой ткани. Причем ЕПА (эйкозапентоеновую кислоту) индуцирует манию, ДНА (докозагесогеновая кислота) индуцирует депрессию хорошо сбалансированы в Омега 3. Она содержится в грецком орехе, брокколи, фа соли, холодноводных рыбах (сельдь, скумбрия, анчоус, осётр).

МАСТОПАТИЯ

Дисгормональное развитие фиброаденоматоза в молочной железе. Может развиться как результат стресса, отказа от кормления ребёнка грудным молоком, при постоянных запорах(при этом часть эстрогенов находится долгое время в кишечнике и подвергается повторному всасыванию, увеличивая уровень их в крови), другие причины. При запорах следует провести соответствующие мероприятия нередко приводящие к улучшению состояния молочных желёз. Иногда возникают циклические мастопатии (набухание грудной железы перед менструацией). В этих случаях помогает не редко приём травяных мочегонных чаёв, прием рутина и венотонических настоек (см. главу 3 венотоники), улучшающих состояние вен. В случае гормонального дисбаланса применяют подавляющих эстрогены или пролактин настойки трав, принимать которые следует после диагностического обследования на гормональный состав крови и мочи. Вместе с тем, безопасным является использования средств для местного лечения в виде компрессов, мазей, примочек: аппликации травы крапивы и моркови, смешанные с облепиховым маслом; измельчённый лист нарцисса, морковь, чернослив, сок граната; смесь натёртой свеклы, крахмала и подсолнечного масла; капустные листы, вымоченные в винном уксусе. Компрессы холодные – сварить в молоке пшеничные отруби ,настоять в них измельченные цветки и листья мальвы или другой состав петрушка промолотые семена льна и 10 чернослив без косточек проварить в духовке в 100 мл. молока, добавить измельчённого, пропечённого в духовке с шелухой репчатого лука и ложку сахара.В народной медицине рекомендуются настойки травы лопуха (10 гр. на стакан кипятка 30 минут настаивать и принимать по столовой ложке перед едой). Настойка сабельника на водке (2гр. травы, 1 гр. корней на стакан водки, настоять 7 дней принимать по столовой ложке перед едой 10 дней). Для профилактики онкоперерождений рекомендуется пить настойки и препараты из водорослей. На фоне приема настоек солодки курсами принимать так же Омега 3, фитостерины (см. гл. 3 группы трав), минералы (включающие селений , цинк).

МИКОПЛАЗМА

Для человека она условнопатогенна, т.е. присутствуя в организме, она только при определённых условиях снижения иммунитета может вызвать патологический процесс. Она занимает промежуточное положение между вирусами и бактериями, обладает полиморфизмом форм. Для человека патогенны микоплазмы обитаю щие в орально-фарингиальной и урогенитальной области. Поражать может детей, передаётся через игрушки, бельё, от родителей или персонала детских учреждений , иногда уже при родах. При микоплазменных пневмониях характерно нарастание температуры при слабых общих симптомах интоксикации, длительностию течения. При урогенитальных такая же картина и при хронической инфекции является причиной выкидышей и бесплодия у женщин. Фитотерапия проводится после курса антибактериального лечения или на его фоне. Отмечено, что не значительное число антибиотиков действуют на микоплазму. Так антибиотики,подавляющие синтез клеточных стенок микробов, не действуют (пенициллин,римпамицин). Рекомендуется лечение тетрациклином и макролитами суманлид, рулид, и другие. Из фитолечения рекомендуется прием сборов трав зверобой (цветки и листья), лабазник поровну, из смеси 2 стол. ложки заварить в 0,5 л. кипятка прокипятить 10 минут, настоять 2 часа и принимать по 100 мл. 3 раза в день, за 15 минут до еды. Или зверобой и золототысячник заваривать как чай (хорошо при циститах и недержании мочи).Можно использовать настойку копечника в тех же дозах. Принимать средства фитотерапии, стимулирующие интерферон и фагоцитоз (см. иммуномодуляторы гл.3), адаптогены (женьшень, астрагал).

МИОМА МАТКИ

Гормонозависимое заболевание женщин, появляющееся разрастаниями мышечной ткани матки и сопровождающееся кровотечениями, снижением сократительной функции её. Причинами могут быть множественные аборты, воспалительные процессы половых органов, сосудистые изменения, дисфункция щитовидной железы и другие. Как правило, сопровождается высоким уровнем эстрогенов и с возрастным их снижением в постменструальном периоде часто миомы рассасываются. До размера миоматозной матки 12 недель обычно операции не проводятся, лечение консервативное, в том числе фитотерапия. Прежде всего проводится тампонирование с различными веществами рассасывающего действия – с маслом спорыша и окопника или с маслом облепихи и зверобоя или с раствором мумиё (2 гр. развести в 100 гр. воды). Пить раствор мумиё по 0,4гр. в течение 10 дней, перерыв 5 дней и ещё 5 дней. В течение недели ежедневное тампонирование с настойкой крапивы. Спринцевание можно проводить перед тампонированием с различными настойками трав . Например сбор: побеги туи, цветки календулы в равных частях залить кипятком, кипятить 45 секунд. Проводить спринцевание не менее 3 недель. Можно для этих целей использовать настойку ромашки, чередуя с настойкой шалфея. Принимать внутрь рекомендуется льняное семя ежедневно и настойки трав: - лебесток, деяясил, трава омелы, аир по 1 части, тысячелистник, крапива, пастушья сумка, горец птичий, лист земляники по 3 части. 10 гр. смеси на стакан кипятка, настоять 2 часа и принимать по четверти стакана 3 раза в день, 3-6 месяцев.

- календула, подорожник,полынь,чистотел в равных частях. Из смеси взять 10 грамм трав, настаивать в100 мл. водки 14 дней, принимать по 25 капель 3-4 раза в день. В течение 2 - 4 месяцев.

- можно также использовать следующий состав: сок алоэ, ягоды калины и малины по 200 грамм, мёд 300 грамм, экстракт чаги (бифунгин) 100мл, смешать и принимать по столовой ложке 3 раза в день.

- репчатый лук 1 кг. кипятить в 1 литре молока, принимать по столовой ложке 3 раза в день.

- при маточных кровотечениях кипятить 30 мин. незрелый апельсин в 2 стакан воды и принимать по 60 мл. 3 раза в день. Настойку ботвы моркови (можно сухой или свежей). Горстку травы на литр кипятка настоять 1 час и пить по половине стакана 3 раза в день или траву пастушьей сумки и кору дуба по2 части,лапчатки1 часть,столовую ложку смеси в 500 мл. кипятка настоять час, принимать по 50 мл. 3 раза в день.В такой же пропорции можно применять настойку чистеца (буквицы), усиливающеё тонус матки. После курсов успешного лечения необходимо провести профилактическое лечение приёмом настойки травы подорожника, для чего засыпать сахаром, настоять 2 дня, принимать по столовой ложке через день в течение 1- 2 месяце. Настойку травы репешка принимать через день (столовую ложку травы на 1 стакан кипятка, настаивать 30 минут) выпить в течение дня.

МИОПАТИЯ

Группа нервно-мышечных заболеваний с дистрофией мышц.Проявляется в мышечной слабости симмитричных групп мышц в отличии от симптоматических миопатий. Связано с нарушением белкового обмена и блокадой передачи импульсов на мышечную ткань.
 Этиология не ясна. Есть мнение наследственного происхождения заболевания.Кроме того, есть группа миопатий приобретённого характера – воспалительного при полиомиелите, саркоидозе, васкулитах или миопатии при системных каллогеновых заболеваниях, алкоголизме. Реальная терапия пока не возможна, но разрабатываются в настоящее время методы лечения с применением специфических ферментов GALDT-2 (Пол Мартин университет Огайо США) или с использвоавним стволовых клеток, что может в будущем решит эту задачу. В лечении сейчас применяются гормонотерапия, иммуностимулирующие, дермо- и миотонические средства в комплексе, в том числе и фитопрепараты. Траволечение симптоматическое и рекомендуется сбор следующего состава : аралия манчжурская,корень элеутеракокка, лимонник по 1 части, эхинацея, зверобой,цветки боярышника и календулы по 2 части. Из смеси брать 1 чайную ложку на стакан кипятка, настоять 30 минут,принимать по половине стакана утром. Вечером принимать настойку пиона или экстракта пассифлоры по 20-30 капель на воде. Одновременно принимать продукты пчеловодства аппилак, цветочную пергу по 2- 4 таблетки в день. Пчелоужаливание по биологически активным точкам. Скипидарные ванны через день курсами 6-8 каждые 2-3 месяца. Периодически меняя состав, применить отвар листа брусники (2 чайные ложки на стакан воды кипятить 10 минут),принимать по50 мл. 3 раза в день 3-4 месяца. Или шишки хмеля 2 столовые ложки на стакан кипятка настоять час, пить по 1 столовой ложке 3 раза в день также 2-3 месяца. Можно также готовить мази с растертыми почками ивы (смешать с сливочным маслом) или втирать в кожу настойку дягеля на водке (в отношении 4:1 настаивать 9 дней). Ежедневно делать ванночки для рук и ног применяя в них йод, отвар сосновых игл, корни лопуха, берёзовый лист, перец, морскую соль.

НАДПОЧЕЧНИКИ

Патология надпочечников может проявляться в снижении их функции первичного характера (болезнь Адиссона) или вторичного (недостаточность гормона АКТГ). Также имеет место и гиперплазия надпочечников различного генеза. При многих хронических инфекционных заболеваниях функция надпочечников также снижается. Железа - небольшое образование весом всего 4-5 грамм играет большую роль в организме, производя важные гормоны - в коре его образуется кортизол и альдостерон, в мозговом веществе (80% массы надпочечников) образуется адренолин и норадренолин. Лечение дисфункции надпочечников чаще всего включает моделирующую гормоно- терапию, иногда пожизненно. Некоторые препараты подавляют функцию надпочечников (мамонит, нозирол и ряд препаратов для лечения псориаза), также длительный приём некоторых трав, например валерианы, может наблюдаться снижение функции надпочечников. Чаще требуется прием средств, стимулирующих функцию надпочечников. Отмечено, что солодка, золотарник, люцерна, помарёнок, язвенник, левзея,сморода,стимуляторуют их функцию. Термопсис (мышинник) содержит алкалоид, стимулирующий мозговой слой надпочечников (препарат цититон). Стимулирующими надпочечники можно считать бруснику, шиповник, рябину чёрноплодную, боярышник, аралию, календулу и подорожник. Надо отметить, что маточное молочко не рекомендуется при дисфункции надпочечников. Диета больных с недостаточностью функции предполагает потреблениие соли 4-10 грамм в сутки,больше мяса, аскорбиновой кислоты, витамина В5 (неонацин).

НАСМОРК (РЕНИТ)

Синдром воспаления слизистой оболочки носа. Различают острый, хронический, вазомоторный и аллергический. По проявлениям катаральный, гипертрофический, атрофический, зловонный-озена. При остром рените применимы следующие методы народной медицины: закапывание в нос растительного масла с чесноком(разогреть масло и смешать с чесноком). При этом после закапывания зажать пальцами нос и дыша ртом, подержать масло в носу 10-15 минут. Также можно применять капли смеси мёда и сока свеклы. Тампоны ватные смоченные в растворе соли, сока лимона и настойки календулы. Ингаляции эвкалипта, ромашки, камфоры – все инградиенты залить горячим кипятком, вылить в заварной чайник, дышать над ним 10 минут. Есть хрен с яблоками в период лечения. Пить чай с заваркой листа малины, бузины, мяты и солодки. Для профилактики хронизации ренита 2 раза в неделю промывать нос раствором соли, йода, прополиса и календулы (соли половина чайной ложки на стакан воды). Вылить раствор в блюдо, опустить нос в воду, зажав одну ноздрю, другой глубоко вдохнуть раствор и вылить его через другую ноздрю. Затем повторить всё с другой ноздрёй. Постараться пропустить через нос не менее половины стакана жидкости. Процедура эта иногда приводит к улучшению зрения и помогает в общем оздоровлении.

НЕВРОЗЫ

Термин ввел шотландский врач Уильям Куплер в 1776 году. Поня тие невроз включает состояние неадекватной реакции на внешние требования и выражаются в тревоге, депрессии истерии,соматичес- ких изменениях. Появляется перенапряжение эмоциональной,ин- телектуальной и физической сферах, что выражается либо в под- чинённости, либо в агрессивности,либо в стремлении к обособлен- ности. Нередко изначально причиной бывает бессонница (см.лече- ние бессонницы раньше). Использовать необходимо приемы ре- ляксации и медитации. Фитотерапия предполагает средства улуч- шающие функцию нервных клеток, средства адаптоционного свой- ства, средства успокаивающего характера.Рекомендуется бальнео лечение с применением йодо-бромных, кислородных,сероводоро дных, хвойных ванн. А также ванн с применением настоек травы пиона, корней валерианы, пустырника, мяты.Причем травяные ба- льнеопроцедуры желательно проводить вечером перед сном. Ут- ром необходимо принимать настойки и растительные препараты из адаптогенов (левзею, аралию, родиолу, лимонник, стеркулию). При ваготонии (гипотония, дыхательная аритмия, нервные понос, запор) к адаптогенам добавлять пантокрин, элеутеракокк, настой- ки Гота-Кола, пчелиную пыльцу. Средства, улучшающие состояние нервных клеток, это прежде всего витамины С, В6 . Так же Омега 3 и Омега6 (принимаемые в отношениях 4:1). Обязателен также при ем кальция с магнием, вит. В12. В течение не менее 6 месяцев принимать L-каротин, который улучшает передачу нервных импуль- сов в тканях. В случаях где при неврозе превалирует перевозбужде- ние принимать только успокаивающие средства, бальнеотерапию, витамины и к ним добавлять прием ГАМК (гамма- аминомасляная кислота), которая нормализует процессы торможения. Это сред- ство также рекомендуется при посттравматический, постинсультных и алкогольных неврозах.

НАРКОМАНИЯ

В лечении наркомании предполагается 2 стадии терапевтическая и реабилитационная. В терапевтической стадии, при условии определения какой из 7 типов нейромедиаторов нарушен, принимают соответствуюшие препараты. В этой стадии также применяют часто вызывающие рвоту средства (настойки пловуна, копытеня, чабреца, ипекакуаны). В начальной стадии даже эти средства помогают очищению и восстановлению организма и действенности психотерапевтических мероприя. Можно применять средства, уменьшающие явления интоксикации – календула,расторопша,зверобой, цикорий. Причем эти средства надо принимать в лечебной и в реабилитацио坑ной фазе. При этом использовать и средства снимающие перевозбуждение нервной системы: пион, пустырник.Важно также повысить защитные силы организма приемом витаминов, минералов и адаптогенов шиповник, ирга, смородина, крапива, золототысячник,кипарей, заманиха. Составлять сборы по 1-2 травы из групп и готовить настойки (20г смеси- 200мл кипятка).Например золототысячник, кипрей, расторопша, заманиха. Принимать по 50 мл. 3 раза в день в период реабилитации.

НЕФРИТЫ И ПИЕЛОНЕФРИТЫ

Нефриты это группа заболеваний почек инфекционно аллергического характера и поражением всех структур почек. Пиелонефриты это инфекционные поражения лоханок, чашечек и интерстиция по чек. Причиной этих заболеваний в большинстве случаев является наличие хронической инфекции с частыми их обострениями. При переохлаждении организма нарушается кровообращение в почках и снижается иммунологическая защита. Окончательное излечивание после острого гломерулонефрита наблюдается примерно у 80% больных,вдругихслучаяхпереходитвциклилическуюспериодическим ухудшением или латентную, которая обычно переходит в хроническую, приводящую к сморщиванию, нарушению функции почек. Как правило, имеет место очаг постоянной инфекции, его необходимо удалить . В остром периоде проводится антибактериальное ле чение антибиотиками (чаще пенициллинового ряда), иногда иммунодепрессанты. Строгая диета и постельный режим. В подостром периоде возможно присоединение фитотерапии,которая предполагает применение противовоспалительных трав (лабазник, ива, тысячелистник), антикаогулянтов (донник, астрагал, логохилус), анти септиков (брусника, зверобой, крапива, ортосифон, грушанка).Использовать растения, обладающие антиоксидантной активностью (отвар толокнянки, горца птичьего и настойка ортосифона).При выраженной гематурии (в моче эритроциты) применять растения горец птичий или почечуйный, лист крапивы, трава пастушьей сумки. Если увеличено количество мочевины, креатинина,то рекомендуется прием сорбентов – белосорб, полифан 5 дней. Перерыв 10 дней и еще курс. В остром и подостром периоде не принимать растения, вызывающие раздражение почечной паренхимы (почки бе рёзы, хвощ, можжевельник, стальник, чистотел, алоэ). В стадии хронического нефрита фитотерапия еще более показана и позволяет порой снизить дозы вредных препаратов.При нефротическом син - дроме в этой стадии показано применение средств, уменьшающих проницаемость капилляров и уменьшающих азотистые продукты в крови, общеукрепляющие средства (см.главу 3 по группам растений). В диете в этот период надо использовать пищевые продукты, содержащие пектины (крыжовник, смородина, малина, слива, яблоки, абрикосы, сливы). Часто у детей в этой стадии развивается JgA нефрит, который связывают с вредным воздействием белка злаков – глютена. В данном случае нет специфического лечения, кроме аглютеновой диеты (исключение злаковых из рациона). В питании таких детей используется рис, гречка, кукуруза. При латентной стадии течения гломерулонефрита для предупреждения перехода в нефротическую, гипертоническуюилисмешаннуюформунеобходимо прежде всего удалить очаги хронической инфек- ции в организме (кариез, дисбактериоз, тонзиллит и т.д.), способствующие затяжному течению и хронизации. Далее проводить терапию тонизирующими, витаминизирующими, общеукрепляющими средствами. При ПИЕЛОНЕФРИТАХ применяют активную фито- антибактериальную терапию (лист брусники,грушанки, трифоли, цветы таволги),противовоспалительную (зверобой, фиалка, крапива, лист мать – и - мачехи, земляники, цветки календулы и таволги), мочегонные травы (лист брусники, берёзы, толокнянки, трава спорыша, почечного чая). Готовя сборы по 1-2 травы из каждой группы, принимают их не менее 1 месяца. Например, сбор толокнянки, зверобоя, череды, шиповника в отношении 3: 2: 1: 4 является официальным препаратом в лечении пиелонефрита. Рекомендуется при лечении пиелонеф ритов использовать растения, содержащие лектины, которые ока зывают противомикробное, противовоспалительное и иммунорегулирующее свойство в организме. К ним относятся цветки чёрной бузины, календула, лист мелиссы, котовник.Применение мочегонных средств приводит к дефициту калия, поэтому в диете необходимо использовать продукты его содержащие (картофель, изюм, свежие огурцы, абрикосы, смородину, петрушку, арбуз, тыкву, дыню, баклажаны). Ограничивать бобовые, шпинат, сельдерей, чеснок, лук и редьку. Отказаться от острых приправ (хрена, горчицы, перца, уксуса), а также шоколада, кофе.

НЕФРОЛИТИАЗИС (почечнокаменная болезнь)

При снижении в моче защитных коллоидов образуются конкременты с ядром, содержащим аморфный осадок, фибрин, сгусток крови и прочее, называемые «камни». По составу камни бывают уратные (соли мочевой кислоты), оксалатные (соли щавелевой кислоты), фосфатные и смешанные. В консервативном лечении основная задача воздействовать на коллоидное состояние мочи, под держивать в жидком состоянии, предупреждать образование осадка, использовть средства, растворяющие камни. Применяют мочегонные : лист, ягоды брусники, хвощ, берёзовые почки, листья, толокнянку, эрву и прочие. Травы, способствующие образованию защитных коллоидов, содержащие кремний: кипрей, крапива, хвощ и другие. Уменьшающие воспалительные процессы леспедеза, горец птичий, брусника, толокнянка, марена, подмаренник, амми зубная. Выводят избыток соли из организма шиповник, се мена моркови, трава спорыша, леспедеза. При известном составе камней можно целенаправленно применять растения, растворяющие определённого состава камни. Так при фосфатных камнях применяют травы: стальник, толокнянка, горец змеиный, грушанка, зверобой, лопух, кукурузные рыльца, одуванчик, фасоль , фиалка трёхцветная, хвощ. Разрушают и выводят ураты ариника, барбарис, вишня, золотарник канадский, крапива двудомная, марена красильная, пырей ползучий, рута пахучая, тысячелистник, фиалка трёх- цветная, чистотел. Воздействуют на соли щавелевой кислоты берёза бородавчатая, вереск, горец птичий, зверобой, мята, тысячелистник, укроп, хвощ полевой, фиалка трёхцветная,чабрец ползучий, череда, чистотел. Используя эти рекомендации, больному можно готовить лекарственные сборы.В диете следует использовать ощелачивающие соки при оксалатных и уратных камнях (огуречный, тыквенный, малиновый, облепиховый). При фосфатурии применять подкисливающие соки (яблочный, виноградный, капустный, сливовый, смородиновый, крыжовниковый, шелковичный, настойку шпината). Так же важно помнить,что мясо, рыба, зерновые способствуют закислению организма, поддерживают процесс образования кислых камней (оксалатов, уратов), а растительная, молочная пища ощелачивая, способствует образованию фосфатных камней, но растворяет кислые камни.

ОЖОГИ

При незначительных ожогах первой. второй степени можно заниматься самолечением при глубоких и обширных ожогах требует ся лечение под наблюдением врачей. При небольших ожогах налить плёночкой белок яйца или насыпать соли или положить зуб ной пасты. В последующем делать примочки отвара коры дуба, ромашки аптечной. Можно смазывать следующим составом: натереть репы и смешать с разогретым куриным жиром в отношении 2:1,или прокипяченный и охлаждённый жир смешать с белком яйца или прокипятить оливковое масло с натёртой морковью и мякотью тыквы. Смазывать больные места 4-5 раз вдень. Помогают при мочки с соком граната, разведенного в воде 1 : 2 или примочки сока алоэ, колонхоэ. Хорошие результаты могут быть при использовании облепихового масла. Накапать масла на стерильную повяз- ку в месте ожога, не снимая повязки 5-6 дней, наносить масло 3-4 раза в день, чтобы повязка всё время была влажная. При солнечных ожогах смазывать кожу сметаной или кашицей мелко натёр- той моркови. Можно принять тёплую ванну с содой или овсяной крупой (на кран повесить мешочек с промолотой на кофемолке крупы, через него наливать воду в ванну), принимать ванну 15 ми нут, не вытираться после этих ванн.

ОПОЯСЫВАЮЩИЙ ЛИШАЙ

Заболевание вызванное вирусом ветряной оспы, встречается в любом возрасте. Считается что после перенесённого в детстве заболевания ветрянкой вирус остается в организме и при снижении иммунитета поражает нервные ткани и кожу. Заболевание заразное следует предпринимать меры предосторожности. В лечении проводятся антивирусная терапия , в том числе травами (см.противовирусные травы гл.3). Так же терапия по уменьшению боли аналгетиками, антисудорожные (ипобруфен,фенозепам). Для местного лечения в народной медицине предлагается использовать компрессы уксуса на пораженные участки, смазывание зелёнкой, краской Кастелляни, мазью гипервит, смачивание серебряной водой   (прокипятить серебряное изделие, выпарив до половины воду), тугое бинтование, накрытых стерильной повязкой очагов

ОПУХОЛИ (рак)

В лечении основная роль пока принадлежит хирургии, облучению, химиотерапии. Лекарственая терапия, в том числе фитопрапаратами,направлена на предупреждение метастазов, профилактику, сни- жение болевого синдрома. При **раке легких** применяют аэрозоль- ные ингаляции настоек чаги, прием внутрь настоек болиголова по 1 капле4 раза в день за час до еды. Далее прибавляют ежедневно по 1 капле доводя до15 и дозу15 капель (разведенную в стакане воды) принимают 2-3 месяца. Затем неделю перерыв, ещё 2-3 курса (с началом приёма 3 капли) и с перерывом в неделю. Дополнительно к этому принимать настой сбора трав: лист земляники, тысячелистни ка, полыни, плоды калины, аниса, цветки бузины, корень цикория. 2 столовые ложки смеси на 0,5 л. кипятка настоять около 30 минут, принимать по 100 мл. 4 раза в день. При **раке желудка**, как показывают наблюдения, помогает длительный приём чаги. Паралельно принимать настой смеси трав: чистотел, цветки язвен- ника, кипрея, календулы, зверобоя, полыни, подорожника. Столовую ложку смеси на стакан воды нагреть на водяной бане 30 минут, настоять ночь, в теплом виде принимать утром и вечером. Пить масло облепихи и настойки побегов облепихи, которые заваривать как чай и пить в течение дня. **Рак печени** - рекомендуется курс лечения 2-3 месяца сбором трав будра плющевидная, полынь метельчатая, чисто- тел, репешок, кукурузные рыльца, побеги омелы белой. Длительно параллельно принимать настойку девясила после еды. Настойку подорожника периодически (стимулятор интерферона). Вместо чая желательно постоянно пить заварку высушенной коры яблок. Рак **мочевого пузыря**—настойки родиолы розовой, болиголова (начиная с 1 капли, доводя до 15 каждый день - см. описание раньше). Также параллельно настойки сбора трав чистотела, календулы, кипрея, дягеля, дурнишника. Употреблять в пищу редьку. При **раке простаты** принимают настойки трав с эстрогенными и антиандрогенными свойствами: хмель, солодка, ростки овса, донник, шалфей, окопник, воловик лекарственный, синяк обыкновенный. Принимать в водных настойках (столовую ложку смеси на стакан кипятки, настаивать 1 час). Из этих же настоек делать микроклизмы через день. Важно при раке простаты приём кальция и витамина Д. При **раке щитовидной** железы сбор трав: копеечник жёлтый, подорожник, софора, кипрей, кора осины, чага, подмаренник, дурнишник, дягель. Готовить сбор из 3-4 трав и менять с следующими травами, проводя курс одного сбора месяц и меняя на другой . Есть салаты из морской капусты.

Пить травяной чай « Дубравушка». Есть хурму, иргу, тапенамбур - йодсодержащие. При опухолях **матки и молочных желез** принимать сок редьки на подсолнечном масле ежедневно, периодически 2 недели добавляя сок моркови, 2 раза в неделю добавлять сок алоэ. Из растений получают препараты для лечения этих опухолей. Так из по- лыни метельчатой препарат арглабин , из подофила - полофиллин. Применяются для аппликаций на молочную железу золотой ус, ко- ра дуба, омелы, растущей на дубе. Аппликации держать 2-3 часа утром и вечером в течение 2-4 месяцев. При этих опухолях также можно принимать настойку болиголова по схеме, описанной выше. Желательно в сборы трав включать лимфодренажные,как манжет- ка, солодка, калган, подорожник. Рекомендация из народной медицины: при раке матки 300 гр. листа алоэ (до срезания растение не поливать 9 дней), 600 гр. мёда, и кислое креплёное вино. Сме- шать и выдерживать в темноте 5 дней. Принимать первые 5 дней по 1 чайной ложке 3 раза в день, затем по столовой ложке 3 раза в день, за час до еды, курс 1,5 месяца. Проводить спринцевание от- варами туи. Для профилактики и лечения опухолевых процессов необходимы ряд общих мер. Например: - для уменьшения боли утром принимать размоченную в соке лимона скорлупу яйца с во- дой (для подавления щелочных шлаков, накапливающихся ночью), вечером - солевые растворы помидор ,огурцов, квашеной капусты (для подавления кислых шлаков, накапливающихся днём). Упот- реблять ежедневно в пищу фиолетовые продукты (рекомендация Университета Огайо ,2006 г.,Моника Джусти). Это ягоды черники, чёрноплодная рябина, фиолетовые сорта кукурузы, баклажаны. Так- же рекомендуются красные продукты, сладкий картофель. Недос- таток селения, по заключению учёных, приводит к возникновению рака и восполнить его можно принимая ежедневно семена подсо- лнечника. Для профилактики проводят курсовые приемы настоек из калины, подорожника, одуванчика. Включают в рацион питания чеснок, лук (кварцетин), свеклу, ревень. Фитотерапия особенно часто проводится для уменьшения побочных явлений при **лучевой терапии** (барбарис, девясил , алоэ , колонхоэ, лапчатка, бадан, со фора, облепиха, полынь, зверобой). Ослабляют лейкопеническое действие цитостатиков шлемник, родиола, борец, подорожник. От мечено, что инжир повышает чувствительность опухоли к облуче- нию. При проведении **химиотерапии** также применяются травы (мята, пижма, бессмертник, солянка, датиска, астрагал, полынь, трифоль). Рекомендуется за неделю до лечения принимать травяные гепатопротекторы (датиску, бессмертник, мяту,расторопшу, три- фоль). При **оперативном лечении** рекомендуются настойки из трав полынь, тысячелистник, алоэ, окопник, нарочник, подмаренник, чага, омела, чеснок, кипрей, дурнишник. К **антиметастатическим** можно отнести подорожник, облепиху, солодку, дудник , леспедезу,одуванчик,левзею и шлемник. Набор из 3-4 трав использовать для курса лечения 3-4 недели,далее меняя травы. В год следует проводить 3-4 курса фитотерапии.

ОСИПЛОСТЬ ГОЛОСА

Часто связано с дисфункцией щитовидной железы, с сердечной недостаточностью, с шейным остеохондрозом или с процессами в голосовых связках. В народной медицине при последних рекомендуется настойки, улучшающие лимфодренах в тканях горла.Травы используются для настоек - медуница, просвирник, по 10 гр.,4 столовых ложки смеси на 0,5 мл. кипятка и принимать как чай 3 - 4 раза в день. Полоскание : семена укропа 20 гр, калган (лапчатка прямостойная) 15 гр.шалфей 10 гр.Столовая ложка смеси на стакан кипятка, настаивать час, полоскать 3-4 раза в день теплым раствором.

ОСТЕОМИЕЛИТ

Воспаление костного мозга и тканей кости после травм, инфекции, нарушения кровообращения. Лечение направлено на улучшение притока крови к месту воспаления, применение противовоспалительных и антибактериальных средств. Острый процесс требует применения мощной антибактериальной терапии и противовоспалительных средств, нередко хирургического лечения, особенно при токсической и септической формах. Местноочаговаяя форма также требует антибактериальных мероприятий и часто при хроническом течение остеомиелита антирецидивирующего, общеукрепляющего лечения. Средства народной медицины известны тысячелетия. Это мумиё,прополис,женьшень, барсучий жир и другие общеукрепляющие и ранозаживляющие средства. Известны также настойки, мази с окопником, как активное заживляющее средство при наружном применении настойки (чайную ложку на стакан кипятка настоять 3 часа , применять для примочек, ванн или мазь 20 гр. порошка окопника на 80 гр. внутреннего сала ,варить 2 часа и применять местно). Трава ядовита и соблюдение доз при внутреннем применении обязательно. Применяют для этого отвары на молоке (10 гр. порошка на стакан молока прокипятить 10 минут и принимать по 50 мл. 2 – 3 раза в день), одновременно принимать активированный уголь, выводящий токсины из организма. Измельчить лук, смешать с измельчённым хозяйственным мылом, делать аппликации ежедневно, до рубцевания ткани. Применяют цветки сирени в виде примочек и мазей на рану (настойки на водке в от ношении 5 : 1, настаивать 10 суток, использовать для примочек и принимать внутрь на молоке по 15-20 капель 2 -3 раза в день). Приме няют сок алоэ в виде аппликаций на рану. Настойки на водке не зрелых плодов грецкого ореха (2 дня выдерживают на солнце), в виде примочек как активное ранозаживляющее.В детской практике старых врачей есть рекомендации применения внутрь рыбьего жира и сырых яиц ежедневно.Эти средства являются источником жирорастворимых витаминов и непредельных жирных кислот, являются антиоксидантами, улучшают состояние капилляров и могут быть использованы, для взрослых с этими целями. При всех явлениях остеомиелита необходимы иммунмтимулирующие меры. Сейчас при обширных и упорных остеомиелитах применяют подсадки на очищенные раны стволовых клеток. Но не вышли из употребления и растения, улучшающие иммунитет (см. главу 3 иммуномодуляторы).

ОСТЕОПОРОЗ

Нарушение структуры кости с изменением прочности остеокластов, вымыванием кальция. Чаще наблюдается у пожилых людей, что вероятно, связано с изменением баланса эстрогенов и поэтому чаще это явление наблюдается у женщин. Отмечено, что уже после 35 лет начинается активное вымывание кальция из костей, связанное с гормональным дисбалансом. Процесс может ускорить дисфункция щитовидной и паращитовидной желёз, прием кортикостероидов, малоподвижность, нарушения в диете. Так отмечено, что остеопороз у тех, кто по ряду причин не может принимать молоко, встречается чаще,чем у тех кто употребляет 2 стакана молока в день, обеспечивающие дневную дозу кальция.Так же важен баланс микроэлементов кальция, магния и фосфора. В ряде регионов,где этих микроэлементов не хватает, необходимо восполнять их ,соотношения кальция и магния в препаратах должно быть 2:1. При недостатке магния в организме почки вымывают кальций, чтобы сохранить равновесие в тканях, при его избытке, начинают задерживать кальций. Такая же картина и при избытке фосфора,которого много в про-дуктах питания человека, в молоке имеется благоприятное соотношение кальция и фосфора, но жир молока уменьшает усвоение кальция, поэтому рекомендуется пить надо обезжиренное молоко. Кальций следует принимать с кислыми продуктами или лимонной кислотой, лучше вечером. Это особенно важно для пожилых, ког да значительно снижаются функции усвоения принятых веществ. Что касается витамина Д, то его необходимость в предупреждении остеопороза пока неоспорима. Но опять есть проблема - с возрастным уменьшением его усвоения в кишечнике и образовании в коже при солнечной инсоляции. Дневная доза витамина Д 800 ме в день. Много витамина в рыбьем жире (его биоактивная форма Д3), в печени, яичном желтке. Также есть в растительных маслах (в менее активной форме Д2). Надо знать,что передозировки жирорастворимых витаминов (А, Д, Е) не желательны. Так предозировки витамина Д могут приводить к кальцинации тканей и в частности почек, нарушая их функцию, в костях же наступает минеральный дисбаланс и разряжение структуры кости.

ОСТЕОХОНДРОЗ

Дистрофические изменения межпозвоночных дисков и пролиферация их костной тканью. Понятие остеохондроз ввел Гильберт в 1933 году. Распространенность заболевания велика. Причём уже в 30 летнем возрасте у 1,5 % населения есть остеохондроз позвоночника, а в возрасте 60 лет у 82% населения. Таким образом, это даёт основание некоторым авторам называть болезнь «старением позвоночника». Полемика в отношении первичности патогенетических процессов в хряще или теле позвонков или физиологических изменений в организме не завершена. Происходит процесс высыхания и вымывания микроэлементов из хряща и это ускоряет генетическая предрасположенностью у некоторых, а также травматизация, аутоиммунные процессы, эндокринные нарушения и т.д. Интересна в этом плане диссертация К.Карташовой (Томский университет, 2008 г.) по изучению неоднородности левостороннего и правостороннего болевого синдрома у людей с различным психо моторным профилем, что говорит о вероятности влияния нервной системы на возникновение остеохондроза.В ряде случаев для лечения применяют нестероидные противовоспалительные препараты, которые опасны для здоровья.И их исключение или значительное уменьшение дозы возможно при применении уменьшающих боль настоек из таких растений как тысячелистник, пижма, корень сельдерея. Рекомендуются противовоспалительные настойки из трав, описанных в главе 3.Сейчас применяют для лечения протии-восудорожные препараты, но есть растения, обладающие такими свойствами, трава душицы с фиалкой трёхцветной, мелисса с чередой, цветки липы с боярышником, корни шлемника с мятой, корне вище синюхи с ромашкой, шишки хмеля с сушеницей. Использование настоек этих пар значительно безопаснее и эффективнее , чем синтетических препаратов. Рекомендуется также принимать травы, вымывающие избыток кальция − буквица, ива, берёза, лабазник, морковь дикая, толокнянка, хвощ. Народная медицина предлагает ряд мер наружного воздействия на пораженные участки. При болях прокипятить медную монету в солёной воде, приклеить её пластырем к болевой точке и не снимать не менее 2 недель. Прорастить картофель и ростки залить водкой в отношении 3 : 1, настаивать в тёмном месте 3 недели. Перед сном растереть весь позвоночник и укутаться в тёплое на 20-30 минут. Проводить процедуру через день в течение 3-4 недель. В под остром периоде утреннюю физкультуру по укреплению позвоночника сочетать с приёмом настоек трав, улучшающих его функцию − хвощ, тысячелистник,толокнянка, ортосифон (по 60 мл. настойки сбора 3-4 трав или монотравы,дли-теьность приема месяц). При этом надо принимать калий или изюм, бананы, курагу. Вечером принимать седативные настойки из травы пиона, пустырника, мяты или аромотерапию с маслами лаванды, валерианы. Бальнеотерапия в под остром периоде для укрепления позвоночника сероводородные, йодо-бромные, скипидарные ванны.

ОТЁКИ

Это увеличение межтканевой жидкости. Причин отёков много. Местные, ограниченные отёки развиваются при аллергиях,венозной недостаточности или лимфостазе. Общие - при сердечной недостаточности, при нефрозе, желудочных болезнях,лечении кортикостероидами. Диагностика по локализации общих отёках затруднена. Есть некоторые признаки,например,при поздних стадиях нефроза возникают отёки орбитальной области,в передней брюшной стенке,на стопах. При сердечных отёках частая локализация на нижних конечностях, пояснично-кресцовой области, а если больной чаще ле- жит они возникают на лице и руках. Лимфатические отёки бывают врождённые и проявляются иногда после 30-40 лет,сначала на одной ноге, потом на другой(элефантизм).   Такие проявления бывают также инфекционного или обструктивного (при опухолях) происхождения. Отёки при приеме кортикостероидов возникают из-за их отрицательного действия на капиллярную проницаемость (лечить надо фитопрепратоми, укрепляющими капилляры, см. главу 3). Кроме того они задерживают натрий, приводя к отёкам. И наконец, длительный приём кортикостероидов приводит к увеличению альбумина в тканях, очень гидрофильный белок держит воду. Иногда длительное их применение вызывает перикардиты (рубцевание перикарда) и увеличение давления в лёгочных венах (набухание шейных вен) при этом отёки возникают преимущественно в малом круге кровообращения и на ногах. При болезни желудочно – кишечного тракта нарушается всасывание белков и отёки возникают из- за белкового дисбаланса. В лечении отёков ведущее - это лечение заболевания, приводящего к отёкам или снижение дозы лекарственных препаратов, вызывающих отек, с одновременным приёмом средств, улучшающих состояние сосудов, мочегонных средств и калия, лимфодренажных средств (см. главу 3 – группы препаратов). Обязательным является уменьшение соли (натрия), приём овощных соков из свеклы, моркови, огурца. При этом следует уменьшать общее количество жидкости до 5 стаканов в день. Применяют местно гепариновые мази (гепарин подавляет геалуронидазу, приводящую к усилению проницаемости сосудов и отёкам).

ОТИТ

Различают наружный, средний и внутренний отит в зависимости от локализации процесса воспаления в ухе. При хроническом отите снижается реактивность организма, имеет место гноетечение или кровотечения из уха. Лечение должно быть направлено на укрепление иммунитета, прием средств адаптогенного ряда, закапывание борной кислоты, фуроцилина. Для регенерации и укрепления тканей уха применяют капли следующего состава : лепестки сухих роз залить кипятком , настоять 30 минут, добавить 5 грамм мумиё, размешать, нагревая на водяной бане, выпарив до половины состава, добавить 3 капли розового масла. Закапывать на ночь по 2 капли в ухо в течение 2-3 недель.Для укрепления иммунитета и ускорения заживления рекомендуется прием адаптогенов, иммунно-стимуляторов, ранозаживляющих растений. Примерный сбор для настоек при отитах: подорожник и плоды шиповника 4 части, трава хвоща и почки сосны 2 части, чабрец и фиалка трёхцветная по 2 части смешать, приготовить отвар (2 гр. смеси на стакан воды,кипятить 10 минут, процедить, принимать по 50 - 100 мл. 2 - 3 раза в день). Принимать экстракт элеутеракокка и настойку аралии (утром по 30 — 40 капель для взрослого). При остром отите народная медицина советует поместить хорошо размятый лист красной герани в ушную раковину или тампончик, смоченный маслом герани (в прокипяченное и остуженное масло положить лист герани, на- стоять 2 дня). Приём настойки выше описанн

ОТРАВЛЕНИЯ пищевые

Давно преследуют человечество и много рекомендаций в народной медицине по лечению. В начальном периоде необходимо голодание не менее суток и затем пища в виде сухарей с чаем,до устранения диспептических явлений. В последующих пару дней применять рисовый отвар (без соли и сахара проварить рис и пить небольшими порциями киселеобразную жидкость). Для лечения применяют, на пимер, слаборозовый раствор марганцовки, в объёме 2-3 литров в зависимости от массы тела. Готовят другие растворы – в 1 литр кипя- ченой и остуженной воды 2 ложки сахара,чайную ложку соли и соды, половина чайной ложки уксуса. Или развести желатин в теплой кипяченной воде 2 стакана и сразу выпить. Настойку ромашки пить и делать очистительную клизму (2 литра). Ветки и лист ежевики за варить в 500 мл. воды и сразу выпить. Для детей хорошо делать отвар корня калгана (лапчатка прямостойная). Помогает хорошо синий йод (проварить крахмал до консистенции жидкого киселя), добавить несколько капель йода.

ОЧИЩЕНИЕ ОРГАНОВОВ

Очищение это не совсем точное понятие. Шлаки и отработанные продукты здоровый организм выводит регулярно.Скорее это понятие означает стимуляцию работы в определённых органов с учётом ритма деятельности.Ритмология - это понятие предполагает наличие периодов активности и спада функции органов по определённому для каждого из них ритму. Это безусловно правомочно. Например, остеокласты костей меняются раз в 15 лет, а клетки крови 120 дней, ясно что каждый из этих органов работают в своём ритме. **КИШЕЧНИК** наиболее активен осенью в период 2 и 4 фаз луны, утром с 5 до 7 часов. Процедуры очищения начинать в период активности и заканчивать к 12 часам. Они могут включать следующие варианты: № 1 - в 6 часов выпить 50 гр.сульфата магния, разведённого в стакане воды, лечь в теплую постель на правый бок, положив под правое подреберье тёплую грелку на 2 часа. В 9 часов съесть свежий огурец или апельсин или яблоко и ходить 30 минут, высоко поднимая колени, при этом выпить порциями 2 стакана воды, затем каждые полчаса пить стакан или два(в зависимости от массы тела) воды . В 12 часов климу с 2 литрами теплого настоя ромашки. В 12 съесть рис, разваренного без соли и сахара с кусочком сливочного масла. В последующие 3 дня утром и днем есть рис, смешанный с брокколи и другими овощами. № 2 – в течение 16 дней съедать утром замоченное с вечера просо (пшено) в размере полстакана. №3 - 4 дня утром выпивать воду, которой вечером залита размельчённая луковица. № 4 - 2 раза в неделю осенью съедать вместо ужина тарелку дыни или 4 - 5 яблок. №5 - приготовить смесь соков – 2кг. апелисин, 4 мелких грепфрута, развести пополам с водой. Утром в 5-6 часов принять слабительное, до 12 часов пить сок через каждые полчаса. В 12:30 сделать очистительную клизму с водой чуть подкисленную лимоном. На следующий день есть только овощи. **ПЕЧЕНЬ** наиболее активна весной (с7 февраля по 9 апреля), во вторую фазу луны, с 23 часов до 3 утра. Вари- анты: № 1- 2 дня предварительно пить сок яблок и свеклы, разве- денных водой 1:1,по 6 – 8 стаканов. Одновременно делать упражнения дыхания животом по 30 минут. В 19 часов подогреть растительное масло, развести с соком лимона пополам и выпить стакан смеси по 2 глотка каждые 15 минут. Через час сесть на пятки и, закрыв левую ноздрю, дышать через правую 10-15 минут. Утром выпить 2 стакана яблочного сока и вечером сделать очистительную клизму. № 2 – Накануне пить воду не менее 7-8 стаканов и есть овощи (свекла, морковь, капусту с лимоном). Утром в день чистки выпить стакан горячей воды с лимоном, затем 15 минут «прососать» глоточек оливкового масла, выплюнуть. За 15 минут до обеда принять слабительное. В 16 часов положить под печень тёплую грелку, лежа на правом боку 2 часа. В 18 часов съесть подсоленные сухарики с лимонной водой и крепким кофе, принять 2 таблетки папаверина. В 20 часов выпить 50 мл. растительного масла с лимонным соком и 4-5 чернослив. Лечь на левый бок и расслабиться. В 22 часа повторить сок с маслом и сделать очистительную клизму (2 литра). Утром клизму повторить. И далее неделю диета из постной пищи с фруктами. В промежутках между чистками раз в 3 месяца провести курс приёма настоек расторопши (чертополоха) 2-3 недели, утром по 100 мл. настойки (чайная ложка травы на стакан кипятка, настоять 30 минут). **ПОЧКИ** наиболее активны зимой, во вторую и четвёртую фазы луны, с 15 до19 часов. Почки в течение суток фильтруют 170 литров жидкости, из которой 99% снова возвращается в организм. Чистка почек - это прежде всего очищение, растворение образований, называемых песок или камни. При наличии признаков оксалатных   камней (кислых) следует провести курс приёма соков ощелачивающего характера (тыквенный, огуречный), ягоды чёрной смородины в любом виде. При уратных также следует ощелачивающие соки. При фосфатных камнях пить кислые соки (яблочный,виноградный, капустный). Травяные настойки также следует принимать с учё- том состава камней. При кислых камнях — имбирь, датиска, петрушка, сабельник, шалфей, фиалка (готовить водные настойки из 1-2 трав, 10 гр. травы на стакан кипятка, настаивать 30 минут, принимать до еды по 100 мл. курсами по 3- 4 недели). Таким же образом готовить настойки для щелочных (фосфатных) камней, но уже с другими травами — стальник, подорожник, семена льна, лопух. Семена льна готовить вечером чайную ложку на стакан кипятка поместить в тер-мос ,утром процедить, выпить воду (см.камни почек). Зимой хоро-шо есть бобовые. Использовать период активности почек, проводить арбузные 1 - 2 дня в неделю. Пить тыквенный отвар (проварить на водяной бане тыкву без кожуры вместе с нитями, семечками) и принимать отвар ежедневно 3-4 недели. Особенно хорошо при хронических заболеваниях почек пить такую воду зимой. По Уокеру готовят состав: 10 штук моркови, 3 свеклы, 3 свежих огурца размельчить в мясорубке, смешать, принимать по столовой ложке натощак утром, перед едой днём , перед сном, ограничив до минимума или исключив мясо в эти дни. Курс не менее 2 недель, пере- рыв неделя и ещё курс. В период чистки проводить бальнеотерапию ваннами с настойками трав : хвои, берёзового листа, спорыша, шалфея. Ванну принимать 30 минут, после неё не вытираться. Курс 3-4 недели, через день, меняя травы для очередной ванны.

СОСУДЫ АРТЕРИАЛЬНЫЕ.

Чистота сосудов зависит от многих факторов в организме. При мноих инфекционных,эндокринных заболеваниях, склеротических процессах поражаются сосуды. И поэтому лечение этих заболеваний с обязательным использованием средств, улучшающих   состояние сосудов — это прежде всего профилактика деструкции.   Например, авитаминоз В6, В2, фолиевой кислоты увеличивает   гемоцистеин - раздражитель сосудов, повреждающий их.   Недостаток витамина С, кальция и магния усиливает чувствительность мышечного слоя артерий и ведет к спазму и повреждению. Нарушение холесте-ринового баланса — к атеросклерозу. Таким образом, исключение этих факторов можно считать профилактической чисткой сосудов артериального плана. Для АРТЕРИЙ хорошо проводить периодические курсы приеме петрушки с чесноком и лецитином, который является составной частью нервной систем, в том числе и сосудистой сети. Составы,приписываемые древним египтянам, включающие чеснок и спирт, описаны многими и вероятно имеют право на существование как действенное профилактическое средство. (300 гр. чеснока на 200 гр. спирта выдерживают в холодильнике 10 дней,затем фильтруют,ещё 2 дня в холодильнике и принимают прибавляя по 1 капле до 25 — 1каплю утром, 2 каплю днём, 3 каплю ве- чером, на следующий день начиная с 4 х и так далее, такой курс ре- комендуется проводить 1 раз в 5-6 лет). Можно более простой вариант : очистить от шелухи головку чеснока и 4 лимона залить водой, настоять в холодильнике 2 дня, затем слить воду, отжать и пить её по 50 мл. 4 раза в день 5 дней,перерыв 10 дней и ещё курс 5 дней КАПИЛЛЯРЫ - рекомендуется постоянный прием препарата Омега 3 состоящую из нескольких непредельных жирных кислот, играющих большую роль в проницаемости капилляров. Капилляропротекторны свойствами обладают настойки трав боярышника,мелиссы , пастушьей сумки, розмарина. 2 -3 курса в год по 2-3 недели с настойками из этих 2-4 трав можно считать очистительными процедурами. Рекомендуется периодически принимать каплями перекись водорода с водой. На стакан воды 1 каплю первый день,прибавлять ежедневно по 1 до 8-10, а затем снижать по одной ежедневно. 2 кур са в год для улучшения сосудов. ВЕНЫ методы их очистки и лечения описаны раньше (см. вены гл. 4 и венотоники гл.3) ЛИМФАТИЧЕС- КИЕ сосуды. Считается, что хорошо их «очищают» цитрусовые,при ежедневном приеме смесей соков апельсина, лимона и грейпфрута, разведенных в талой воде и принятых вместе с лецитином,разве- денным в горячей воде. Льняное семя также является лимфодренаж ным средством. Другие лимфодренажные средства описаны в гл.3. Стимуляторами лимфообразования считаются травы манжетка,кра пива, солодка, софора, подорожник, душица. Можно рекомендо- вать проведение курса приёма настоек трав : лист смороды, брус- ники и бадана по 3 части, плоды шиповника 2 части, цветки та- волги 1 часть, манжетка 1 часть, 2 столовые ложки смеси, 500 мл. кипятка, настоять 20 минут, принимать по 0,5 стакана 3 раза в день. Проводить 2 - 3 курса в год по 2 - 3 недели. СЛИЗИСТЫЕ ТКАНИ в организме занимают большой процент площади и находятся на всём протяжении желудочно - кишечного тракта, дыхательной си- стемы, глаз и влагалища. При описании болезней этих органов в данной книге приводится средства профилактики и очищения. В общих рекомендациях для укрепления ткани слизистых можно проводить периодически приём смеси сока хрена и редиса, взя- тых поровну, 2 раза в день после еды через 40 минут. Курс неде- лю в 3 месяца. СУСТАВЫ. Выше описаны средства профилактики и очищения, но в добавление можно рекомендовать приём лав рового листа (2гр. прокипятить в 200 мл. воды, настоять 12 часов. пить глоточками в течение 3 дней, через 7 дней повторить). Дру- гой вариант: настаивать ночь в кипятке отмытые створки фасо- ли и выпить настойку в течение дня. Курс не менее3 недель, про- водить такие курсы весной и осенью. Ещё вариант: ежедневно утром пить настойку хвойных игл (5 столовых ложек на 500 мл.ки- пятка). Выпивать 1-2 стакана настойки в день.

ПАНКРЕАТИТ

Острое состояние, характеризуется опоясывающей болью в животе, тошнотой, рвотой. Среди причин наиболее частые воспалительные процессы в кишечнике, желчных протоках, камни желчного пузыря, инфекционные заболевания, тромбоз, большие дозы витамина А и Е и др. Большой процент панкреатитов встречается у злоупотребляющих алкоголем, при перегрузке мясной пищей. В период заболевания поджелудочной железы, образующиеся в ней переваривающие ферменты не выходят в просвет кишечни ка и начинают переваривать, разрушать её. После острых процес сов иногда образуются кисты. Острый панкреатит заболевание очень серьёзное, требующее скорейшей госпитализации, полного постельного режима и голодания несколько дней. В хронической стадии задача состоит в уменьшении рецидивов. В этот период наиболее целесообразно проводить фитотерапию, применяя все средства регенерирующего, общестимулирующего действия, также проводить симптоматическое лечение – снятие болей, устранение метиоризмов, обязательное лечение основного заболевания, последствием которого стал панкреатит. При слабовыраженных ных явлениях панкреапатии и при обострении после 2-3 дней голодания рекомендуется есть каши из пророщенной пшеницы и варёного нута, небольшими порциями 3 дня, затем 4 дня печёный картофель с рыбой. Каши из пророщенной пшеницы в последующем есть каждое утро, для профилактики обострений. При взду- тии кишечника в случае хронического процесса можно рекомен- довать настойку травы бессмертник или включать в сбор: душица, зверобой, пустырник по 2 части и бессмертник 1 часть. Столовую ложку сбора залить стаканом кипятка, настоять 30 минут, пить по 100 гр. 3 раза в день. Для профилактики рецидивов применяется сбор трав : ромашка, зверобой, сушеница, подорожник, по 2 части, мята, тысячелистник и полынь по 1 части. Столовую ложку смеси залить кипятком, настоять 30 минут, принимать по 100 гр. до еды, 2 - 5 недель , 3 раза в год. Можно чередовать с другим сбором : алтея корни, лапчатка прямостойная, корни синюхи, плоды черёмухи, зверобой и ромашка по 1части смешать, чайную ложку смеси на стакан кипятка прогреть на водяной бане 10 минут, принимать по 60 мл. до еды, 1 - 2 недели. Рекомендуется проводить курсы приёма картофельного сока (за 2 часа до еды, затем через 10 ми нут выпить кефир). Курс 15 дней, затем 15 дней перерыв и ещё 15 дней. За год надо провести 3-4 курса.

ПАРАДОНТОЗ и ПАРАДОНТИТ

Часто эти понятия смешивают. Называют воспалительные процессы (парадонтиты) в тканях дёсен, сопровождающееся появлением карманов, выделений из них, подвижностью зубов, парадонтозом. При парадонтозе, который встречается только в 7% случаев, развивается атрофия костной ткани и поддерживающих костных пластинок альвеол. Подвижность зубов характерна тотальная на всей десне, оголяются шейки зубов и проявляется их высокая чувствительность. Считается, что заболевание носит наследственный характер. Лечение часто хирургическое. Парадонтит встречается значительно чаще (около 60%).В его лечении необходимы средства антибактериальные (эвкалипт, календула, аир, маклея,шалфей). Средства противовоспалительного характера (алоэ, колонхоэ, дуб, таволга), общеукрепляющие (софора ,крапива, шиповник), вяжущие (бадан, дуб, ромашка, чабрец, грушанка, черника, тысячелистник), ранозаживляющие (облепиха, окопник, солодка, крапива, лапчатка прямостойная), противоотёчные (зверобой, земляника, лопух, рута, календула, подорожник, коровяк). Применяя 1 -2 травы из каждой групп, готовят полоскание для рта из средств противовоспалительного, вяжущего , противоотёчного действия. Общеукрепляющие растения и ранозаживляющие принимать внутрь в виде настоек (10 гр. травы на стакан кипятка, принимать по 10 мл. 3 раза в день до еды) и масел. Желателтно принимать внутрь настойки трав улучшающих лимфодренаж в полости рта. К ним относятся: манжетка, ольха, крапива, солодка, софора. Рекомендуется также жевать лист подорожника, порошок душицы (растворяет и зубные камни). Для профилактики применяют пасту из шкурок банана и морской соли (высушенные шкурки банана размолоть, прибавить морской соли, развести оливковым маслом). Делать ежедневный массаж дёсен с такой пастой в течение 8-10 минут. И далее полоскать рот отваром дуба с солью и это должно быть обязательным при многих проблемах с зубами.

ПАРКИНСОНА БОЛЕЗНЬ

Дрожательный паралич . В основе заболевания лежит дегенерация нейронов чёрной субстанции мозга ,вырабатывающих дофамин. Дофамина дефицит приводит к гибели нейронов, управляющих произвольными движениями. Часто сопровождается гипертонией, себореей, выпадением волос, похуданием, изменением личности. Для лечения принимаются специфические средства. Причины заболевания разнообразные, наследственная предрасположенность, травмы, склеротические процессы и прием некоторых лекарств-антидепрессантов, антогонистов кальция, лития и др. Лечение длительное и постоянное. Требует применения специфических препаратов типа, ДА —антогонисты, амантадины, L- Дофа и других. Средства народной медицина применимы на ранних стадиях и как вспомогательные при активном медикаментозном лечении, направлены на уменьшение действия свободных радикалов, приёмом Омега 3, витамина группы Д, Е , С, улучшение функции мозга. Диета должна быть сбалансированной для возраста, содержать больше овощей в варёном виде. Принимать пищу необходимо за 1-2 часа до лекарств или после приёма их через 2 часа. Белковую пищу лучше принимать во второй половине дня, чтобы не мешать всасыванию препаратов. Принимать пищу медленно, хорошо пережёвывая. Если есть непроизвольное слюнотечение, количество принимаемой воды надо увеличить. Обычная доза воды не менее 6 стаканов в день. Фитолечение - рекомендуют применять ванны шалфея и настойки его внутрь (10 гр. травы на 2 стакана кипятка — дневная доза). Длительный приём прополиса 1-2 грамма в день. Настойки травы маклеи, снижающей гипертонус мышц, заманихи настойки или препараты из неё. Сок тысячелистника, разведенный водой 1:3 или настойку травы 4-5 раз в день. Можно готовить настойку тысячелистника на водке, принимать по 10- 15 капель в день (20 гр. травы на 200 мл. водки, настаивать 7 дней).Принимать курсами по 2 месяца с перерывами 2 месяца. В период перерывов натирать настойкой позвоночник. Принимают также длительно сок заячьей капусты по 3 капли с чаем 2 раза в день. Из других лекарственных растений могут быть полезными арника, астрагал, отвары зёрен овса, принимаемых длительно курсами с перерывами не более недели. Принимать многие препараты, в том числе растительного происхождения, нельзя при этом заболевании. Например, резерпин, адельфан, допегид, нейроплегики, циннаризин и др. Физические упражнения важны и для профилактики и лечения болезни. При выраженных процессах дрожания лучше делать их на высоте действия лекарств. Делать медленно с умеренной нагрузкой, продолжительностью 5 - 7 минут, распределив их на несколько приёмов в течении дня. Хорошо плавание, в начальных стадиях езда на велосипеде, ходьба.

ПЕРЕЛОМЫ КОСТЕЙ

Издавна принимают мумие местно в виде масел и внутрь водные растворы. Народная медицина советует принимать растворы медного купороса (щепотку) на молоке (стакан) с желтком яйца в течение 10 дней. Готовят также мази с медным купоросом для аппликаций: 6 грамм медного купороса, 20 гр.сосновой смолы (живицы), протёртый сырой лук, растительное масло, растопить на огне, размешивая. Принимать настойку травы окопник (10 гр. травы на стакан кипятка настаивать 1 час,принимать по 60 мл. 3 раза в день до еды). Пить ежедневно воду, настоянную на просо (3 столовых ложки на 0,5л воды настаивать ночь, утром выпить воду и есть размоченное пшено 1 столовую ложке в день.

ПОДАРА

Заболевание суставов обменного характера, вызванное отложением в суставах солей мочевой кислоты. Название болезни дал ещё в 5 веке Гиппократ, переводится с греческого как капкан (гра) стопы (пода). Сейчас заболевание можно считать системным так в последнее время Нассоновой В.А найдены подобные отложения у 50 % больных в желудочно- кишечном тракте. Алкоголь и диуретики могут спровоцировать заболевание, так как снижают выведение мочевой кислоты. Не благоприятно в этом плане пища с большим содержанием щавелевых кислот, пуриновых веществ. Относительно бедны пуринами молочные продукты, яйца, крупы многие и фрукты. В мясе молодых животных пуринов больше и в общем составе белка в пище животный должен составлять половину (всего приём белка следует ограничить до 10% в пищевом рационе больных). Щавелевой кислоты много в шпинате, щавеле, ревене,листьях свеклы, инжире. Желательно употреблять соки щелочного характера и щелочные минеральные воды. Щелочные соки тыквенные, огуречные. Щелочные воды Боржоми,Семигорская, Ессентуки 17. Кальций связывает щавелевую кислоту и она выводится из организма. Лечение должно быть не только местного характера, но и общего, нормализующего обмен. Фитотерапия местного характера – шалфейно - ромашковые ванночки, уменьшающие боль, при сильной боли прикладывать мешочки с льдом на воспалённый сустав. Для нормализации минерального обмена настойки трав, тормозящих синтез мочевой кислоты. К ним можно отнести кукурузные рыльца, китайский лимонник, черешня всё растение. Так же растения,тормозящие повторное всасывание мочевой кислоты астрагал, берёза, черника, медуница, хвощ. Усиливают растворимость отложений барбарис, бедренец, брусника, крапива, толокнянка, стальник, золотарник. Берут из каждой группы по 1-2 растения в сборах для приготовления настоек и принимают не менее 1-2 месяцев. Повторяя курсы 2-3 раза в течение года, до нормализации обмена, далее 1 раз в год для профилактики.

ПОЛИПОЗ

Опухолевидные образование с разрастанием железистых тканей на коже и слизистых разной локализации. Этиология заболевания не ясна. Предполагается участие вирусной инфекции, наследственной предрасположенности, частые инфекционные процессы. Фитотерапия при полипозе ЖЕЛУДКА и КИШЕЧНИКА проводится с помощью сока и настоек чистотела. Сейчас производят чистый сок чистотела. Для клизм разводят сок в прокипяченной воде, готовя 3% раствор или кашицу из свежей травы (15 гр. на стакан горячей воды, настоять 30 минут, профильтровать и использовать для клизм через день, на курс 20 -25. Прием сока чистотела внутрь, разбавленного водой 1:2, по 50 мл. 3 раза в день до еды, длительно (1-3 месяца). Можно рекомендовать при полипозе верхних отделов желудочнокишечного тракта сбор трав: лист подорожника, почки берёзы, цветки таволги, по 2 части, лист омелы и чистотела по 1 части, плоды софоры 1,5 части. Столовую ложку смеси залить стаканом кипятка, настоять 30 минут и принимать по 60 мл. 3 раза в день до еды, 2-3 месяца. Ягоды можжевельника в отварах принимать после еды. При полипозе КОЖИ смазывать полипы маслом пихты или натирать ежедневно соком чистотела. Прикладывать лёд 10 раз в день на полип. Смазать яблочным уксусом, а затем слегка натереть чесноком

2 -3 раза в день или 17% салициловой кислотой.Полипы НОСА лечить промываниями с настойками трав череды и чистотела. Взять поровну из их смеси столовую ложку на стакан кипятка. Настоять 30 минут, промывать из глубокой тарелки, вдыхая воду поочередно правой и левой ноздрёй. Делать процедуры 2 раза в день в течение месяца. Если нет аллергии на йод, прибавлять в воду 2-3 капли йода. Помогают спиртово- анисовые капли (15 гр. травы залить 100 мл. спирта, настоять в темноте 10 дней, капать 2-5 капель 2-3 раза в день). Мёд ,поместив на ватную палочку смазывать им хорошо полости носа в течение месяца. Прополис поместить в жестяную банку, поставить на огонь, задымится , снять с огня и дышать дымом 2 раза в день в течение 2-3 недель. Ромашку, хвощ, чистотел, анис можно использовать в виде мазей, приготовленных на растительных маслах (20 гр. травы на 100 мл. разогретого масла, настаивать 3-4 дня, профильтровать и применять с тампонами на 1 час утром и вечером).

ПОРЕЗЫ и ПАНАРИЦИИ

Панариции – воспаление околоногтевых тканей, лечат аппликациями мелко натёртого сырого картофеля, держать повязку несколько дней, меняя ежедневно. При порезах и мелких ранениях примочки из настойки арники (в древние времена воины носили с собой веточки арники для заживления ран). Присыпки из порошка корицы и сахарной пудры, иногда помогает просто «бинтование» алюминевой фольгой. Лист капусты, проваренный в молоке помогает при порезах, ушибах, фурункулах, панариции. На порез положить смесь толчёного чеснока и мёда, образуется плёночка, не снимать её до заживления. На гематому приложить лепёшку из водки, муки и воды. Сделать настойку гриба груздя(1-2 гриба на 300 мл. водки), хорошо при любых нагноениях и угревой сыпи на коже. Настойка может храниться до 5.

ПРОЛЕЖНИ

Участки обескровливания под давлением тела. Раньше лежачего больного клали на в матрас, набитый соломой овса. Для обмывания пролежней используют воду с марганцовкой слобо -розового цвета или готовят настойку из листа, почек берёзы по столовой ложке (про- кипятить в 0,5 л.воды настоять 2 часа. Можно применять для растираний растительное масло на водке (в равных частях). Отвар коры дуба хорошо подсушивает ткани. Календулу можно применять в ви- де настойки (1 ложка на стакан кипятка) как для примочек, так и внутрь. Также можно приготовить мазь с календулой – растереть в порошок сухие цветки и хорошо размешать в вазелине. Хорошо заживляет пролежни смесь растительного масла и воска – в кипящее масло 100гр. положить пчелиный воск, размешать, остудить. На медленном огне протомить стакан растительного масла и нарезанного лука головку, когда лук станет золотистый, вытащить его из масла, а в масле растопить четверть церковной свечи.

ПРОСТАТИТ

Воспаление предстательной железы у мужчин. (У женщин также в районе уретры есть подобная железа, называемая железой Скина и может также воспаляться). Около 8% мужчин имеют этот недуг. Иногда он переходит в хроническую форму и чаще это связано с инфекцией типа трихомонады, хламидии, ТБС, уроплазма.Лечение острых прстатитов проводится антибиотиками из группы фторированных хинолинов (циклосфорин), макролитов (эритромицин), сульфаниламиды (невизамон, 5-НОГ) и адреноблокаторами. ТРАВОЛЕЧЕ НИЕ позволяет уменьшить дозы антибиотиков и других не безвредных средств. - Ягоды бузины с сахаром (1:1) настоять, сироп слить. Приготовить из сиропа и уксуса в отношении 3:2 смесь. Принимать столовую ложку с половиной стакана воды перед едой 10 дней. Через 2 месяца повторить курс. Во время приема смеси желательно делать сидячие ванночки с листом бузины (иногда поднимается температура тела – это нормальное явление пролечивания).

- Ветки вишни с почками прокипятить 15 минут (2 столовых ложки нарезанных веток на 500 мл. воды), пить отвар по пол- овине стакана перед едой 2 раза в день.

-    Принимать   настойки   трав,   имеющих   в   своём   составе цинк, обладающий иммунностимулирующим свойством. Это алоэ, берёза, череда, чистотел, сушеница.

- Кипрей, кремнийсодержащее растение, применяется для лечения и простатита, аденомы предстательной железы. Можно готовить мононастойку (чайную ложку на стакан кипятка настоять 30 минут, принимать по 60 мл. 3 раза в день). Можно применять сбор: кипрей, спорыш, одуванчик, конский каштан, солодка, смешать в равных частях. Столовую ложку смеси на стакан кипятка настоять, процедить, выпить в течение дня в 4 приёма через час после еды. Курс лечения не менее 30 дней.

- Одним из традиционных методов лечения является применение теплых (40 – 45 гр. С) водных настоек растений в микроклизмах. Используют следующую смесь: цветки ромашки, календулы по 4 части, трава шалфея и подорожника по 2 части, пустырник 1 часть. Чайную ложку смеси вскипятить в 50 мл. воды, настоять 30 минут,процедить, делать микроклизмы через день,10 сеансов курс.

ПСОРИАЗ

Патогенез заболевания всё ещё загадка для человечества. Есть мнение о генетической предрасположенности, вирусной природе, аутоиммунных причинах. Отмечается, что при заболевании иммунные Т- клетки из верхних слоёв кожи, проникая в эпидермис, начинают продуцировать цитотоксины и интерлейкины, ведущих к пролиферации клеток кожи (размножению),гибнущие при этом клетки кожи стимулируют больше ДНК, которая является антигенным раздражителем, стимулирует процесс, возникает порочный круг. Таким образом, участие иммунитета бесспорно. Специфического лечения нет. Симптоматическое - это использование мелатонина, уровень которого снижен при данном заболевании. Депрессоров АКТГ и инсулина, содержание которых в крови повышается (йохимбин и пиглитазон) . Применяют средства подавляющие пролактин, также повышенный при заболевании (бромкриптин). Антивирусные средства (алпизарин по 0,005 г 3 раза в день, хилипин). Фитотерапия при псориазе предполагает применение природных средств наружно:

- Сделать кашицу из сырого лука. Принять душ и не вытираться. Когда кожа подсохнет намазать кашицей лука голову и тело. Через 2 часа аккуратно стереть кашицу мягкой чистой тканью. После отдыха обмыться с головой отваром чистотела (300 гр. травы прокипятить в 10 литрах воды) не вытираться. Только на следующий день вымыться с детским мылом и марганцовкой .   Повторить такое лечение 7 раз.
- Соком травы ряски смазывать все тело и пить как чай настойку сухой травы.
- Мазь : белок яйца, 2 чайных ложки аптечной серы, треть тюбика детского крема, чайную ложку сока лука и чеснока 2 чайных ложки золы каштана.
- Дёготь берёзовый, мёд, зола веток шиповника, касторовое масло, яичный белок смешать, выдержать 3 дня. Или корни лабазника, сок череды, смешать с 1 тюбиком вазелина или ланолина, прогреть на водяной бане, добавить сок алоэ и колонхоэ.
- Рыбью чешую смешать с рыбьим жиром, намазать пораженные

места на 2 часа, смыть с детским мылом и слабым раствором уксусной эссенции.

Внутрь рекомендуются средства фитотерапии , улучшающие функцию надпочечников – настойка листа чёрной смороды, цветков чёрной бузины (по 10 гр. сырья на стакан кипя тка, настоять 2 часа и принимать по 60 мл. настоя 2 раза в день пос- ле еды). Учитывая вероятность вирусной природы, необходимо про- вести несколько 2-3 недельных курсов приема настоек с антивирусными растениями: душица, лист брусники, почки берёзы, корень аира, девясил, черноплодная и красная рябина, шалфей, арника. Выбирая 2-3 травы из этих групп, можно готовить сборы для водных на- стоек. При склонности к эритродермии вводить в сборы травы со- лодку и лист трифоли. При псориатическом артрите применяют на- стойку листа таволги (2 гр. травы на 200 мл. кипятка), отвар коры ивы (5 гр. на 200 мл. воды , кипятить 10 минут). Рекомендуется проведение сеансов ультрафиолетового облучения, загорание посте пенное умеренное, с учетом биодоз в зависимости от широты пребывания и времени суток.

РАК ПЕЧЕНИ   (других органов смотри в рубрике «ОПУХОЛИ»)
Заболевание встречается у 15 – 20 % больных циррозом печени, часто при гемахромотоме, после гепатита В, метаболических нару шениях. В анализах крови отмечается эритроцитоз, повышенное содержание кальция, низкие показатели глюкозы, опухолевые мар- керы АФП, АР эмбриокарциноидный и др. Лечение проводится на фоне диеты с низким содержанием белка- хирургическое и хи- миотнрапия . Фитотерапия служит вспомогательным фактором. При- меняются препараты из полыни гладкой настойки и препарат ар- глобин. Рекомендуется в сборы включать также пырей хвощ, спо- рыш. Употреблять фиолетовые продукты, которые по данным Моники Джусти из университета Огайо содержат антоциты, уни-чтожающие раковые клетки : чернику, черноплодную рябину, редис, фиолетовая кукуруза, баклажаны и другие.   Употреблять так же семена подсолнечника содержащие селен, как процессе лечения так и профилактики. Авокадо 1 раз в неделю защищает от рака, содержит глютатион. Постоянно, заваривая чай, прибавлять в заварку порошка сушёной кожуры яблок.   Вместо чая лучше использовать чагу ежедневно. Для восстановления функции эндок-кринной и лимфатической систем рекомендуется принимать не менее 2 месяцев и после недельного перерыва ещё 2 месяца сле-дующий сбор: семя льна и марена красильная - по 1 части,почки

берёзы, кора граната и толокнянка по 2, подмаренник розовый,кора дуба по 3 части. Промолоть смесь на кофемолке. Заварить столовую ложку смеси на стакан кипятка, принимать 3 раза в день по стакану настойки. Принимать девясил по 3 таблетки 3 раза в день. Можно также для перемены принимать сбор трав будра плющевая. кукурузные рыльца, омела белая, репешок по 3 части, трава полыни и чистотела большого по 2 части, чайную ложку смеси в стакане кипятка настоять 30 минут, принимать до еды по 70мл. 3 раза в день в течение 3 месяцев.

РАДИКУЛИТ

Поражение корешков спинномозговых нервов при переохлаждении, вследствие остеохондроза, травм позвоночника, при нарушении обмена, приводящее к оссификации (окостенению) прилегающих к позвоночнику тканей. Фитотерапия включает меры по снятию болей, уменьшению отёка и выведению избытка кальциевых солей. Это включает меры местного характера и приём настоек трав. Втирание настойки листьев сирени на оливковом масле (горячем), смешанную с поршком чёрного перца. Применяют также настойку лавра (15 - 17 листков лавра на 250 мл.водки,настаивают 3 дня).Или используют втирание смеси нашатыря, растительного масла,керосина, скипидара. Применяют препараты с бишофитом   (осадок древнего Пермского моря). Все эти составы втираются в места поражения 2 раза в день в течение не менее 2недель. Также можно местно применять компрессы с теплым отварным картофелем, в который капать несколько капель йода,нашатыря,сока алоэ,травы девясил,настоять 5дней. Для компрессов применяют также кашицу тертого хрена с нагретым пихтовым маслом, или кашицу из натертой редиски, смешанную с растительным маслом. Для внутреннего употребления используют следующие сборы трав : корни барбариса, корни подсолнуха и лист берёзы 3 части, мелисса, кора ивы, шишки хмеля по 2 части, трава полыни 1 часть. Настоять чайную ложку смеси травы на стакан кипятка, принять в течение дня. Курс не менее 2 недель. Корни подсолнуха 1 стакан кипятить в 2 литрах воды 3 минуты,выпить отвар за 2 дня, за- тем корни снова залить водой 2 литра,но уже кипятить 10 минут. И снова через 2 дня использовать корни, но кипятить 15 минут. Курс 6 дневного лечения повторить через 6 дней. В остром периоде 2-3 дня пить мочегонные травы (глава 3). Местное лечение сочетать с приемом настоек.Кроме растираний, компрессов применить ванны горчичные (200 грамм порошка горчицы высыпать в тёплую воду).

Можно применить цветки тапенамбура (собирают осенью и хранят засушеными). Компрессы и мази хорошо сочетать опилочными ваннами для ног (нагреть сосновые, еловые опилки с небольшим количеством воды, насыпать в ведро и поместить туда ноги). Можно применять компрессы с минеральными водами, содержащими магний – антидод кальция. По мнению К.А. Трескунова (1999г.) применение препарата из панцыря крабов весьма эффективно при лечении радикулита. И снова целительница природа подсказывает.

РОЖИСТОК ВОСПАЛЕНИЕ КОЖИ

Вызывается бета-гемолититическим стрептококком. Нередко является осложнением перопомов костей, сопровождается общей интоксикацией. В лечении используются антибактериальные,антиаллергические и общеукрепляющие препараты. Местно применяют компрессы с настойкой подорожника, мыльнянки, мать –и-мачехи , в равных частях. Смочить стерильную ткань раствором настойки,положить на воспалённый участок, наверх положить стерильную ткань, обильно смоченную солевым раствором (соль развести в крутом кипятке). Смазывать по краям йодом, а внутри воспалённого участка зелёнкой. Или прокипячённым подсолнечным маслом смазать воспаленный участок,   положить на него ошпаренный капустный лист. Протереть поражённый участок разведенным кипячёной водой 1:4 яблочным уксусом,   затем смазать эритро- или гентомициновой эмульсией. Для бинтования лучше использовать красные   цвета тканей.   Мелко истолочь мел просеять и присыпать воспалённый участок сверху синюю бумагу.   Делать это надо за час до восхода солнца. Взять 3 спелых колоса пшеницы и обвести 3 раза воспалённый участок, колосья сжечь. Так делать 3 дня. Пшеницу можно заменить травой многоколосник. Для внутреннего применения рекомендуются сбор трав : лист эвкалипта, трава зверобоя по 4 части,почки берёзы, сушеница и хвощ по 3 части, тысячелистник 2 части, столовую ложку сбора в стакане кипятка настоять 30 минут, принимать по половине стакана, 2 раза в день, за 15 минут до еды,в течение месяца. В остром периоде не включать в сборы и не применять для местного лечения травы с яркими цветами (календула, ромашка, зверобой, колонхоэ, алоэ). В подостром, применять их после проверки переносимости, смазав кожу их раствором. Необходимо провести эти мероприятия на фоне терапии пенициллином или эритромицином.

РУБРОМИКОЗ

Грибок трихофилюм, поражающий кожу, ногтевые пластинки, пушковых волос,у очень ослабленных больных может поражать лимфатические узлы. Применяют в лечении растения,обладающие антимикозными свойстами.Также можжевельник,вероника лекарственая, дурнишник, настурция, софора, подмаренник, спорыш, мокрица, подорожник, полынь обладают этими свойствами. Местно применяют примочки 6% яблочного уксуса, настойки календулы попеременно в течение 3-5 недель. Можно также рекомендовать сбор: тысячелистник, лист берёзы, корень девясила и эвкалипт по 10 гр., лист грецкого ореха, софора и полынь по 15 гр., смешать 2 чайные ложки (в зависимости от возраста), залить 200 мл. кипятком, настоять 30 минут,применять в виде ванночек, примочек в течение 3- 4 недель. Одновременно принимать травы, улучшающие функцию печени (см. гепатопротекторы гл. 3), растения с поливитамиными свойствами (облепиха, шиповник, рябина, череда, смородина).

САРКОИДОЗ

Системное не инфекционное заболевание, проявляющееся в распространении узлов (пролифераций) в различных органах, чаще в легких, коже, лимфоузлах. Этиология не ясна. Есть мнение сочетание генетической предрасположенности, экологических факторов, иммунологической дисфункции приводит к заболеванию. В России болеют 5 чаловек из 100 000, в Японии чаще поражается сердечные ткани, в Африке чаще кожные проявления.Иногда наблюдается спонтанное самоизлечение. При рентгенологическом выявлении пролифераций, при нормальном самочувствии больного лечение откладывают на 3-4 месяца, но при при генерализованной форме, и при значительных поражениях в лёгочной ткани проводят лечение, обычно гормональное, иммунодепрессивными препаратами,иногда плазмофорез. Часто заболевание сопровождается анемией, гиперкальцинацией, фитотерапия для лечения этих симптомов полезна. В первой степени поражения уместно применение капель сока чистотела в нос, так как чистотел включает вещества фитостероиды, которые в отличие от синтетических не даёт побочных эффектов. Рекомендуется пить растительное масло с водкой (10 грамм масла и 5 грамм водки, принимать по половине этой дозы 2 раза в день). Также можно рекомендовать приём настойки сбора трав: душица, шалфей, аир, подорожник, календула, спорыш взятых поровну. Столовую ложку смеси залить 200мл. кипятка настоять в термосе 30 минут, принимать по 25 мл 3 раза в день в течение 45 дней, перерыв 3 недели и ещё такой курс. В перерыве принимать настойку арники.

СИНДРОМ РАЗДРАЖЁННОГО КИШЕЧНИКА

Комплексное, функциональное нарушение работы кишечника. На земле страдают от этого состояния 25% населения. Этиологически-ми моментами признаётся стресс, нарушение режима питания, не своевременное опорожнение кишечника. Считается заболеванием, если боли, понос или запоры длятся более 12недель в течение года. Лечение включает нормализацию стула приемом продуктов и тра-вяных настоек. Так закрепляющими в случае диареи будут чай,кофе, творог, рис,гранат,груша, айва. Принимать рисовый отвар ежедневно утром 200 мл. и не есть до обеда. Помогают настойки семян подорожника, препараты из него. Делать очистительную клизму раз в неделю. Можно принимать по половине стакана отвар коры дуба, чередуя с подорожником. При запорах используют послабляющие растительные , но короткими периодами. Ежедневно употреблять сырые овощи, пережёвывая до состояния сока. Пищевые отруби и лактулоза с подкисленным питьём увеличивают количество воды в кишечнике,производя послабляющий эффект. Лечение настойками уравновешивающими состояние нервной системы – утром принять одну из этих настоек аралию, лимонник, элеутеракок, другие адап-тогены, вечером настойки пиона, валерианы. Делать массаж живота ежедневно – прижимать стенку живота к позвоночнику столько раз, сколько человеку лет, затем сделать глубокий вдох, выдохнуть со звуком ХА, повторить не менее 6 раз такие выдохи. Обязательный приём достаточного количества воды из расчёта 40 мл. на кило-грамм веса. В этих состояниях допустим приём воды во время еды.

СЛЕЗОТЕЧЕНИЕ

Причиной может быть усиленное образование слёз при воспале-нии коньюктивы, рениитах , ветре, химическом, пылевом раздраже-нии, аллергии. Другая причина нарушение оттока слез при атрофии мышц Гюрнера, авитаминозе А (при желудочно - кишечных пробле-мах), вызывающем поражение Мейболиевых желёз, демодекозе (глазной паразит),опущении века (при волчанке и у пожилых), ре-версии слёзного отверстия и другие причины. Лечение иногда хи-рургическое. При отсутствии выраженных дефектов можно применить примочки из настоек травы василька синего, столовую ложку травы на стакан кипятка, настоять 30 минут. Или прокипятить 20 минут семена тмина в 200мл. воды, затем всыпать туда по чайной ложке подорожника, василька, корня одуванчика и снова прокипятить. Делать примочки и принимать по 2 столовых ложки до еды в полстакане воды. Можно рекомендовать контрастные ванночки для глаз, особенно при усталости - в 2 пиалы налить воды в одну тёплую, в другую холодную и опускать глаза в пиалочки попеременно на 6-8 секунд. Помогает также промывание носа в подсоленной воде (в тарелку с подсоленной водой опускаем нос, зажав одну ноздрю и вдыхать воду другой, затем сделать то же с другой ноздрёй). Необходимо принимать витамины А и группы В.

СНИЖЕНИЕ СЛУХА

Снижение слуха может быть связано не только с процессами, происходящими в ухе, но и при дисфункции почек, атеросклерозе, может быть осложнением антибактериальной терапии, последствием травм. При всех этих причинах фитотерапия направлена на улучшение лимфообращения и кровотока в области головы. Травы, помогающими при данных процессах таволга, душица, мелисса, хвощ, одуванчик. Можно использовать капли прополиса в оливковом масле 10 - 12 дней (1гр. прополиса и 30 мл прокипячённого и несколько охлаждённого масла, настоять сутки применять каплями или ставить тампончики смоченные в составе). Можно ставить ватные тампончики на ночь с настойкой красного клевера или с маслом белой лилии, приготовленного как прополисное. Делать ежедневно массаж ушных раковин – большой палец держать в ушном отверстии, а указательным массировать мочку уха. При внезапном, остром снижении слуха надо обращаться к специалисту и исключить вероятность ряда других заболеваний.

СТАРЕНИЕ

Это уменьшение качества и продолжительности жизни, что проявляется на уровне физиологических изменений в уменьшении количества капилляров, уменьшение способности пищеварительных желёз к переработке пищи (к 60 годам на 20%), уменьшению скорости плазмотока в почка (почти в 2 раза к 60-70 годам), снижения процесса очищения от мочевины и повышения её концентрации в крови (Шмаков И.В.). Нарушается уровень регуляторных генов и генов медиаротов, которые устраняют «поломки» в организме молодом но снижают свою реставрационную функцию с возрастом. А.А.Москалёв в книге «Генетика старения» показал, что у однодневок дрозофил (мушки) стимуляцией медиаторных генов можно продлить их жизнь на 25%.,и считает,что стимуляция этой группы генов является одним из средств борьбы с старением. Разрабатывают сейчас химические вещества, способные стимулировать гены медиаторы. Или например, отключение на гене рецептора к гормону роста, увеличивало в эксперименте продолжительность жизни животных в 2 раза. (Андрей Бартке Университет южн. Илинойса США). Но в природе, вероятно, существует немало растений, способных выполнить эту функцию. Суреш Роттан редактор журнала Biogerantology считает, что стимуляция малыми стрессами, т.е тренинг – это метод борьбы со старостью. Стрессы слабых величин это прогреревание(бани,сауны и др.), насыщение кислородом или системы задержки дыхания, умеренное голодание или ограничение калорийности. Так Стивен Спиндлер омолодил 3, 5 летних старушек мышей ограничением калорийности пищи. Но стрессы глубоких психоэмоциональных категорий,которые разрушают организм, ускоряют старение. А.М. Оловников отказался от телеметрической теории старения, считает, что главным в процессе являются короткие ДНК (хрономеры) в гипоталамусе, создающие условия стресса в организме и старения, а теломеры просто свидетели. Хрономеры это биологические часы. Но есть мнение, что амплитуда их колебания в эксперименте увеличивалась при снижении температуры тела (Писарчук А.В. и Украинская А.Н.), возможно это один из путей продлить жизнь. А так же в природе не мало веществ, могущих оказать влияние на эти часы и если правильны возражения автора теории А.М. Оловникова, что механизм укорочения ДНК не связан с сверхскоростной транскрипцией, а связан с рестриктазой, то может и быть найден путь влияния на рестриктазу, как найден способ увеличения теломеразы (нобелевскими лауреатами 2009 года), влияющей на теломеры. Большую роль в процессе старения играют свободные радикалы. Например, гены с последовательностями GC очень чувствительны к действию радикалов, другие гены для восстановления их стимулируют выработку в большем количестве веществ , что и приводит к метаболическому стрессу и старению, стареющие клетки вырабатывают металлопротеинады, разрушающие каллоген - вещество межклеточных тканей. Разрушенные, мутантные клетки и повреждённые белки межклеточного пространства с возрастом не устраняются и не очищаются из организма «ослабевшей» иммунной системой, у которой есть вероятно, определённый запас прочности, спланированной на генетическом уровне. Этот запас расходуется на инфекции, борьбу с вредными веществами окружающей среды, стрессами и прочее. И исключение этих факторов, ослабляющих иммунитет, является так же средством предупреждения старения. Кроме того в экспериментах показана возможность целевого воздействия антиоксидантов подсаженных к веществам перевозчикам. Или приём антиоксидантов растительного и животного происхождения. «Ослабевшую» иммунную систему стимулируют , например, растения, содержащие цинк (Брюс Эймс. Университет Калифорнии США) и многие другие растения. В работах А.А.Подколодникова и авторов показано, что прием воды в количестве 1 - 15л. в сутки уменьшает количество свободных радикалов. Активным антиоксидантом назван в их работах витамин С, тогда как вит А и Е не столь значимы. С возрастом увеличивается количество свободного железа в организме из-за снижения железопереносящих белков, что приводит к увеличению свободных радикалов. Для снижения этого железа пить зелёный чай и употреблять чеснок. В числе факторов ускоряющих старение. В.Волков считает дефицит водорода (книга «Водород против старения»). Водород (протон) сам безвреден для организма, но связывает кислород, способный навредить. Количество водорода составляет 10 % от веса человеке. Он нужен для транспорта через мембраны, жизни клеток, он нужен для обезвреживания биливердина (гемоглобин окисляется в бибиливердин), который водород превращает в выбрасываемый организмом билирубин. Водород поддерживает четвертичную структуру белка организма. Вот поэтому в древних рецептах по омоложению постоянно фигурирует чеснок, донатор водорода. Фитотерапия в старости может помочь в восстановлении функции органов и таким образом помочь регулирующим механизмам удерживать общий баланс гемостаза (системы саморегулирования) и улучшения качества жизни. Известно, что в пожилом возрасте имеет место дефицит половых гормонов, поэтому при симптомах патологического климакса принимают настойки шалфея с мёдом 3 раза в год по 28 дней. В пищу употреблять соевые продукты, чай с цветками липы, сельдерей, 10 дней каждого месяца пить морковный сок со сливками. Мужчинам настойку майской крапивы перед сном, сельдерей. Щитовидная железа с возрастом снижает функцию и приём йодосодержащих продуктов желательно ежедневно в небольших дозах, например, йодированную соль, морскую капусту или 10 тыквенные, 7-8 яблочных семечка, которые содержат дневную дозу йода. Для защиты почек и снижения мочевины крови пить ежедневно отвар тыквы (тыкву отварить без кожуры вместе с семечками и нитями, принимать по 100мл.до еды). Важным компонентом является кремний, так как в организме многие ткани включают его. Кремнийсодержащие растения необходимо принимать курсами по 2 месяца 2 раза в год, а при аденоме простаты ежедневно. В борьбе с плохим холестерином помогает витаминРР, нормализуя липидный обмен, многие овощи и фрукты содержат этот витамин, много его в гречневой крупе, эстрагоне. В пожилом возрасте уменьшается способность эритроцитов усваивать железо из-за недостатка витаминаВ 12 .Возникает анемия, ускоряющая старение. Для коррекции необходим приём витамина, употреблять ежедневно разные крупы, замачивая их в термосе. Крупы содержат минералы, которые улучшают усвоение витаминов. Проводить самим рефлексотерапию - массаж точек, стимулирующих общий обмен, называемых на Востоке точками молодости. Сидя, положите на колени ладони рук и отметьте точку, которая будет на линии мизинца, но на уровне безымянного пальца. Другая точка на внешней поверхности большого пальца ноги на границе 1 и 2 фаланг. Важен также полноценный ночной сон, для чего принимать мелатонин курсами по 10 дней. Все что касается лечения и профилактики атеросклероза (см. выше), применимо для профилактики «болезненной» старости.

СУДОРОГИ В МЫШЦАХ НОГ

Причиной этого явления могут быть переохлаждение, переутомлеие мышц ног.Появляются боли после длительной ходьбы, стояния, при варикозной болезни, при диабете, при недостатке минералов калия, кальция,цинка, магния, при остехондрозе позвоночника,плоскостопии. Поэтому следует обратиться к врачу для диагностики причин судорог их устранения. Народная медицина предлагает много мер по предупреждению и лечению недуга. Прием настойки травы таволги, гинкобилобы, улучшающих циркуляцию, Омега 3 - капилляропротектор, настойки листа малины (природный аспирин, анагрегант). Пить тминный чай утром и вечером. Препараты с калием (аспаркам),кальцием и магнием (натуркам). В пищу добавлять базилик, натуральный рутин, укрепляющий сосуды. При варикозных проблемах настойки и препараты из каштана. Принимать витамины В 6 Д. Одновременно применять наружно растирки: колонхоэ настоять на водке,цветки таволги размельчить до состояния порошка,смешать с вазелином. Водку 100 мл,10 капель йода, 6 таблеток аналгина,алоэ лист,все тщательно растереть и втирать в кожу стоп и голеней. Вечером смазать стопы лимонным соком и не смывать. Вечером перед сном сделать компрес с кашицей натёртого сырого картофеля, надеть на ткань компресса носки,предварительно смоченные в соленой воде, свеху целлофан и шерстяные носки. При болях и судорогах натирать мышцы натуральной пробкой или сделать из пробок бусы и надеть на голень. Так же можно при судорогах потянуть за пальцы или прижать нерв в области коленного канала и массировать пояснично-кресцовый отдел позвоночника.

ТИРЕОПАТИИ. (заболевания щитовидной железы)
Это гипертиреоз(тиреотоксикоз) и гипотиреоз (микседема). Гипертиреоз включает ряд разновидностей как ДТЗ, токсическую аденому, подострый тироидит и др. Клинически чаще проявляется в патологии сердечнососудистой, нервной, пищеварительгной систем. Лечение всех форм прежде всего предполагает применение седативных, общеукрепляющих средств, в том числе фитосредств. При выраженных сердечных проявлениях рекомендуются настойки трав: омела, астрагал, ландыш, валериана. При неврозах -пасофора, пион, шлемник, хмель. При проявлениях со стороны зрения - живкость, барвинок, астрагал, сабельник, чистотел. Катаболиститческие нарушения — полынь, тысячелистник,цикорий,аир, девясил. При кожных явлениях хвощ, крапива, медуница, хитозан. При симптомах пищеварительных проблем — бадан, кукурузные рыльца, бессмертник, чистотел. Фитотерапию, как самостоятельное лечение, можно принимать 1 -2 месяца при наличии уменьшения размеров зоба и снижении симптомов. При отсутствии этого или явлениях энцефалопатии решать вопрос о хирургическом лечении. При лечении иногда возникает аллергия к препаратам и рекомендуется настойки трав гипосенсибилизирующих череды, солодки, тысячелистника, фиалка. При нарушении иммунной системы назначают женьшень, элеутеракокк, радиола в течении 3-4 недель. В слабой степени выраженности процесса можно рекомендовать при гипертиреозе в течение недели есть гречневую кашу с водой и грецким орехом, через 6 недель повторить курс, одновременно делать йодную сеточку и есть морскую капусту. При зобе настойку конского каштана на водке (настоять 7 дней 20 гр. на 200 мл. водки), принимать по чайной ложке в 16, 18, 20 часов. Можно также носить бусы из дуба. При узловой форме принимать отвар травы лапчатки серебристой,

настоять 2 часа и принимать по 50 мл. 4 раза в день 45 дней. Одновременно делать холодные компрессы на шею 40 минут с маслом полыни (траву полыни смешать с растопленным свиным салом или куриным жиром). Можно также на область шеи на ночь делать компрессы с концентрированным раствором йодированной соли, одну неделю делать каждую ночь, в каждую следующую неделю сокращать количество процедур на одну (6- 5-4...в неделю). Гипотиреоз – синдром, обусловленный длительным недостатком гормонов щитовидной железы. Основным методом лечения является заместительная терапия. Фитотерапия чаще как вспомогательная для уменьшения симптомов затруднённости носового дыхания (шалфей, ромашка),нарушения слуха (одуванчик, лопух,аир), заторможенность (аралия,левзея,родиола),брадикардия (подорожник,овёс,репешок,цикорий), анемия (крапива,сабельник, медуница), снижение тиреогормонов (сабельник, дурнишник, дягель, дрок красильный), дискинезия желчных путей (пижма, чистотел, зверобой, трифоль, девясил). Если в общей популяции гипотиреоз встречает- ся у 1-2 %, то у пожилых в 8-12%. При лечении гормонами часто имеет место высокая чувствительность к ним, нередко осложнения на сердце, миалгии, остеопороз. Поэтому в этих случаях симптоматическая терапия с применением настоек трав вполне право- мерна. Из перечисленных трав можно составлять сборы,принимать их 3 месяца. Примерный сбор трав: девясил, дрок, радиола по 2 части, солодка и чистотел по 1части, дягель лекарственный 3 части, чайную ложку смеси на стакан кипятка, принять в течение дня.

ТРЕЩИНЫ КОЖИ

Чаще всего возникают в области пяток и связаны с сухостью кожи, загрязнением, нарушением обмена веществ. Лечение местное заключается в применении смягчающих мазей. Можно в зимнее время для лечения и профилактики применить кашицу из хны. После мытья смазывать гигиенической помадой и втирать следующий состав – глицерин и 70% уксус по 3 части, 2 части спирта. Внутрь принимать женьшень, витаминные растения – шиповник, арнику, ир- гу, смородину, облепиху. В течение 10 дней принимать желатин (вечером развести в 100 мл. столовую ложку желатина и утром натощак выпить).

ТРИХОМОНИАЗ

Широко распространённое паразитарное заболевание. Фитотерапия может оказать дополнительную помощь при лечении. Растения действующие на трихомоны: аир (содержит пинены),почки берёзы (фитонциды), бадан (полифенолы и таниды), девясил (секвитерпеновые), кора дуба (эллаговая и галовая кислоты), зверобой(пирокатехины), корни кровохлёбки (фитонциды, галогениды), корневище кубышки (алкалоид тиобинуфаредин), лапчатка прямостойная (эллаговая кислота), чеснок (аллицин), календула (каратиноиды и фитонциды), тимьян (фенолы и фитонциды), чистотел (алкалоид сагвиритрин). Используя 1-3 растения готовятся водные настойки и проводится орошения, спринцевания, тампоны с ними. Принимать внутрь можно настойки из 1-2 трав (чайную ложку на стакан кипятка, настоять 30 минут, принимать 2-3 недели ежедневно по 100г. 3 раза в день до еды).

ТРОЙНИЧНЫЙ НЕРВ воспаление.

Приготовте настойку цветков сирени на водке (настаивать неделю) и все невралгии можно лечить этим средством. Или настойку чеснока на водке(ею лучше смазать всю голову, укрыться платоком , на больное место сверх платка мешочек с нагретым песком или солью, или рисом). Настойку золотого уса на водке применять так же. Мазать больное место соком хрена. Мазать 1 раз в день пихтовым маслом. Лист герани положить на льняную тряпочку и приложить на больное место, в течение 2-3 дней держать такую повязку на больном месте, меняя ежедневно. Сварить яйцо, разрезать и приложить к больному месту, смазанному густым настоем шалфея и ромашки. Нагреть красный кирпич и на горячий насыпать толчёного чеснока, наклониться к нему больной стороной, укутавшись одьялом, подержать 30 минут, затем наложить на больное место мелко натёртую свеклу и размятый лист герани. Для аппликаций в этом случае можно применить шрот от настойки трав - цвет калины, шалфей, мята. Столовую ложку смеси трав залить стаканом кипятка, настоять 30 минут раствор принимать по 100 мл. 3 раза в день, шрот приложить на больное место. Принимать настойку родеолы розовой по 1 капле первый день, прибавляя по 1 капле 7 дней.

ЦИРРОЗ ПЕЧЕНИ

Хроническое прогрессирующее заболевание с нарушением структуры печени и замещение клеток печени соединительной тканью, (в народе говорят «печень становится кожей»). Сейчас разрабатывают средства блокирующие образование каллогена (Япония. Саппо-

ро), блокирующие фиброз белки (Калифорния США), пересадка стволовых клеток (Россия Новосибирск). Но пока главным остаётся профилактика. Алкоголизм –основная причина, гепатиты вторая из главных. – это пути профилактики. Лечение включает диету, сорбенты. Для активации процессов регенерации печёночной ткани,восстановления нарушенного синтеза белков, устранения вредного воздействия химиопрепаратов, регулирования пищеварения применяют растительные средства. Желательно в пище использовать бо-- льше овощей, фруктов,соков, квашеную капусту или сок из неё.У больных часто имеется дефицит меди, её можно применять или в настойках с медьсодержащими травами или употреблять овощи с большим содержанием меди (аралия, боярышник, душица,крапива, кукуруза, морковь, яблоки и другие). Рекомендуется есть гречневую ка-шу,которая содержит протеины,предотвращающие перерождение печени. Но более полезна в этом плане овсяная каша с молоком, творог. Фитолечение сборами трав предполагается принимать 3-4 недели каждый сбор по очереди, таких строеных курсов необходимо проводит 2 раза в год. Состав сборов: *№ 1* Цветы бессмертника 4 части,корень одуванчика, трава тысячелистника и цветы пижмы по 3 части,трава пастушьей сумки 2 части, и мяты 1 часть. Две столовых ложки сбора залить 0,5 л. кипятка, настоять 30 минут, принимать по половине стакана 3 раза в день. *№2* Корни цикория, чистотел, адонис, тысячелистник, одуванчик, крапива в равных частях,приготовить как описано в первом сборе. *№3* Зверобой, подорожник, сушеница и репешок по 3 части, элеутеракок одна часть.Чайную ложку смеси трав на стакан кипятка настоять 30 минут, принимать по 50 мл.
4 раза в день. Утром добавлять столовую ложку настойки аралии, приготовленной в отношении чайная ложка травы на 2 стакана кипятка (или спиртовую настойку по 10 капель).Проводить курсами по 4-5 дней в месяц тюбажи с растительным маслом или магнезией или минеральной водой. Наилучшее время для этого 19 часов. В переры вах между проведением курсов с выше описанными сборами принимать монотравяные настойки по 10 -15 дней, чередуя их – цикорий, плаун, подорожник, репешок, чистотел. Такие курсы моно трав можно проводить для профилактики цирроза после перенесённого гепатита. Интересно отметить, шведские учёные провели наблюдения над большим количеством людей, установив, что 2 чашки утреннего кофе предохраняли от цирроза.

ЦИСТИТ

Воспаление мочевого пузыря,часто проявляется как вторичная инфекция при простатитах, почечнокаменной болезни, при аномалиях развития мочевого пузыря и как самостоятельное заболевание. При ОСТРОМ цистите принимать травы антибактериального действия: семена укропа (чайную ложку семян залить стаканом кипятка, 30 минут настоять и принимать по 50 мл. 3 раза в день. Траву чистотела кипятить 30 секунд (не минут), столовую ложку в 200 мл. воды, принимать по половине стакана в тёплом виде. Или 3 луковицы разрезать и прокипятить в 3 литрах воды 20 минут, принимать в тёплом виде утором натощак по половине стакана до излечения. Промыть пшено, первую воду слить, затем залить водой, энергично встряхивать пока вода не станет белесой. Пить эту воду 3-4 раза в день, при этом отмечается и её обезболивающий эффект. При болях добавлять отвар овса и настойки мяты и мелиссы. Кроме того, в комплексе лечения надо включать курс 2недели с травами, стимулирующими иммунитет –чага, лимонник,аралия, левзея и другие (см. главу 3 по группам растений). При ХРОНИЧЕСКОМ цистите сборы трав желательно принимать в соответствии с анализами мочи. При кислой реакции её или наличие песка кислого состава принимать : цветки пижмы 4 части, лист брусники, почки берёзы, и трава пол-пола (эрва) по 2 части, чайную ложку сбора на стакан кипятка,30 минут настаивать и принимать по 30 мл. 3 -4 раза в день 2 – 3 недели. При щелочной реакции и фосфатном песке принимать настойку сбора : лист крапивы, берёзы и трифоль по 4 части, зверобоя и хвоща по 2 части, способ приготовления такой же. Применяя эти сборы, шрот от них использовать для компрессов на низ живота на 1-1,5 часа, лёжа, перед сном, через день, 10 – 20 сеансов. Желательно вместе с травами принимать продукты пчеловодства, включать в рацион сок сельдерея, шиповника.

УГРИ

Угревая сыпь вызывается золотистым стафилококком. Камедон (чёрный угорь) образуется от закупорки протоков сальных желёз ороговевшими эпитэлиальными клетками и их выдавливать нельзя при сопутствующем нагноении. Белый угорь – это ретенционная киста поверхностных сальных желёз,не воспалённая может быть удалена косметически. Местное лечение заключается в применении антисептических настоек. Например, настойку на водку груздей (см.порезы),настойку смеси ромашки,зверобоя, подорожника. Сок подорожника можно в виде компрессов или ошпарить кипятком лист подорожника и приложить к угрям. Необходимо проводить периодически чистку лица, протирая спиртовыми настойками зверобоя, эвкалипта, шалфея, календулы. Умываться горячей водой с мылами — ихтиоловым,дегтярным,сульсеновым,борно-тимоловым, и после ополаскивания холодной водой,обтиранием настойкой календулы. Общее лечение проводить фитопрепаратами, мягко коррелирующими гормональный баланс. Учитывая то, что при угревых проявления чаще имеет место гиперпродукция андрогенов, принимать настойки растений: шишки хмеля, лист шалфея или сальвин. Также важно применять травы адаптогены —аралию, сапорал, элеутеракокк, витаминные чаи. Не редко угревая сыпь связана с нарушением углеводного обмена, частым употреблением сладких дринков. Желательно поэтому провести курс стабилизации обмена настойками створок фасоли, корня лопуха, листа крапивы и черники.

УКУСЫ НАСЕКОМЫХ

При укусах пчёл, обязательно удалить жало из кожи и применить средства до появления опухоли : кашицу чеснока или сок одуванчика и пить настойку (в термосе) корня петрушки 1-3 дня. При укусе комара смесь нашатырного спирта,лимонного сока,уксуса и водки (приготовить смесь и хранить её можно голами). Можно применить пасту из соды на воде, пасту табака на воде или смесь нашатырно — анисовых капель с стрептоцидом или масляной настойкой подорожника и чеснока. При укусе осы приложить петрушку в крепком содовом растворе. При укусе слепня,шершня кашицу из чеснока. При нагноении укусов кашицу чеснока с мёдом. Ядовитые укусы — примочки сока айвы. Особенно длительно не заживают и чешутся места укуса огненных муравьев.Помогают такие средства : сразу 15 минут держать лёд,затем примочку метилового спирта (продают в косметических отделах и аптеках) на 1-2 часа и затем при зуде мазать гидрокортизоновой мазью, принимать антигистаминные препараты.Если в доме блохи, промойте пол и мебель отваром листа ежевики,не любят они запаха серы и олеандра. Комаров из дома можно выгнать, разложив шишки кипариса, ветки мирта, ветки горькой полыни. Оса не кусит, если намазать кожу алтеем или мальвой. Пчелы не любят сок котовника (мята луговая). Натирать кожу настойками зверобоя на растительном масле или лимонной водой от комаров.

ХЛАМИДИАЗ

Причиной болезни является хламидия, имеющая 15 разновидностей.

В частности, штамм Д и К вызывают поражение мочеполовой системы. А.В,С могут поражать глаза (трахома), Л - вызывают лимгрануле-мы. Доказана и внутриутробная передача инфекции при наличии её у матери. Передаётся в основном половым путём. В лечении применяют растения противомикробные,противовирусные,противогрибко-вые (взяв по 1-2 растения из каждой группы, описанных в гл. 3, можно готовить стандартные водные настойки сборов). При лечении учитывать то, что хламидии имеют 2 стадии развития и после курса лечения в 3-4 недели, сделав перерыв на 7-10 дней повторить курс. В противном случае эффективность лечения резко снижается. Иногда требуется добавить и третий курс. Хламидии имеют способность усы-пать в клетке и иммунная система на них не реагирует. В период лече-ния принимать иммуностимулирующие настойки и не прекращать их приём в период перерыва между курсами.Готовя настойки, использо-вать их и для спринцевания при урогенитальных проявлениях и при-мочки для лечения вариантов с поражением глаз. Можно для этих целей применить чистотел, можжевельник в отварах, в маслах, мож-но применять и в сидячих ваннах.После таких ванн (и через 1-2 часа после спринцевания) применить вагинальные свечи с полифитоно-выми маслами или с облепиховым, морковным. При эндоцервитите, уретрите слизистые орошают 10% раствором гидрокарбоната натрия и затем смазывают растворами новоимманина,эвкалиминна,хло-рофиллипта. Используемые антибиотики (обычно это микролиты и препаратом выбора считается джудомицин),являются не безвредны-ми(влияют на печень, на слух,на сердце), потому фитотерапия может быть применима с целью снижения доз и продолжительности приё-ма синтетических средств.

ХОЛЕЦИСТОПАТИИ

Заболевания желчного пузыря и протоков воспалительного характе-ра (холециститы, холангиты) и желчекаменная болезнь.Воспалитель-ные процессы могут быть связаны и с наличием камней, но часто это паразитарная инфекция ,нарушение питания, гепатиты и т. д.Лечение включает антибактериальную или антипаразитарную терапию, спазмолитическую при гиперактивной дискинезии, обычно имеющей место при воспалении, или стимулирующую терапию при дискенезии гипомоторного характера. Принимаются настойки из сбора трав, взятых из следующих групп растений (по 1-2 из каждой): - восстанавливающих нормальный отток желчи — бессмертник, чистотел, пижма, расторопша, зверобой, календула;

- устраняющие воспаление желчного пузыря и протоков – берёза, бедренец камнеломка, можжевельник, ромашка; - повышающие иммунитет подорожник, родиола, аралия, эхинацея, элеутерокок, хитокор (из панцыря крабов); - предупреждающих поражение печени –расторопша, череда, ромашка.зверобой, черная смородина, ирга; - антибактериальные – аир, календула, девясил ,эвкалипт, хитакор; - уменьшающих спазм сфинктеров –арника, валериана, мелисса, сушеница, девясил, мята, хитопан, кориандр, укроп, мята, мелисса, фенхель; - стимулирующих образование желчи и тонус желчного пузыря (при атонической дискинезии желчных протоков и пузыря): датиска, барбарис, бессмертник, душица, календула,лопух,одуванчик, топинамбур, ромашка, пижма, тысячелистник, шиповник. Можно рекомендовать при гипотоническом варианте сбор трав: кукурузные рыльца и датиска 5 гр., мята и пижма по 10 гр., зверобоя 20гр., ромашки 30 гр.Из смеси чайную ложку на стакан кипятка, настоять 30 минут, принимать треть стакана 3 раза в день до еды. При гиперкинетической форме–валерианы 5 гр,душицы, плоды фенхеля и бессмертника 10 гр.,ромашки 20 гр.,готовить также, принимать по 30 мл.3 раза в день до еды. Принимать девясил и его препараты можно при любой форме. Если есть при этом секреторная недостаточность желудка, прибавлять в сборы вахту, полынь горькую, тысячелистник. При лямблиозной природе в сборы включать цветки пижмы или корни горечёвки жёлтой или вахту, одуванчик, золототысячник. При наличии симптомов панкреатита включать в сборы травы – аир, фиалка, ромашка, спорыш. Рекомендуется при хроническом и под остром холециститах утором пить иммуностимулирующие чаи, днем желудочные и вечером печеночнопротекторные,с последними делать в 17 часов тюбажи

ЭКЗЕМА

Греческое слово экзема означает «вскипание» кожи.Нервно-аллергическое заболевание, характеризующееся иммунологическими изменениями в виде повышения (E и G -глобулинов), снижением глобулина M, и T лимфоцито,ростом B лимфоцитов,появлением иммунокомплексов, повреждающих ткани. Причина ещё не ясна. Бсспорно участие нервной системы, эндогенных факторов (нарушение функции печени, почек и других органов) и экзогенных факторов внешнеё среды. Лечение требует индивидуального подхода, как все аллергические болезни. Необходима перед употреблением проверка средств на наличие аллергии к ним микродозами приёма.В процесс лечения вклю-

чать антиаллергичекие препараты, общеукрепляющие,успокаиваю
-щие нервную систему и соблюдение определённой диеты. Витаминизация теми витаминами, которые необходимы коже А (можно
капельно вводить), Д, Е и В1, 6, С. Местное применение допускает
промывание растворами ромашки, шалфея, отваром коры дуба, каштана. Порошки из цветков календулы и масла из колонхоэ,облепихи которые можно приготовить самим,насыпая траву в прокипячённое растительное масло и выдерживая 2 -3 дня. Мази на основе неактивных
наполнителей воск,растопленный жир куриный или свиной (предварительно на ограниченном участке кожи здоровой проверить средство), краской Кастеллани, растворами анилиновых красителей. Обяза-
тельна санация хронических очагов инфекции (кариес, гланды,холе-
цистит, гастрит и др.), дегельминтизацию. В сборы для настоек включать травы успокаивающие — валериану, пустырник, пион, пассифло-
ру. Биостимуляторы — алоэ,сапорал.аралию, левзею, женьшень. Гепа-
топротекторы- расторопша, датиска, пижма. Улучшающие микроциркуляцию Омега 3,таволга,гинкобилоба,стальник .Антиаллергические
крапива, солодка,череда,хвощ. При герпетической форме антивирусные травяные настойки — леспедаза копеечная, колонхоэ, лист облепихи, эвкалипт, лист берёзы, можжевельник. При лечении включать
в растворы 1 -2 травы из каждой группы, менять их, в случае неактив-
ности сразу, при наличии эффекта через 1-2 месяца также менять
травы для исключения эффекта привыкания. Желательно в период
лечения проводить тренинг ритма принимая утром стимулирующие
средства, вечером успокаивающие.

ЭМФИЗЕМА ЛЁГКИХ

В переводе с греческого «вздутие», что и происходит с лёгкими при
данном заболевании. По разным причинам нарушаются стенки альвеол легочной ткани,возникает одышка, отёки, сердечная недостаточность (называют больных в народе синюшные отёчники), часто кашель (розовые пыхтельщики). Причины могут быть внешние — курение, загрязнение воздуха. Внутренние - частые пневмонии, бронхиты,склеротические процессы. Имеет место в ряде случаев генетическая предрасположенность, например, связанная с дефицитом альфа-
антитрепсина (у таких людей часто при минимальных причинах возникают эмфиземы). В то же время есть не мало данных о том, что при
дефицит альфа-антитрипсина не всегда развивается эмфизема. Часто
встречается старческая эмфизема,связанная с комплексом перемен в
организме.Например,отмечено влияние нарушения баланса половых

мужских и женских гормонов, которое конечно имеет место в пожилом возрасте. В лечении уделяется внимание системе дыхания (удлиняется выдох, но не задержка дыхания). Удлинить выдох можно с помощью не хитрого приспособления – выдыхать в гофрированную трубочку,другой конец которой помещён в банку с водой. Такое дыхание создаёт положительное давление в конце выдоха и полезно для лёгочной ткани. Фитотерапия, направлена на улучшение лимфодренажа лёгочной ткани – трава душица; повышение тонуса бронхиальной системы – чабрец, солодка.Хорошо очищают бронхиальное дерево мать-и-мачехи лист, виноградный сок, сок редьки, тимьян, алтей и особенно показаны при превалировании кашлевого процесса. Можно готовить сборы трав по 1-2 из каждой группы, заваривать кипятком чайную ложку смеси трав и принимать до еды по100 мл. 4 раза в день Народная медицина советует принимать сок ботвы картофеля, начиная с 10 капель, прибавлять каждый день по 5 до половины стакана в день. Дышать парами сваренного в «мундире» картофеля. Смазывать грудь скипидарной мазью и камфорной, а затем сделать компресс из тёплого картофеля. Просвирник траву чайную ложку замочить вече- ром в стакане воды, утром подогреть и принять часть, а часть приме- нить для компресса на грудную клетку.

ЭПИЛЕПСИЯ

В переводе с греческого «схватка». Чаще встречается в детском возрасте при генетической расположенности, после родовых травм , после травм мозга в детстве. Но затем пик заболеваний отмечается у пожилых,где процессы в мозговой ткани связаны со склерозом, опухолями, кровоизлияниями. Иногда бывают эпилепсии, которые проявляются не судорогами, а отключением сознания –«абсанс». Тогда больные могут терять ориентацию, зевают, почёсываются, отвлекаются и так далее. Лечение ориентировано на улучшение кровоснабжения мозга,прием успокаивающих и противосудорожных средств, занятия медитацией,реляксация.Гомеопатические средства –арника 6, климатис6 в течение 3-4 месяцев. Прием отвара травы шикша (вероника, дорогая трава). Один набор травы применяют 7 дней (чайную ложку на стакан воды для детей и столовую ложку для взрослых, кипятить 7 минут принимать по 3 глотка 5-6 раз в день. Затем оставшуюся в стакане траву снова прокипятить, принимать так же, третий раз повторить).Пить 2-3 года. Ежедневно принимать свежую настойку душицы (чайную ложку на стакан кипятка, настоять 2 часа и принимать по половине стакана 3 раза в день, в течение 3 лет). Принимать ванны с отваром корня валерианового.В пищу употреблять кориандр. В Китае широко используют траву копеечник забытый для лечения эпилепсии. При малых припадках рекомендуется применять порошок корня кипрея (иван- чай) натощак в течение 1 - 2 лет . Хороший противосудорожный эффект могутоказывать сочетания трав : мелисса и череда, липа и боярышник, мята и шлемник, синюха и ромашка, хмель и суше- ница, душица и фиалка.

ШПОРЫ ПЯТОЧНЫЕ

Подошвенный (плантарный) фасциилит. Обычно связан или с воспалительно – дегенеративными изменениями в фасциях (сухожилиях), невидимым на рентгене или с разрастанием костной ткани. Надо помнить, что ряд заболеваний часто манифисцируются болями на пятках болезнь Рейно, ревмартрит и другие. Народная медицина имеет множество рекомендаций по лечению: аналгина таблетку растолочь и растворить в йоде (он посветлеет) – смазывать постоянно пяточный нарост.Мумиё развести в разогретом растительном мас- ле (5гр. в 100мл. масла), смазывать на ночь. Нашатырный спирт 50 мл. столовую ложку растительного масла, делать примочки на ночь. Разогреть свиное сало и смешать с полынью делать компресс 40 минут.Нагреть соль в мешочке из ткани, приложить к шпоре,держать пока не остынет, повторить 3 дня. - распарить ногу в ванночке,затем привязать или капустный лист или тополя или кружочек сырого картофеля, не снимать повязку несколько дней. Можно также делать примочки яблочного уксуса на ночь. 8-9 дней привязывать к шпоре фольгу алюминевую.

ШУМ В УШАХ

Этот недуг имеет каждый пятый человек, а среди пожилых 33% людей, имеющих шум в ушах. Причины этого состояния могут быть как в общем заболевании (диабет, гипотиреоз, анемия и др.), так и в процессах, затрагивающих орган слуха- неврит слухового нерва, отосклероз (отвердение косточек внутреннего уха), осложнения после приёма некоторых лекарств – стрептомицин, хинин, аспирин. Травмы тканей уха, например, при резком громком звуке взрыва. Рекомендаций по лечению и предупреждению прогрессирования множество. - Спиртовую настойку прополиса и оливковое масло смешать, смочить в растворе марлевый жгутик и поместить в слуховой проход на 36 часов, затем поменять жгутик на новый, смоченный в растворе и так делать 10 -12 процедур.

- Размять ягоду калины и добавить мёда в равном количестве, положить в мешочек и прикладывать на ночь к уху.
- Смочить тампончик в соке свёклы и помещать его в ушной проход на ночь -10-12 раз.
- На ночь делать компрессы с натертым хреном на область затылка.
- Приготовить отвар веток ежевики и делать компресс на ухо на ночь Для внутреннего применения используются такие средства: настойка травы астрагал (столовую ложку травы на стакан кипятка, настоять 2 часа и принимать по 30 мл. 3 раза в день не менее месяца). Или рис замочить вечером, утром проварить, принимать теплым с чесноком натощак. Пить 10 — 14 дней в месяц сок клюквы и свеклы. Пить йод, разводя в воде, первый день1 каплю, затем второй день 2 капли и так, прибавляя каждый день по капле, доведя до 10, затем снижать ежедневно по 1 капле в день. Сделать перерыв 15 дней и снова такой курс йода по каплям, перерыв 10 дней и ещё курс. Заваривать как чай красный клевер 10 дней в месяц. 2 раза в год провести курс приема настойки сбора трав: руты и омелы по 1 части, боярышника и хвоща по 3 части, мелиссы 4 части. Из смеси столовую ложку на стакан кипятка. Принимать по 60 мл. 3 раза в день 10 дней, затем перерыв 10 дней и ещё курс 10 дней.

ЩИТОВИДНАЯ ЖЕЛЕЗА см. ТИРЕОПАТИЯ раньше

ФУРУНКУЛЁЗ

Фурункул вызывается чаще всего золотистым стафилококком, при поражении сальных желёз превращается в карбункул. Множественное поражение фурункулами — фурункулёз, возникает при значительном снижении иммунитета. Лечение сухим теплом, ихтиоловыми мазями, УВЧ, синей лампой. В первые дни необходимо делать примочки и солевыми растворами и антибактериальными настойками.Солевые растворы удаляют гной. Только после отторжения гноя следует применять мази. Кроме ихтиоловых мазей в народной медицине используют микродозы медного купороса. Например, следующая мазь: кашица из сырого картофеля,лимонный сок ,желток сырого яйца, прокипячённое растительное масло, все в равных пропорциях смешать.Добавить на кончике ножа порошок медного купороса. Наложить смесь на фурункул, через 6 часов смыть подкисленной водой. Вечером применять мазь из прополиса и прокипяченного костного жира на 30-40 минут. Вместе с тем очень важно принимать меры по укреплению иммунитета и исключению причин его снижения. Фитотерапия этого направления включает применение в сборах трав, содержащих кремний, цинк (хвощ, спорыш), чистотел или препараты из него (сангвиритрин). Витаминсодержащие (шиповник, ирга,арника, смородина). Также травы – обладающие дермотоническими свойствами как пижма, горец змеиный , стимулирующие надпочечники (лист чёрной смородины, цветки черной бузины). При всех гнойных поражениях кожи включать в сборы отвары корней одуванчика и девясила.

ЦЕЛЛЮЛИТ

Геноидная липодистрофия, связанная с гормональным дисбалансом, может проявиться у молодых и чаще имеет место в период менопаузы у пожилых, также у беременных или при приёме контрацептивов. При гормональном дисбалансе жировые клетки (адипоциты) получают искажённую информацию, не выполняют свою функцию, что приводит к их скоплению, разрушению капиллярной сети в подкожной ткани и отёкам –это первые симптомы целлюлита. Затем образуются узлы из скоплений адипоцитов – появляется « апельсиновая корочка» и далее бугристость – запущенная стадия целлюлита. У женщин чаще наблюдаются эти процессы, так как камеры межфасциальные в коже больше, тоньше подкожный слой и эпидермис, чем у мужчин. Поэтому процессы происходящие более видимы. Лечение проводится местно на обычные локализации целюлита и прием настоек трав, ускоряющих обмен веществ, вывод жира из жировых депо. Это следующие меры: Втирания в кожу после душа яблочный уксус или морскую соль, крепкий отвар берёзового листа. Крепкие настойки феугрека (пажатник), которые применял Карл Великий от облысения, так как усиливают кровообращение в подкожной ткани, что хорошо и для борьбы с целлюлитом. Можно делать аппликации кашицы из этой травы. Маски на проблемные места с кофе проводить 2 раза в день в течение месяца, проводя при этом и кофейные обёртывания 1 раз в неделю после душа, на разогретое тело, экспозиция 30 минут, затем смыть снова под душем. Процедуры эти лучше проводить утром. Другая маска: пучок петрушки растолочь, добавить столовую ложку мёда, столовую лодку кипятка и нанести смесь на проблемные места на 20 минут, затем смыть. Маска из глины на 30 -40 минут. Маска с морскими водорослями на 1 час. Аппликации порошка листа плюща с чистотелом, разведённых в тёплой воде, на 20 -30 минут на проблемные места. Кремы и мази втирать в проблемные места: цветки пижмы размешать в прогретом оливковом масле, порошок листа плюща обыкновенного и душицы развести в вазелине, порошок из травы пажатника (фенугрек) развести в прогретом расти- тельном масле. Ванны с настойками листа берёзы или цвет- ков пижмы с душицей по 40 минут. Все процедуры желательно проводить в течение 2 недель через день, затем 2 месяца 2 раза в неделю, затем 2 месяца раз в неделю и поддерживающие процедуры - 1 раз в месяц.

ЭНДАРТЕРИИТ (перемежающаяся хромота)
Чаще всего это проявление системного поражения артерий и, частности, брюшного отдела аорты, приводящее к ухудшению состояния сосудов нижних конечностей. Процессы в артериях связаны с ухудшением их кровообращения, снижению их эластичности. Отложению в стенках калогена, эластина, глюкозаминглюкона, кальция (Цфасман. А.З. 1981). Закупорка сосудов до полной облитерации, нарушению кровообращения тканей – спонтанной гангрене. Причин много, наиболее значимые – курение, также переохлаждения, стресс. Например, при стрессах вырабатывается много допамина и других медиаторов, которые усиливает периферическое сопротивление кровотоку и приводит к ухудшению состояния сосудов. Лечение часто хирургическое. В народной медицине средства вспомогательного характера, применяемые для профилактики ухудшения состояния и направлены на улучшение состояния артерий, микро- циркуляции в тканях. Вот некоторые из них: Смешать траву руты, лапчатки и хвоща, 1 чайную ложку смеси заварить в стакане кипятка, через 30 минут принимать по 60 мл. 3 раза в день для улучшения микроциркуляции. Также можно включить одну из трав (см. травы антиагреганты в главе 3), предупреждающих тромбообразование.   Применяются травы, укрепляющие сосудистую стенку – базилик, руту. Йодсодержащие растения или « синий йод» – в заваренный картофельный крахмал добавляем капли йода,   лимонной кислоты и сахара в небольшом количестве, тогда этот состав хранится без холодильника много месяцев .На курс для очищения сосудов принят 3 чайные ложки йода (лучше с активированным углем для исключения аллергии), разводя в крахмале 8-10 капель ежедневно. Настойка семян укропа (в термос столовую ложку семян на 2 стакана кипятка,настоять час,принимать постоловой ложке 3 раза в день,   на курс принять стакан семян укропа.2 апельсина и 2 лимона залить кипятком,оставить на сутки, прибавит мёда 2 столовых ложки, хранить в холодильнике – хороший источник нужного сосу- дам витамина С. Пить картофельный отвар до еды по 60 мл.3 раза в день. Пить сок лимона,запивать молоком.

В традиционной медицине применяют настойки хрена на вине (100гр. измельчённого хрена заливают 1 литром вина, прогревают на водяной бане 1 час), принимают по 50 мл. за 2 часа до еды. При изменении цвета кожи (покраснения) на стопах необходимо обращаться к врачу, исклчить начало гангрены. В экстренных случаях при этом применяются народные средства: солдаты во время войны использоваlи кашицу из мяса болотных лягушек для лечения начинающихся гангрен, можно применить кашицу из травы окопника, смешаную с куриным жиром в аппликациях на места изменения цвета кожи.

ЭНУРЕЗ

Недержание мочи во время сна,чаще имеет место у детей 5 -15 лет. Причиной энуреза является нарушение в нервной системе. А.С. .Петровский считает это болезнь наследственного характера, в основе которой лежит аномалия развития мочевого пузыря и секреции гормонов, особенно вазопрессина. Усугубляющими такими факторами как страх, нервное перенапряжение ребёнка. Поэтому запугивать и смеяться при этом нельзя (в трети семей прибегают к наказаниям, что только усугубляет процесс). В лечении прежде всего необходимо обеспечить спокойную обстановку для ребёнка. Надо изменить ре- жим приёма жидкости : утром и днём заставить пить каждые 2 часа а после 6 вечера не принимать жидкости и дать съесть что либо соленое.   Утром можно дать 1 каплю элеутеракока, вечером каплю ва- лерианы. Считают, что помогают настойки семян укропа (чайную ложку на стакан кипятка). Детям до 5 лет 50 мл. на прием утром и вечером, от 5 до 10 лет 100 мл.,после 10 лет стакан на приём утром и вечером. Перед сном положить тёплую грелку на область мочевого пузыря. Смочив ватку в воде комнатной температуры, провести ею по позвоночнику ребёнка 5-8 раз от шеи до копчика. Не вытирать, укрыть тёплым одьялом в постели. Хорошо принимать ягоды черники, лист брусники (отвар) параллельно с выше описанными мерами.

ЯЗВА ЖЕЛУДКА И 12-ПЕРСТНОЙ КИШКИ

ГИПЕРСЕКРЕТОРНАЯ (повышеная кислотность и секреторнаяактивностью желудочного сока) проявляется болями возникающими сразу после еды при локализации язвы в желудке или через час и при «голодном «желудке при язвах 12перстной киш-ки. В лечении важную роль играют диета и устранение причинных факторов (курение, алкоголь, стресс). Стресс и алкоголь приводят к спазмам и разрушению мукоидных пробок, что нарушает процесс пищеварения и приводит к язвам. Лекарственные растения применяются для снижения кислотности(кипрей-настойки, корни одуванчика и аира – отвары), антибактериальные растения (календула ,эвкалипт,ромашка) и растения способствующие заживлению (облепиховое масло, солодка или препараты из неё). Солодка, клевер, золототысячник,иван- чай(кипрей) нормализуют уровень противовоспалительных гормонов надпочечников, поэтому следует их включать в сборы трав. Приведу примерный состав сборов : **№1**: в равных частях берём ромашку,шиповник,солодку, кипрей. 2 столовые ложки порошка смеси заварить 500 мл. кипятка и кипятить на водяной бане 30 минут. Принять по 100 мл. до еды весь отвар за день. **№2**: корень солодки, трава окопника по 20 гр., 10 гр. травы чистотела. Столовую ложку смеси размешать в 500мл холодной воды и настоять 1 час, затем прокипятить 5 минут.Принимать стакан отвара до еды утром. Одновременно принимать составы, укрепляющие организм. Смешать мёд,разогретое сливочное масло, порошок какао, сырые желтки яиц, принимать по столовой ложке5-6раз в день.Для профилактики реци- дивов осенью, весной принимать настойки трав, укрепляющих капи- ляры,настойки чаги, картофельный сок по 10 дней в месяц -2-3 кур- са, свекольный сок по 2 недели, перерыв 1 неделю и ещё курс. ГИПОСЕКРЕТОРНЫЕ   язвенные процессы требуют для лечения применения трав, повышающих секреторную активнсть (подорожник, полынь), одновременно включая регенерирующие травы (облепиха, солодка), спазмолитики (шалфей, сушеница), повышающие эстрогенную активнсть (ромашка, душица) и общеукрепляющие (шиповник, облепиха, ирга, девясил). Можно рекомендовать примерный сбор трав : подорожник и плоды шиповника по 20 г.,корень солодки 15 г, полынь, золототысячник, тысячелистник и мята по 10 гр. Приготовить настой (10гр -200мл.). Принимать 2 столовых ложки (10 мл.) 3-4 раза в день до еды. Дополнительно пить сок подорожника. На ночь принимать 15 капель экстракта пассифлоры. Витамин У (метилметионинсульфоний хлорид) или капустный свекольный соки, содержащие этот очень полезный для пищеварительного тракта витамин При рецидивировании язвы применять чаще препараты и растения, способствующие заживлению – девясил или препарат из него, мумиё, чагу, алантон (из окопника) и другие,включая в компелекс лечения с сборами трав и фитодиеты для гипо - или гиперсекреторных язв. В диете следует ограничиваит приём животных белков при гиперсекреции, так как белки усиливают кислотность, тогда как морковь и сок из неё уменьшает кислотность. Принимать успокаивающие средства также следует осторожно, например, раздражают слизистую желудка валериана и пустырник. Лучше пользоваться аромотерапией с этими травами (подушечки к изголовью на ночь, ванны с настоем этих трав), хорошо провести курс бальнеотерапии с йодо-бромными ваннами.

ЯЗВЕННАЯ БОЛЕЗНЬ 12- ПЕРСТНОЙ КИШКИ встречается чаще, чем желудка. При этом отмечается в 60 % случаев наличие хеликобактерий., которые вызывают нарушение слизистой в выходном отделе желудка и приводят к нарушению баланса между повышенной кислотностью желудка и защитными свойствами слизистой дуоденум. К таким повреждениям факторам может привести алкоголь, курение (заглатывание слюны с никотином и дымом), стрессы,нарушающие структуру защитных мукоидных пробок, острая пища. Потому при лечении, прежде всего, исключить эти провоцирующие факторы. Смотри в разделе гастриты, где описана фитотерапия в зависимисти от секреторной активности желудка, так как лечение язвы 12-перстной кишки такое же как и желудка и зависит от степени кислотности и секреторной активности желудочного сока. Принимаются также травы регенерирующего, противовоспалительного характера (см. описаны выше в главе 3). Следует также принимать растения и препараты антибактериального характера (календула, ромашка, зверобой). Надо помнить, что подорожник вызывает повышение кислотности и принимать его при низкой кислотности желудка, к которой часто приводит длительный хелибактериоз. Весной и осенью часто обостряются язвенные процессы, поэтому с второй половины зимы принимать каждый месяц недельные курсы сборов тех трав, которые включают капилляропротекторы (софора, шлемник, мелисса, крапива, омега 3), общеукрепляющие - мёд (при повышенной кислотности за 1-2 часа до еды, при пониженной - за 5-10 минут). Настойки ромашки или облепиховое масло с содой при гиперсекреторных язвах или подорожника при язвах с низкой кислотностью желудка. Сочетать в сборах по 1- 2 травы их всех перечисленных групп в процессе профилактики в весенние- осенние сезоны.

ПРОТИВОПОКАЗАНИЯ И ЯДОВИТЫЕ РАСТЕНИЯ

Ядовитые растения,требующие контроля врача и	Противопоказания к применению лекарственных
Адонис, акация, арника	Аир - гиперсекреция желудка и беременность
Василистник,василёк, вязель	Алоэ - беременность,геморрой,маточные кровотечения
Грыжник	Аралия - гипертония, бессонница, неврозы
Дурман, дурнишник, дымянка лекарственная	Арника - сердечные болезни атония кишечника
живокость полевая,желтушник левкоевый	Багульник - гастриты и депрессия
Качим копытень,кислица копытень крушина,кубышка	Бессмертник - гипертония, холециститопатии
Ландыш, ластовик, льнянка	Боярышник - гипертония
Можжевельник, мак	Валериана - гипосекреция желудка, брадикардия,дис-
Наперстянка	функция надпочечников
Окопник, омела	Вербена - брадикардия, беременность
Паслён, папоротник,пикульник,пижма,полынь, подо- фил,плющ	Груша- атонические колиты. Горец птичий- тромбофлебит.
Рута- сырьё, родендром	Донник - васкулиты, брадикардия
Сирень, спорынья, синяк, скополия	Жостер - гастриты колиты
Чемерица, черемуха	Женьшень-бессонница, тахикардия, острые инфекции
Физалис	Зверобой - гипертония, гранулации, гипертермия
Эфедра, ясенец, ясень, ясменень душистый	Земляника(лист)- гиперсекреция желудка, беременность. Ягоды- аллергия.Золотой корень- гипертония, бессонница

ЯДОВИТЫЕ РАСТЕНИЯ И ПРОТИВОПОКАЗАНИЯ ФИТОТЕРАПИИ

продолжение	противопоказаний
Папоротник мужской -болезни печени,	Крапива - полипоз, тромбозы, гипертония, атеросклероз
Смородина- гиперсекреторный гастрит	Кровохлёбка - беременность
Солодка - гипертония,отёки, кардиосклероз	Калина - подагра, болезни почек
Стальник - нефрит, пиелонефрит	Кук.рыльца - повышенная свёртываемость крови
Термопсис- кровохаркание	Ламинария - болезни почек, беременность, йодная непереносимость, туберкулёз, фурункулы
Тимьян- гепатит , гипертиреоз,язва желудка	Ландыш - кардиосклероз, эндо- и миокардиты
Хвощ- нефрит	Лён - холецистит, атонический колит, гепатит
Хрен- язвенные болезни, гепатит, нефрит	Лимонник - гипертония, бессонница
Чистотел- гастрит, эпилепсия, бронхиальная астма	Любисток - беременность
Чеснок- эпилепсия(при полнокровии), беременность	Лук - острые гастриты, нефриты, гепатиты
Шпирвник- изменение зубной эмали, Е-глобулинемия	Малина - подагра, нефриты
Щавель - ревматизм, подагра, камни почек	Марена - гиперсекреторные гастриты, пиелонефрит
Эфедра - нарушение ритма сердца, бессонница	Можжевельник - пиелонефриты, беременность
Ясенец- дерматиты	Мордовник - беременность
	Мята - при длительном приёме бесплодие
	Пажитник- беременность
	Пастушья Сумка- тромбофлебиты
	Пижма - беременность,гиперсекрэкторный гастрит
	Полынь - язва желудка,желтуха, беременность

КАЛЕНДАРЬ СБОРА ЛЕКАРСТВЕННЫХ РАСТЕНИЙ

РАСТЕНИЯ	СОБИРАЕМЫЕ ЧАСТИ	ВРЕМЯ СБОРА
АДОНИС	Трава	Апрель - май
АИР БОЛОТНЫЙ	Лист и корневище	Лист июнь, июль. Корневище -осень
БОГУЛЬНИК БОЛОТНЫЙ	Облиственные ветки	Май, июнь
БЕЛЕНА ЧЁРНАЯ	Лист	Июнь, июль
БЕРЁЗА БОРОДАВЧАТАЯ	Лист, почки	Май - июль
БОЯРЫШНИК КРАСНЫЙ	Цветки, плоды	Май - август
БРУСНИКА	Лист	Апрель - май
ВАЛЕРИАНА ЛЕКАРСТВЕННАЯ	Корни, корневище	Август, сентябрь
ВАСИЛЁК СИНИЙ	Цветки	Июль
ВАХТА ТРЁХЛЕТНЯЯ	Лист	Май - июль
ГОРЕЦ ПТИЧИЙ	Трава	Июль
ГОРЕЦ ПОЧЕЧУЙНЫЙ	Трава	Июнь - сентябрь
ДОННИК ЛЕКАРСТВЕННЫЙ	Трава	Июль - август
ДУШИЦА ОБЫКНОВЕННАЯ	Трава	Июль - август
ДЯГЕЛЬ ЛЕКАРСТВЕННЫЙ	Корни	Май- сентябрь
ЖЕЛТУШНИК СЕРЫЙ	Трава	Июнь - август
ЗВЕРОБОЙ ПРОДЫРЯВЛЕННЫЙ	Трава	Июль - август
ЗЕМЛЯНИКА ЛЕСНАЯ	Лист и плоды	Июнь - июль
КАЛЕНДУЛА (НОГОТКИ)	Соцветия	Июль - сентябрь
КАЛИНА ОБЫКНОВЕННАЯ	Кора, плоды	Июль - октябрь
КЛЮКВА	Ягоды	Сентябрь - март

КАЛЕНДАРЬ СБОРА ЛЕКАРСТВЕННЫХ РАСТЕНИЙ

Растение	Часть	Срок
КРАПИВА ДВУХДОМНАЯ	Лист	Май - сентябрь
КРЕСТОВИК ОБЫКНОВЕННЫЙ	Трава, корни	август
КРОВОХЛЁБКА	Корневище	Сентябрь
КРУШИНА ЛОМКАЯ	Кора	Апрель - май
КРУШИНА СЛАБИТЕЛЬНАЯ (жостер)	Плоды	Сентябрь
ЛИПА СЕРДЦЕВИДНАЯ	Цветки	Июнь
ЛЬНЯНКА ОБЫКНОВЕННАЯ	Трава	Июль
ЛОПУХ БОЛЬШОЙ	Корни первого года	Май - сентябрь
МАЛИНА	Плоды, лист	Лист - июнь, плод - июль
МАТЬ-И- МАЧЕХА	Цветки, лист	Май - август
МОЖЖЕВЕЛЬНИК	Шишкоягоды	Июль
МОРКОВЬ ПОСЕВНАЯ	Семена, корнеплоды	Июль
МЯТА	Трава	Июль
ОДУВАНЧИК	Трава, корни	Май - сентябрь
ОКОПНИК ЛЕКАРСТВЕННЫЙ	Корни	Май - октябрь
ОЛЬХА СЕРАЯ	Шишки	Ноябрь - февраль
ПАПОРОТНИК МУЖСКОЙ	Корневище	Апрель - октябрь
ПАСТЕРНАК ПОСЕВНОЙ	Трава	Июнь - июль
ПАСТУШЬЯ СУМКА	Трава	Май - сентябрь

КАЛЕНДАРЬ СБОРА ЛЕКАРСТВЕННЫХ РАСТЕНИЙ

ПЕТРУШКА	Трава, корни	Июль - сентябрь
ПИЖМА	Соцветия	Июль - август
ПИОН УКЛОНЯЮЩИЙСЯ	Корни	Май - сентябрь
ПИХТА СИБИРСКАЯ	Почки, хвоя	Май - июль
ПОДОРОЖНИК	Трава	Май - сентябрь
ПОЛЫНЬ ГОРЬКАЯ	Цветущие верхушки	Июль - сентябрь
ПУСТЫРНИК ПЯТИЛОПАСТНЫЙ	Трава	Июль
РОМАШКА	Цветки	Июль - август
РЯБИНА КРАСНАЯ	Цветки, плоды	Май - август
СОЛОДКА ГОЛАЯ	Корневище	Май - сентябрь
СОСНА ЛЕСНАЯ	Хвоя, почки	Май - август
СУШЕНИЦА ТОПЯНАЯ	Трава	Июнь - август
ТМИН	Трава	Июнь - сентябрь
ТОЛОКНЯНКА (медвежьи ушки)	Лист	Июль - август
ТОПЕНАМБУР	Лист, корнеплод	Июнь, сентябрь
ТЫСЯЧЕЛИСТНИК	Трава	Июль - август
ФИАЛКА ТРЕХЦВЕТНАЯ	Трава	Июнь - август
ХВОЩ ПОЛЕВОЙ	Трава	Май - сентябрь
ХРЕН	Корни	Май - сентябрь

КАЛЕНДАРЬ СБОРА ЛЕКАРСТВЕННЫХ РАСТЕНИЙ

ЧАГА	Наросты на дереве	Август - октябрь
ЧАБРЕЦ (тимьян)	Трава	Июнь - Июль
ЧЕРЕДА ТРЕХРАЗДЕЛЬНАЯ	Трава	Июль - август
ЧЕРЁМУХА	Цветки, плоды	Май , август
ЧЕРНИКА	Лист и ягоды	Июль
ЧЕСНОК	Луковицы	Август
ЧИТСОТЕЛ	Трава	Июнь - август
ШИПОВНИК КОРИЧНЫЙ	Цветки, плоды	Июль, октябрь
ЩАВЕЛЬ КОНСКИЙ	Корень	Сентябрь

НАЗВАНИЕ ТРАВ РУССКОЕ, ЛАТИНСКОЕ, АНГЛИЙСКОЕ

аир	acorus calamus	sweet-flag
акация	acacia	wattle
алтей	althea	wymote,altea
альцхимелия	alchimelia	lady mantle
аралия	aralia	aralia manchur.
арника	arnica	arnica,leopar.bane
арония	aronia	chokebery
астрагал	astragalus	astragalus
багульник	ledum palustre	swamp ledum
бадан	mussa paradisica	sibirian tea
барбарис	berberis vulgaris	barbery
барвинок	vinca major	perivinkle, vinca
безвременник	colchic.autumnale	autum crocus
бессмертник	helichrusum	immortelle
брусника	vaccinium vitis	cranbery
боярышник	crataegus	hawtorn
буквица	stachus officinalis	common betony
василёк синий	cyanus centauria	dusty miller
вахта	menyathes trifoliat	marsh trefoil
вербена	verbena	verbena
вздутоплодник	phlojodicarpus	phlojodicarpus
вод. перец	pericardia hidro.	water pepper
володушка	bupleurum	bupleurum
волчец,бенедикт	cnicus benedictus	blessed thistle
вьюнок	convolvulus arv.	bindweed field
воробейник	lithospermum	lithospermum

НАЗВАНИЕ ТРАВ РУССКОЕ, ЛАТИНСКОЕ, АНГЛИЙСКОЕ

галега лекарств.	galega officialis	goat's rue
горечовка	gentian lutea	yellow gentina
горец змеиный	poligonum bistorta	bistort
горец перечный	polig. hidropiper	water pepper
горец почечуйный	polig. persicaria	knot-weed
горицвет	adonis vernalis	adonis
девясил	inula helenium	elf dock
донник	mellilotus offcin.	yellow clover
дымянка	fumaria officinalis	common fumitori
дурман	datura stramonium	jimson weed
душица	origanum vulgare	origanum
дягиль	angelica officinalis	angelica cultivated
зверобой	Hipericum perfor.	Jon'swort
зимолюбок	chimaphila	wintergreen
золотарник	solitago	goldenroods
золот.корень	rhodiola rosea	golden root
золототысячник	centaurum	centaury
имбирь	zingiber	ginger
ирга	amelanchier	jeneberry
ислан. мох	cetraria isladica	icland moss
ипекакуана	Psichot/ ippecacu.	ipecacuanhe
каланхое	kolanchoe pinnat.	kolanchoe
калган	Tormentilla errect	tormentil
календула	calendula officin.	marigold
калина	ciborium opulus	viburnuv

НАЗВАНИЕ ТРАВ РУССКОЕ, ЛАТИНСКОЕ, АНГЛИЙСКОЕ

русское	латинское	английское
кардамон	cardovjnum	cardomon
касатик	iris	Iris blue
кассия	cassia	cassia
каштан конский	aesculus	horse chestnut
качим	gipsophilia	beby bread
кипрей	epllobium	wilowherb
клевер	trifollium pret.	clover
клоповник	lipidium	pepperwort
клюква	oxicocus hflusnris	marshberry
козлятник	galega officinalis	french lilac
копеечник	hedisarum	hedisarum
копытень	asarum luro.	haselwort
коровяк	verb scum lych.	mullein
котовник	nepeta	catnip
красавка	atropa	atropa
крапива жгучая	urtica urens	small nettle
крапива двухдом.	urtica dioica	stinging nettle
кровохлёбка	sanguisorba office.	burnet
крушина	ramnus purshiana	purshiana bark
кувшинка	nimphea	waterlily
кукурузн.рыльца	corn stigma	corn stigma dry
купена	poliganatum	solomon 's seal
лабазник	filipendula ulm.	meadowsweet
лаванда	lavandula	lavanders
ландыш	cjnvallaria	Lili of the valley
лапчатка гусиная	potentila anserina	silver weed

НАЗВАНИЕ ТРАВ РУССКОЕ, ЛАТИНСКОЕ, АНГЛИЙСКОЕ

русское	латинское	английское
ластовень	vinsetoxicum	vinsetoxicum
лебеда	atriplex patula	orach
лагохилиус	logohilus	Dless milk thistle
леспедеза	lespedesa	bushclover
левзея	raponticum car	maral root
лимоник шизанд.	Shisandra chinens.	schisandra
липа	tillia cordanum	tilla, linda
лопух	arctium silibrum	burdock
любисток	levisticum official.	lovada
лютик	ranunculus	buttercup
льняное семя	Linum usitatissim.	Fiber flax
лядвинец	lotos formosi	seabird's foot
малина	rubus idaeus	raspberry
мальва	malva	malow
марена	rubia tinctura	madder
марь	chenopodium	goosefoot
Мать-и-мачеха	tussilago farfara	colt's-foot
мачек	clausini flarum	glauvent
манжетка	alchemilla vulgaris	lady mantle
медуница	pulmonaria	langwort
мелисса	mellissa	lemonbalm,melissa
многоколосник	agastachia	hissop
можжевельник	juniperus	juniperus
мокрица	stellaria media	chickweed
морозник	helleborus	helleborus
мыльнянка	saponaria	soapworts

НАЗВАНИЕ ТРАВ РУССКОЕ, ЛАТИНСКОЕ, АНГЛИЙСКОЕ

русское	латинское	английское
наперстянка	digitalis	foxgloves
нетреба	xantium strum	cjchlebur
норочник	scropularia nodasa	figworts
облепиха	hippophae	sea-buck-thorn
одуванчик	taraxacum	dandelion
окопник	simphytum	comfrey herbs
омела белая	wiscum album	viscum
ортосифон	ortosiphon	ortosiphon
очанка	euphrosia	eyebright
пажитник	trigonella foeni	fenugreek
папоротник	dryopteris mas	male fern
пассифлора	passiflora	passion flowers
паслён дольчатый	lasinianum aco	compass hlant
пастушья сумка	caps.bursa pastoris	caseweed,capsela
пижма	tanacetum vulgaris	common tancy
пикульник	galeopsis situm	downy hempnettle
пион	paeonia officialis	medicine. peony
плющ обыкнов.	hedera helix	English ivy
подорожник бол.	plantago major	greater plantain
подорожн.ланце.	plantag. lanceolata	long plantain
подофилл	podophillium	podophilum
подсолнечник	heliantus ann.	sunflower
полынь метельч.	artemisia	mugwart
просвирник	hibiscus sativus	mallow,sorrel
пустырник	leonarus cardia	mortherwort
пырей	elytrigia repens	elytrigia
пихта	abies sibirica	sibirian fir

НАЗВАНИЕ ТРАВ РУССКОЕ, ЛАТИНСКОЕ, АНГЛИЙСКОЕ

русское	латинское	английское
раувольфия	rauvolfi serpenta	rauvolfia
ревень	rheum officinalis	reum,genus
репешок	agrimonia eup.	sticklewort
репейник	arctium Lappa	greater burdock
ромашка	chamaemelum	camomolia
рута	ruta graveoles	rue
рябина	sorbus	sorbus
ряска	lemna	lemna
сабельник	comarum palu.	marshlocks
свинорой	cynodon doctylon	bermudagrass
синюха	polemonium l.	Jacod's ladder
синяк	echium l.	echium
сирень	siringa	lilac
скополия	scopolia	scopolia
скумпия	cotinus cjggi.	smoketree
солодка	clycyrhiza	licorice root
солянка Рихтера	solsola Richtera	thistle tartar's
солянка полевая	solsola	solsola
софора	sophora	rodopa tree
спорыш	polygonum avicula.	biting knotweed
стальник	ononis spinosa	restharrows
сушеница	gnapholium	marsh cudweed
сенна лист	cassia	senna
таволга	filipendula vuigar.	dropwort
тапенамбур	Jerusal.artichok	sunroot
татарник	onopordum	cotton thistle

НАЗВАНИЕ ТРАВ РУССКОЕ, ЛАТИНСКОЕ, АНГЛИЙСКОЕ

русское	латинское	английское
термопсис	termopsis	goldbanners
тёрн	prunus spinosa	black thorn
тимьян	thymus vulgaris	common thyme
толокнянка	ark. ura ursi	kinikinik
тутовник	mulberry tree	mulberry grove
тысячелистник	achilla millefolium	Common earrow
туя	thuya	Arbolvitae thuyas
фенхель	funicular vulgaris	fennel
фиалка трёхцвет.	viola tricolor	wild hfnsy
физалис	phisalis	phisalis phila
хвощ полевой	koridalis cava	coridalis
хохлатка	equisetum arvense	horsenail
хмель	humulus lupuli	hop,humulus
чабер	sentaurea l.	chaber
чага	forms fomentalia	chaga machrum
чертополох	silibum marian	milk tistle
череда	bidens tripatria	three-part
чистец	stahus	heal-all
чемерица	veratrum lobia	wild hellebore
черемша	allium ursinumi	wild garlec
чернокорень	cynoglossum	wild comfrey

НАЗВАНИЕ ТРАВ РУССКОЕ, ЛАТИНСКОЕ, АНГЛИЙСКОЕ

русское	латинское	английское
чистотел	chelidonium	teterwort
Чистяк	ranunculus fic.	celandine
шафран	crocus sativus	saffron
шандра	marribium vulgaris	horehound
шалфей	salvia officinalis	salvia
шиповник	rosa cfnina	Rosa canina
шлемник	scutellaria	scullcape
щавель конский	rumex convertus	rumex,sorrel
щирица	amarantus	amarant
цинтелла	centella asiatica	Gotu cola
цикломен	cyclamen	primerosa
цикорий	cichorium	chicory
эвкалипт	eucaliptus	eucaliptus
элеутеракокк	eleutherococcus	eleutherococcus
эхинацея	exinacea	exinacea
эфедра	ephedra	ephedra
яснотка белая	lamium album	White dead nettle

ОГЛАВЛЕНИЕ

наименование   страница

www.ingramcontent.com/pod-product-compliance
Lightning Source LLC
Chambersburg PA
CBHW060240290526
45789CB00001B/133